国家出版基金项目
NATIONAL PUBLICATION FOUNDATION

Academic Research Series of Famous
Doctors of Traditional Chinese
Medicine through the Ages

"十三五"国家重点图书出版规划项目

中医历代名家学术研究丛书

主编 潘桂娟

钱会南 编著

张景岳

全国百佳图书出版单位
中国中医药出版社
·北 京·

图书在版编目（CIP）数据

中医历代名家学术研究丛书 . 张景岳／潘桂娟主编；
钱会南编著 . — 北京：中国中医药出版社，2021.12
ISBN 978-7-5132-6720-5

Ⅰ.①中… Ⅱ.①潘… ②钱… Ⅲ.①中医临床—
经验—中国—明代 Ⅳ.① R249.1

中国版本图书馆 CIP 数据核字（2021）第 007647 号

中国中医药出版社出版
北京经济技术开发区科创十三街 31 号院二区 8 号楼
邮政编码 100176
传真 010-64405721
河北品睿印刷有限公司印刷
各地新华书店经销

开本 880×1230 1/32 印张 8.5 字数 216 千字
2021 年 12 月第 1 版 2021 年 12 月第 1 次印刷
书号 ISBN 978-7-5132-6720-5

定价 62.00 元
网址 www.cptcm.com

服 务 热 线 010-64405510
购 书 热 线 010-89535836
侵 权 打 假 010-64405753

微信服务号 zgzyycbs
微商城网址 https://kdt.im/LIdUGr
官 方 微 博 http://e.weibo.com/cptcm
天猫旗舰店网址 https://zgzyycbs.tmall.com

如有印装质量问题请与本社出版部联系（010-64405510）

2005 年国家重点基础研究发展计划（973 计划）课题"中医学理论体系框架结构与内涵研究"（编号：2005CB532503）

2009 年科技部基础性工作专项重点项目"中医药古籍与方志的文献整理"（编号：2009FY120300）子课题"古代医家学术思想与诊疗经验研究"

2013 年国家重点基础研究发展计划（973 计划）项目"中医理论体系框架结构研究"（编号：2013CB532000）

国家中医药管理局重点研究室"中医理论体系结构与内涵研究室"建设规划

"十三五"国家重点图书、音像、电子出版物出版规划（医药卫生）

2021 年度国家出版基金资助项目

项目来源及国家重点图书出版计划

《中医历代名家学术研究丛书》编委会

前言

中医理论肇始于《黄帝内经》《难经》，本草学探源于《神农本草经》，辨证论治及方剂学发轫于《伤寒杂病论》。在此基础上，历代医家结合自身的思考与实践，提出独具特色的真知灼见，不断革故鼎新，充实完善，使得中医药学具有系统的知识体系结构、丰富的原创理论内涵、显著的临床诊治疗效、深邃的中国哲学背景和特有的话语表达方式。历代医家本身就是"活"的学术载体，他们刻意研精，探微索隐，华叶递荣，日新其用。因此，中医药学发展的历史进程，始终呈现出一派继承不泥古、发扬不离宗的繁荣景象。

中国中医科学院中医基础理论研究所，自2008年起相继依托2005年国家重点基础研究发展计划（973计划）课题"中医学理论体系框架结构与内涵研究"、2009年科技部基础性工作专项重点项目"中医药古籍与方志的文献整理"子课题"古代医家学术思想与诊疗经验研究"、2013年国家重点基础研究发展计划（973计划）项目"中医理论体系框架结构研究"，以及国家中医药管理局重点研究室（中医理论体系结构与内涵研究室）建设规划，联合北京中医药大学等16所高等院校及科研和医疗机构的专家、学者，选取历代具有代表性或学术特色突出的医家，系统地阐释与解析其学术思想和诊疗经验，旨在发掘与传承、丰富与完善中医理论，为提升中医师临床实践能力和水平提供参考和借鉴。本套丛书即是由此系列研究阶段性成果总结而成。

综观历史，凡能称之为"大医"者，大都博览群书，学问渊博赅洽，集百家之言，成一家之长。因此，我们以每位医家的内容独立成书，尽可能尊重原著，进行总结、提炼和阐发。本丛书的另一个特点是，将医家特色学术观点与临床实践相印证，尽可能选择一些典型医案，用以说明理论的实践价值，便于临床施用。本丛书列选"'十三五'国家重点图书、音像、电子出版物出版规划""医药卫生"类项目，收载民国及以前共 102 名医家。第一批 61 个分册，已于 2017 年出版。第二批 41 个分册，申报 2021 年国家出版基金项目已获批准，出版在即。

丛书各分册作者，有中医基础和临床学科的资深专家、国家及行业重点学科带头人，也有中青年骨干教师、科研人员和临床医师中的学术骨干，来自全国高等中医药院校、科研机构和临床单位。从学科分布来看，涉及中医基础理论、中医各家学说、中医医史文献、中医经典及中医临床基础、中医临床各学科。全体作者以对中医药事业的拳拳之心，共同努力和无私奉献，历经数年完成了这份艰巨的工作，以实际行动切实履行了"继承好、发展好、利用好"中医药的重大使命。

在完成上述科研项目及丛书撰写、统稿与审订的过程中，研究团队暨编委会和审订委员会全体成员精益求精之心始终如一。在上述科研项目负责人、丛书总主编、中国中医科学院中医基础理论研究所潘桂娟研究员主持下，由常务副主编陈曦副研究员、张宇鹏副研究员及各分题负责人——翟双庆教授、钱会南教授、刘桂荣教授、郑洪新教授、邢玉瑞教授、马淑然教授、文颖娟教授、陆翔教授、杨卫彬研究员、崔为教授、江泳教授、柳亚平副教授、王静波副教授等，以及医史文献专家张效霞教授，分别承担或参与了团队的组织和协调，课题任务书和丛书编写体例的起草、修订和具体组织实施，各单位课题研究任务的落实和分册文稿编写、审订等工作。编委会多次组织工作会议和继续教育项目培训，推进编撰工作进度，确保书稿撰写规范，并组织有关专家对初稿进行审订；最终，由总主编与常务副主编对丛书各分册进行复审、修订和统稿，并与全体作者充分交流，对各分册内容加以补充完善，而始得告成。

2016年2月，国家中医药管理局颁布《关于加强中医理论传承创新的若干意见》，指出要"加强对传承脉络清晰、理论特色鲜明的古代医家的学术思想研究"。2016年2月，国务院颁布《中医药发展战略规划纲要（2016—2030年）》，强调"全面系统继承历代各家学术理论、流派及学说"。上述项目研究及丛书的编写，是研究团队对国家层面"遵循中医药发展规律，传承精华，守正创新"号召的积极响应，体现了当代中医人敢于担当的勇气和矢志不渝的追求！通过此项全国协作的系统工程，凝聚了中医医史、文献、理论、临床研究的专门人才，培育了一支专业化的学术队伍。

在此衷心感谢中国中医科学院及其所属中医基础理论研究所、中医药信息研究所、研究生院，以及北京中医药大学、陕西中医药大学、山东中医药大学、云南中医药大学、安徽中医药大学、辽宁中医药大学、浙江中医药大学、成都中医药大学、湖南中医药大学、长春中医药大学、黑龙江中医药大学、南京中医药大学、河北中医学院、贵州中医药大学、中日友好医院16家科研、教学和医疗单位对此项工作的大力支持！衷心感谢中国中医科学院余瀛鳌研究员、姚乃礼主任医师、曹洪欣教授与北京中医药大学严季澜教授在项目实施和本丛书出版过程中给予的悉心指导与支持！衷心感谢中国中医药出版社有关领导及华中健编辑、芮立新编辑、伊丽萦编辑、鄢洁编辑及丛书编校人员的辛勤付出！

在本丛书即将付梓之际，全体作者感慨万千！希望广大读者透过本丛书，能够概要纵览中医药学术发展之历史脉络，撷取中医理论之精华，承绪千载临床之经验，为中医药学术的振兴和人类卫生保健事业做出应有的贡献！

由于种种原因，书中难免有疏漏之处，敬请读者不吝批评指正，以促进本丛书的不断修订和完善，共同推进中医历代名家学术的继承与发扬！

《中医历代名家学术研究丛书》编委会

2021 年 3 月

凡
例

一、本套丛书选取的医家，为历代具有代表性或特色思想与临床经验者，包括汉代至晋唐医家6名，宋金元医家19名，明代医家24名，清代医家46名，民国医家7名，总计102名。每位医家独立成册，旨在对医家学术思想与诊疗经验等内容进行较为详尽的总结阐发，并进行精要论述。

二、丛书的编写，本着历史、文献、理论研究有机结合的原则，全面解读、系统梳理和深入研究医家原著，适当参考古今有关该医家的各类文献资料，对医家学术思想和诊疗经验加以发掘、梳理、提炼、升华、概括，将其中具有理论意义、实践价值的独特内容阐发出来。

三、丛书在总体框架上，要求结构合理、层次清晰；在内容阐述上，要求概念正确，表述规范，持论公允，论证充分，观点明确，言之有据；在分册体量上，鉴于每个医家的具体情况不同，总体要求控制在10万～20万字。

四、丛书的每一分册的正文结构，分为"生平概述""著作简介""学术思想""临证经验"与"后世影响"五个独立的内容范畴。各分册将拟论述的内容按照逻辑与次序，分门别类地纳入以上五个内容范畴之中。

五、"生平概述"部分，主要包括医家姓名字号、生卒年代、籍贯等基本信息，时代背景、从医经历以及相关问题的考辨等。

六、"著作简介"部分，逐一介绍医家的著作名称（包括现存、已经亡佚又经后人辑复的著作）、卷数、成书年代、主要内容、学术价值等。

七、"学术思想"部分，分为"学术渊源"与"学术特色"两部分进行论述。前者重在阐述医家之家传、师承、私淑（中医经典或前代医家思想对其影响）关系，重点发掘医家学术思想的历史传承与学术渊源；后者主要从独特学术见解、学术成就、学术特点等方面，总结医家的主要学术思想特色。

八、"临证经验"部分，重点考察和论述医家学术著作中的医案、医论、医话，并有选择地收集历代杂文笔记、地方志等材料，从中提炼整理医家临床诊疗的思路与特色，发掘、总结其独到的诊治方法。此外，还根据医家不同情况，以适当方式选录部分反映医家学术思想与临证特色的医案。

九、"后世影响"部分，主要包括"学术影响与历代评价""学派传承（学术传承）""后世发挥"和"国外流传"等内容。其中，对医家的总体评价，重视和体现学术界共识和主流观点，在此基础上，有理有据地阐明新见解。

十、附以"参考文献"，标示引用著作名称及版本。同时，分册编写过程中涉及的期刊与学位论文，以及未经引用但能体现一定研究水准的期刊与学位论文也一并列出，以充分体现对该医家研究的整体状况。

十一、附以丛书全部医家名录，依照时间先后排列，以便查验。

十二、丛书正文标点符号使用，依据中华人民共和国国家标准《标点符号用法》（GB/T 15834—2011）。医家原书中出现的俗字、异体字等一律改为简化正体字，个别不能对应简化字的繁体字酌予保留。

《中医历代名家学术研究丛书》编委会

2021 年 3 月

　　张景岳，本名介宾，字会卿，别号通一子；生于明嘉靖四十二年（1563），卒于明崇祯十三年（1640）；祖籍四川绵竹，后迁居浙江会稽（今浙江绍兴）；明代杰出的医学家，温补学派的核心人物。其对《素问》《灵枢》加以分类注释，撰著《类经》32卷，对中医学理论体系的阐发产生了深远的影响。其晚年撰著的《景岳全书》64卷，为系统总结和阐明中医学术之巨著。此外，还有《类经附翼》《类经图翼》《质疑录》等著作流传于世。张景岳深邃于易理，提出"易具医之理，医得易之用"；阐释"阴阳二气，最不宜偏"；指出"阴不可以无阳""阳不可以无阴"，明示"补阴以配阳"，精气互生；阐释命门水火，提出"无火无水，皆在命门"；明言"阳非有余""真阴不足"；临证注重温补，亦不废寒凉；创八纲辨证，以《十问篇》，勾勒问诊雏形；陈述八略，论新方古方八阵，所创新方沿用至今；对病证诊治的阐述也颇为透彻。本书的主要内容包括张景岳的生平概述、著作简介、学术思想、临证经验、后世影响等。

为了解当代有关张景岳的学术研究情况，笔者以"张景岳""张介宾"为主题词，在中国知网（CNKI）上，检索到 1962～2019 年的期刊论文 700 余篇，学位论文 19 篇。其研究内容，主要涉及张景岳的生卒年代、著作研讨、哲学渊源、易学思想、扶阳论、温补论、诊法、辨证、方剂学、本草学、病证诊治、养生思想等。其相关著作有 2 部：①《张景岳医学全书》，主要收载张景岳著作并加以校注，附"张景岳医学学术思想研究"；②《中医历代名家学术研究集成》，其中有关于张景岳的专论，包括张景岳的生平、著作、学术思想、临证经验等。上述论文论著，为本次整理研究及本书编写提供了有益的参考。

本次整理研究及本书编著，主要涉及以下三方面。

一是，分析张景岳生活的时代背景，梳理张景岳的生平概况；阐明《类经》《类经附翼》《类经图翼》《质疑录》《景岳全书》的主要内容；介绍历代对张景岳及其著作的评价，阐释其学术传承情况，说明其对后世医家的影响。

二是，深入研究张景岳的学术渊源，阐明其崇尚经典、博采众家的治学特点；总结其主要学术特色，诸如《类经》研究特色、医易同源思想、"阳非有余，阴常不足"论、先后天之论、八纲辨证论、问诊之要领、组方用药理论等。

三是，总结论述其所述病证的诊治特色。从《景岳全书》所论病证中选择 22 种，概述各病证的病因病机、证候特点、治疗法则、用药特点及所列方剂等。此外，从《景岳全书》《类经》中，选择张景岳诊治的典型医案 39 例，在医案之后以按语形式进行简要分析，以阐发其临床诊治的特点。

本次整理、研究，依据的张景岳著作版本：①张介宾.类经 [M].北京：人民卫生出版社，1964；②李志庸.张景岳医学全书 [M].北京：中国中医药出版社，1999；③张介宾.类经 [M].于越，王学岭，史丽萍，等，校注.北京：中国中医药出版社，1999；④张介宾.类经图翼 [M].魏延华，张国峻，傅娟，等，校注.北京：中国中医药出版社，1999；⑤张介宾.类经附翼 [M].万焕，李建宇，校注.北京：中国中医药出版社，1999；⑥张介宾.景岳全书 [M].李秀满，毕献华，刘国祥，等，校注.北京：中国中医药出版社，1999；⑦张介宾.质疑录 [M].王敬，李建宇，校注.北京：中国中医药出版社，1999。本书所引用的原文出处，均依据上述版本。此外，还参考了相关史料与现代研究论文。凡本书引用参考文献之处，均统一整理列出，附于书后。

在此衷心感谢潘桂娟研究员对本研究给予的指导与帮助！同时，衷心感谢参考文献的作者以及支持本项研究的各位同仁！

北京中医药大学　钱会南

2021 年 5 月

目录

张景岳

生平概述

张景岳，本名介宾，字会卿，别号通一子；生于明嘉靖四十二年（1563），卒于明崇祯十三年（1640），终年78岁；祖籍为四川绵竹，明初因其祖上以军功卓著，被任为世袭绍兴卫指挥使，故迁居浙江会稽（今浙江绍兴）。张景岳是明代杰出的医学家，是中医温补学派的核心人物。

一、时代背景

张景岳生活在明代。明代结束了金元时期战乱不断的局面，采取了一系列措施以促进经济的发展，诸如推行屯田、奖励垦荒、兴修水利、减轻赋税等，刺激了农业的发展。明代亦对手工业和商业采取了一系列扶持政策。同时，科举制度得以恢复，人才的培养制度逐渐建立并有所完善，军事、政治、法律制度也日趋完备。故而，明代在开国50多年的时间里，迅速开启了富庶、安定之新局面，促进了经济的繁荣、政治的稳定、科技的发展。明代在科学技术方面，诸如天文、历法、数学、建筑学和水利工程等，都取得了一定的成就，涌现出徐光启、宋应星等杰出的科学家，以及《农政全书》《天工开物》等科学技术著作。明代中叶出现资本主义的萌芽，此为崭新之经济形态与生产关系，对于当时意识形态各领域的影响甚为明显。文艺领域出现以冯梦龙《三言二拍》为代表的市井文学之繁荣，以汤显祖《牡丹亭》为代表的戏曲文艺之发展，以《西游记》为代表的浪漫主义文学之兴起，皆不同程度地迎合了新的经济形态发展所出现的文化思潮与思想解放的需求。此外，明代随着民间教育的相对普及，受教育的人员数量较前大为增加，但靠科举取士者却是凤毛麟角，使得"达则兼济天下，穷则独善其身"的儒家处世理论得以狭隘发挥。而以儒家经典作为求学入仕进阶的儒士，则开始将关注焦点由社会转向个人，转入与现实政治疏远的行业。如为能较好地满足并实施儒家的仁爱观，从医便不失为一种合适之选；"不为良相，则为良医"，成为该时期儒士的心理寄托。"医易相通""儒医相通"，儒士饱读经书，文学素养较高，对医学经典的领悟力更深，无论是诠释医经，还是构建医理，都远胜于普通民众。此外，医家广泛吸收天文、地理、哲学等其他领域知识，用以丰富医学内容，并用儒家尽忠至孝、济世救人的道德规范来约束自己，提高了医者的职业修养，亦从不同层面带动了医学的发展与创新。

宋明理学，又称宋代义理之学、程朱理学，或新儒学，始创于北宋，发展兴盛于南宋及金元时期。至明代，太祖朱元璋独尊程朱理学，其开始成为国家的统治思想，此局面一直延续到清末。理学的兴起，对医学领域的影响程度之深、范围之广、时间之久，较之先秦诸子百家，有过之而无不及，故而理学对明代医学的影响不可忽视。例如，程朱理学探讨"仁""格物致知""太极""性命之说"等。宋明理学探讨的阴阳、太极等概念，引入医学体系，并加以发挥，从而促进了明代中医学理论的不断完善，包括阴阳学说的深化，先后天根本论的深入讨论，精气神形等概念的进一步阐释，对命门学说的深入探讨，在温补学派医家的争论与探讨中达到高峰。其中，尤以孙一奎的"命门动气说"、赵献可的"命门相火说"、张景岳的"命门水火说"等为代表，对明代中医学的发展产生了重要影响。明代，亦是维护旧论与力求革新、尊经奉典与创立新说之矛盾交织的时代，而植根于传统文化的中医学，也必然受到相关文化思潮，以及经济、政治、科技等多元素的冲击。在明代初期，延续了金元名家遗风之后，中医学术界也开始批判与反思，在理论与实践中寻求多方位的突破与创新，临证各科都取得了较为突出的成就。温补学派在对金元余绪的批判与反思中崛起，在争论、说理的过程中，突出了脾胃与肾命的主题。

医学的发展与社会、政治、经济状况密切相关，繁荣的社会经济，是医学发展的重要条件。明代，虽然进入封建社会后期，但经过几十年的休养生息，政局趋于稳定，经济相对繁荣，加上中央政府的扶持，使得医学得以向前发展。

综上所述，进入封建社会后期的明代，在医学发展史上，亦可谓承前启后的重要时期，即承宋金元医学发展之余绪，加之理学思潮的影响。与此同时，随着社会生产力水平的提高、自然科学技术的发展等诸多因素推动着医学不断发展。可以说，明代是中医药学发展的鼎盛时期，尤其是明代中后期，进入了"全面丰收"的黄金时代，如经典注释、医籍整理、理论阐发、临床各科，以及方剂学、本草学等，发展迅速，成就显著。明代的医学著作，无论从数量还是质量上，都大大超过前代，据《中国医籍大辞典》收录的现存医籍数量统计，明代医籍超过以往历代医书数量之和。这一时期，有由政府组织完成的《普济方》《永乐大典·医药集》等大型医药文献汇编，同时，由个人完成的医药著作更是不计其数，诸如张景岳的《类经》《类经附翼》《类经图翼》《景岳全书》，李时珍的《本草纲目》《濒湖脉学》《奇经八脉考》，杨继洲的《针灸大成》，江瓘的《名医类案》，龚信的《古今医鉴》，万全的《育婴秘诀》《幼科发挥》，陈实功的《外科正宗》，徐春甫的《古今医统大全》，王肯堂的《证治准绳》，龚廷贤的《万病回春》，武之望的《济阴纲目》，薛己的《薛氏医案》等，都对后世产生了深远的影响。

二、生平纪略

张景岳，本名介宾，字会卿，因其称自己的住所为"通一斋"，故其别号为通一子。其祖籍四川绵竹，明初因祖上军功显赫，被任为世袭绍兴卫指挥使，迁居浙江会稽（今浙江绍兴）而"食禄千户"（《景岳全书·贾序》），其父为定西候客，足见其家境之优裕。张景岳生于明嘉靖四十二年（1563），卒于崇祯十三年（1640），终年78岁。

明万历四年（1576），张景岳14岁（黄宗羲作《张景岳传》，记作14岁时），随父亲到京城。这一时期的经历，对张景岳产生了深远的影响。张景岳天性聪慧，"读书不屑章句"（《景岳全书·全书纪略》）。此时，亦是张景岳开始学医之时，其师从名医金梦石，尽得其心传。以明末清初经学家、史学家黄宗羲所作张景岳传的记录为据："介宾年十四，即从游于京师""是时金梦石工医术，介宾从之学"（《质疑录》）。张景岳天资聪颖，且勤于读书，《景岳全书·全书纪略》记载其"天分既高，师古复细，是能融会乎百家，而贯通乎诸子，博览经、史、子、集，融会贯通百家之说，以助己长"。《质疑录》序载黄宗羲所作张景岳传称"介宾博学，于医之外，象数、星纬、堪舆、律吕，皆能究其底蕴"，可见其兴趣广泛，通晓易理，对天文、道学、音律、兵法、战术等皆有研究；"然韬钤轩岐之学，尤所淹贯"（《景岳全书·全书纪略》）。可见，张景岳学识渊博，尤其对医学治病之理，领悟深究颇多。

《景岳全书·贾序》记载，张景岳"结发读书，不章句。初学万人敌，得鱼腹八阵不传之秘，仗策游侠，往来燕冀间"。结发，即男子年20岁、女子年15岁时，分别举行冠礼和笄内礼，又称"冠笄之礼"。这是当时的成人仪礼，即把头发绾成髻，以区别于童年的发式，表示已成人。如《文选》苏轼诗注云："结发，始成人也，谓男年二十、女年十五时，取笄冠为义也。"此外，燕赵之地是指包括京津在内的河北地区；冀指冀州，同样指河北地区。元、明、清诸代，因首都设于北京，河北为京畿重地，即国都及其附近地区特指河北，元属中书省，明朝为北直隶，清置直隶省。因此，燕赵大地北控长城，南界黄河，西倚太行，东临渤海。据此可得知，明万历十一年（1583），张景岳21岁即博览群书，并涉猎兵法等方面的书籍，且游历于燕赵之地，即河北地区包括今北京、天津在内。《景岳全书·贾序》亦有言张景岳乃"豪杰士"，其"谈兵说剑，壮士逊其颜色"。

明万历二十八年（1600）前后，张景岳曾在北方地区活动。据《景岳全书·全书纪略》记载，其壮年时期"游燕冀间，从戎幕府"，游历北方，"出榆关，履碣石，经凤城，渡鸭绿"，足迹遍及今之山海关、辽宁凤城和鸭绿江等地。当时北京异族兴起，辽西局势已难有所作为，张景岳数年戎马生涯，然无所成就，"功名壮志，消磨殆尽"（《景岳全书·全书纪略》），可谓时过境迁，而亲益老，家益贫，终使张景岳产生"浩然归里，肆力于轩岐之学，以养其亲"之想法（《景岳全书·贾序》），遂尽弃功利，解甲归隐，潜心医学。又如，《质疑录·张景岳传》亦云："介宾曰，我夜观乾象，宫车殆将晏驾，天下从此亦乱矣。未几，神宗崩。介宾遂返越，其年五十八，又二十年始卒。"可见，张景岳曾有预感，皇帝驾崩，天下将乱。万历四十八年（1620），明神宗即万历皇帝驾崩。明天启元年（1621），张景岳返越，即回到浙江会稽（今浙江绍兴）。其后，张景岳潜心于医道，继续撰著《类经》，致力于著书立说，并从事临床诊疗工作。

张景岳治学严谨，医术精湛，对于临床诊疗的重要性有深刻感悟，认为医道乃"性命是关"。例如，《景岳全书·三卷·传忠录下·医非小道记》记载，张景岳中年时期，曾游历至东方的藩国，"遇异人焉。偶相问曰：子亦学医道耶？医道，难矣。子其慎之"。张景岳答曰："医虽小道，而性命是关，敢不知慎，敬当闻命。"张景岳指出"医药者，性命之赞育也。然而其义深，其旨博，故不有出人之智，不足以造达微妙"，认为"使能明医理之纲目，则治平之道如斯而已"。感慨如能明医理之缓急，则如战守之法。进而明示"必有真人，而后有真知，必有真知，而后有真医。医之为道，岂易言哉"。告诫临证"又若阴阳不识，虚实误攻，心粗胆大，执拗偏庸，非徒无益而反害之之徒"，故而指出"医道，难矣。医道，大矣"，而且"恐失其训，因笔记焉"（《景岳全书·三卷·传忠录下·医非小道记》）。此亦示人：医非小道，乃性命之攸关。表明张景岳对医道的敬畏与重视，可谓真知灼见。

又如，《景岳全书·三卷·传忠录下·病家两要说》阐释病家一要"忌浮言"，二要"知真医"，并将其作为病家之两要义。其曰："医不贵能愈病，而贵于能愈难病；病不贵于能延医，而贵于能延真医。"还指出，"天下事，我能之，人亦能之，非难为之事；天下病，我能治愈，人亦能治愈，乃非难治之病。""病之难也，斯非常医所能疗"，提示必医术高明之医生，才可疗非常之病。况且医术之高下有悬殊，譬之升高攀登，上一层便有一层之境界。如同行远者，进一步有一步之见闻。说明医术有高低之别，表达其对于高深医疗知识的崇尚与向往。其结合临床实际进而指出"此浮言之当忌也。又若病家之要，虽在择医，然而择医非难也，而难于任医；任医，非难也，而难于临事不惑，确有主持"，提示病家于危急之际，若是被庸医诊疗，误诊妄投乱治，有生命危险。故而提出病家"忌浮言"，乃病家之一要，进而指出，"任医如任将，皆安危之所关"；若能领悟医道之精髓，于相遇之际即明察幽隐，此方能谓之真医，方可担当救治性命之重任，故而病家"知真医"为其二要。由此，亦可洞见张景岳研习医理，并运用于临床之深刻体会。

张景岳早年推崇朱丹溪之学，而朱丹溪处于《局方》盛行之时代，当时医者每因滥用辛燥药物，导致伤阴劫液之病变，故朱丹溪以"阳有余、阴不足"立论。此外，在明代医界，刘完素的火热论、朱丹溪的相火论占主导地位，更有时医偏执一说，保守成方，不善吸取精华，反而滥用寒凉和滋阴，而多致苦寒败胃，滋腻伤脾，成为医学界的时弊。当时，张景岳私淑温补学派前辈薛己，而薛己身为明太医院使，主要为皇室王公诊病，其诊察病证多见虚损，故而喜用补法。薛己的临床病案众多，在《景岳全书》中也有记载。张景岳承袭薛己之法而力主温补，并应用于自身临床实践，进而逐渐摈弃朱丹溪"阳有余、阴不足"之论，转而创立"阳非有余，真阴不足"之说，并联系方药之临床应用，创制了多首著名的补肾方剂。不言而喻，张景岳擅长温补之特点，虽出于当时纠偏补弊的需要，但对后世却产生了深远影响。

张景岳精研经典理论的深厚功底，加之丰富的临证阅历，使其医技大进。如《质疑录·张景岳传》有云："是以为人治病，沉思病原，单方重剂，莫不应手霍然。"因其临证治病疗效显著，进而名噪一时，"一时谒病者，辐轴其门，沿边大帅，皆遣金币致之"（《质疑录·张景岳传》），前来就医者络绎不绝。明代衢州进士叶秉敬在为《类经》所作序中自述，自癸卯岁始，因长期刻苦钻研，潜心治学，而思虑过度，损耗脾胃，兼及伤肾，罹患泄泻 20 年，诸医家皆以为病为火盛，然经多方医治未效，而张景岳诊察之，独以为病乃因火衰，脾肾失于温煦，遂治用人参、白术、桂枝、附子组方，以培补命门之火。观其诊治与遣方，有人心生异议，唯有叶秉敬笃信不疑，服用其方五年而不辍，而病得瘥，脾肾恢复如常，故而盛赞张景岳推荐药方之妙用，言"非景岳不能有此识，非余不能有此胆，余两人之相与亦奇矣"（《类经·序》）。叶秉敬问其医术何以达如此精深之境界，答案乃是"归功于《内经》"（《类经·序》），因其每持《黄帝内经》相与谈论，深感张景岳"已得其精髓"。

张景岳诊病之余，对于岐黄典籍之探究，可谓孜孜不倦。其采用分类研究之法，对《素问》《灵枢》全文进行注释与阐述。其对于《黄帝内经》理论的诸多阐发，正可谓《类经》明岐黄之学，有王冰之所未尽者，即学士大夫，亦必累月而后能通之"。明天启四年（1624），"凡历岁者三旬，易

稿者数四，方就其业"（《类经·序》）。据其撰著《类经》30 年，即至其 61
岁《类经》32 卷得以刊行，故而推测其大约 31 岁开始撰写《类经》，"其所
著《类经》综核百家，剖析微义……西安叶秉敬谓之'海内奇书'"（《质疑
录·张景岳传》），由此可见，《类经》问世，便得到较高的评价。明天启四
年（1624），《类经附翼》4 卷得以刊行，是书所论内容乃《类经》未尽内
容之专题补充。同年，《类经图翼》11 卷得以刊行，是书以图解的方式对于
《黄帝内经》中意义较深，在《类经》中未能尽议的部分，图解加以说明。

　　明崇祯十三年（1640），张景岳去世，终年 78 岁。清康熙二十七
年（1688），张景岳撰著的《质疑录》得以刊行，是书为张景岳晚年之论
著，书中收集医论 45 篇，意在"取先圣之经，以辨前贤之误"（《质疑
录·序》），重在讨论前人医学之得失，对于金元医家医论之偏执，以理辨
析之；对于自己早期立言之未当之处，亦予以辨析与纠正。清康熙二十九
年（1690），《景岳全书》64 卷刊行，是书撰著于张景岳之晚年，书中选《黄
帝内经》《难经》《伤寒论》《金匮要略》之论，并博采历代医家精义，结合
张景岳自身临床经验，而自成一家之著述，凝聚并体现了张景岳的学术思
想及临床经验，对后世产生了深远的影响。

　　综上所述，张景岳乃明代杰出医家，是温补学派的核心人物，其精研
《素问》《灵枢》，以类分门，详加注释，积 30 年之辛劳，撰著《类经》，其
论条理井然，便于寻览，为后人学习《黄帝内经》提供了宝贵的参考。尔
后又撰著《类经附翼》《类经图翼》，为羽翼探究阐述之未尽。张景岳曾私
淑著名医家薛己，随其力主温补，并结合自身的临床实践，创立"阳非有
余，真阴不足"之说。其医技精湛，师古而不泥，既善于继承，又不乏创
新，疗效卓著。其结合自身临床经验，撰著《景岳全书》，乃学博而思精之
杰作，深得世人推崇，具有深远影响。

张景岳年谱

嘉靖四十二年（1563）　张景岳出生。

明万历四年（1576）　14岁。随父游历北京，结识拜见诸多奇才异士。

明万历四年（1577）　15岁。师从名医金梦石学习医术，尽得其心传。

明万历十一年（1583）　21岁。博览群书，并游历于燕赵之地。

明万历二十二年（1594）　32岁。开始撰著《类经》，是书采用类分注释之法，对《素问》《灵枢》进行分类研究，历时30年整理编著而成书。

明万历二十八年（1600）　38岁。游历北方，足迹遍及今之山海关、辽宁凤城和鸭绿江等地。

明天启元年（1621）　59岁。返回浙江会稽（今浙江绍兴），继续著书、行医。医技大增，疗效显著，前来就医者络绎不绝。

明天启四年（1624）　62岁。撰著的《类经》32卷成书，并得以刊行，是书对中医学理论体系的阐发产生了深远的影响。撰著的《类经附翼》4卷，得以刊行，是书所论，乃其所著《类经》中未尽内容之补充。撰著的《类经图翼》11卷，得以刊行，是书以图解的方式，对于《黄帝内经》中含义比较深刻的医论，而在《类经》中未能尽义之内容，加以图解说明。

明崇祯十三年（1640）　张景岳去世，终年78岁。

清康熙二十七年（1688）　张景岳撰著的《质疑录》得以刊行。此书为张景岳晚年之论著，全书收集医论45篇。主要内容是取先圣之经，以辨前贤之误，重在讨论前人医学之得失，对金元医家医论之偏执，以理辨析之，并对于张景岳本人早期立言之未当之处，亦予以辨析和纠正。

清康熙二十九年（1690）　《景岳全书》64卷刊行。此书撰著于张景岳之晚年，凝聚和呈现了张景岳的学术思想和临床治疗经验。

张景岳

著作简介

一、《类经》

《类经》共计32卷，由张景岳撰著，刊行于明天启四年（1624）。此书乃张景岳历时30年编著而成，采用"以类相从"之法，将《黄帝内经》全文即《素问》和《灵枢》二书之全部内容，分列为12类。其中，摄生类1卷，阴阳类1卷，藏象类2卷，脉色类2卷，经络类3卷，标本类1卷，气味类1卷，论治类1卷，疾病类6卷，针刺类4卷，运气类6卷，会通类4卷，每类之下又分若干小类。此书将《黄帝内经》全部经文加以分类，重新进行整合，再加以注释，有的内容还以"愚按"加以注解分析，故而书名为《类经》。此书是继隋代杨上善《黄帝内经太素》之后，对《黄帝内经》进行全面分类研究的又一部重要著作，亦为现存保留最为完整的分类研究《黄帝内经》的著作。《四库全书》论及《类经》有云："条理井然，易于寻览，其注亦颇有发明。""《内经》分类实自李杲创其例，而罗天益成之，今天益之本不传，张景岳此编虽不以病分类，与杲之例稍异，然大旨要不堪相远，即以补其亡佚。"此既说明李杲曾作《黄帝内经》的分类研究，罗天益参其法而成书，然均亡佚不传；亦表述张景岳的《类经》或与此相关，是保存最完整的分类研究《黄帝内经》之著作，对中医学理论体系的阐发产生了深远的影响。《类经》成书以来一直是历代医家学习和研究《黄帝内经》的重要参考书。

《类经》最早的版本为明天启四年（1624）金阊童涌泉刻本，其后有清嘉庆四年（1799）金阊萃英堂刻本、四库全书本等。

二、《类经附翼》

　　《类经附翼》共计 4 卷，刊行于明天启四年（1624），是书所论内容乃为《类经》之补充。其卷 1 论医易，以《周易》论述阐述医理；卷 2 释律原，将古音理论与医理相联系进行论述；卷 3 求正录，阐发养阳理论；卷 4 针灸赋，汇集前人多种针灸歌赋。

　　《类经附翼》最早的版本为明天启四年（1624）金阊童涌泉刻本，其后有清嘉庆四年（1799）金阊萃英堂刻本、四库全书本等。

三、《类经图翼》

　　《类经图翼》共计 11 卷，刊行于明天启四年（1624）。此书采用图解方式，以补充《类经》注文之不足，故名之曰图翼。卷 1～2 论运气，采用图解和文字说明的方法，对阴阳、五行、五运六气等进行详细阐述。卷 3～10 论经络，对脏腑内景、骨度部位、十二经起止、奇经八脉、腧穴主治等进行论述，并绘图解，编有歌诀，以便学习记诵。卷 11 为针灸要览，收录针灸要穴歌、诸证灸法要穴等。本书对运气的论述亦甚详悉，条理清楚，对后世有一定影响。

　　《类经图翼》最早的版本为明天启四年（1624）金阊童涌泉刻本，其后有清嘉庆四年（1799）金阊萃英堂刻本、四库全书本等。

四、《质疑录》

　　《质疑录》共收医论 45 篇，刊行于清康熙二十七年（1688）。此书为医论著作，该重点论述多种病证的治则，而且基于重阳气的学术思想，进一步发挥温补学说，专就金元各家医论的偏执处进行分析和辨论，并对张景岳早年立言未当之处进行辨析和改正，以正其失，故而书名为"质疑录"。

《质疑录》的版本主要有清康熙二十七年（1688）刻本、乾隆三十二年（1767）刻本、清光绪二十二年（1896）上海图书集成局铅印本等。

五、《景岳全书》

《景岳全书》共计 64 卷，成于其晚年，刊行于清康熙二十九年（1690）。此书首选《黄帝内经》《难经》《伤寒论》《金匮要略》之论，且博采历代医家精义，并结合张景岳的临床经验，自成一家之著述。此书分为以下九个篇章，即《传忠录》《脉神章》《伤寒典》《杂证谟》《妇人规》《小儿则》《痘疹诠》《外科钤》《本草正》，涉及中医基本理论、各科病证诊治、中药方剂等。

首列《传忠录》3 卷，统论阴阳、六变、表里、寒热、虚实、热真假、十问、论治、气味、先后天、标本、藏象、天年、中兴、命门，以及前人所论之得失等。次列《脉神章》3 卷，载述诊家之要语。《伤寒典》2 卷，介绍伤寒、温病、暑病之辨析诊治。《杂证谟》30 卷，陈述厥逆、风痹、火证、虚损、劳倦内伤、饮食、脾胃、眩晕、不寐、三消、咳嗽、喘证、呃逆、郁证、呕吐、泄泻、胁痛、头痛、遗精、淋浊、遗尿、血证、黄疸、便秘，以及眼目、耳证、鼻证等病证。《妇人规》2 卷，介绍月经不调、胎孕、产育、产后、子嗣等妇科病证。《小儿则》2 卷，陈述儿科病证。《痘疹诠》3 卷，介绍痘疹类相关病证。《外科钤》2 卷，陈述外科病证。《本草正》2 卷，陈述药味约 300 种。另载《新方八阵》2 卷，阐释张景岳自己创造的方剂，"其中有心得焉，有经验焉，有补古之未备"，共 186 首，分为 8 类。

又有《古方八阵》9 卷，鉴于古方之散列于诸家者，既多且杂，或互见于各门，或彼此之重复，欲通其用，涉猎固难，欲尽收之，徒资莠乱，故采其要者，类为八阵，曰补、和、攻、散、寒、热、固、因。此外，辑录妇人规古方、小儿则古方、痘疹诠古方、外科钤古方等 4 卷。其立论和治法颇多发挥，乃医学之巨著，为后世医家所推崇，至今仍为医家学者所重视。

《景岳全书》的版本主要有清康熙二十九年（1690）善成堂刻本、清康熙三十九年（1700）会稽鲁超刻本、清康熙四十九年（1710）聚锦堂藏版（鲁超本）、清乾隆三十三年（1768）越群黎照楼藏版（鲁本），清乾隆三十五年（1770）贾棠校刊本、嘉兴九思堂藏版（鲁本），清光绪二十年（1894）上海图书集成局铅印书、岳峙楼藏版（上海科学技术出版社 1958 年影印本）等。

张景岳

学术思想

一、学术渊源

（一）崇尚经典，弘扬《内经》旨意

明代是尊经奉典与创立新说之矛盾交织的时代，植根于传统文化的中医学，也必然受到其文化思潮的影响。张景岳学术思想突出的特色当属崇尚经典，弘扬《黄帝内经》（以下简称"《内经》"）之旨意。张景岳精研《内经》，深感《内经》理论之深邃，内容之广博精辟，故而潜心研习，采撷探究，以资临床之需。

1. 借鉴前贤，研究从类分门

《类经》自序云："初余究心是书，尝为摘要，将以自资，继而绎之。研读日久，则深感言言金石，字字珠玑，竟不知孰可摘而孰可遗。"然考察前人研究《内经》之著，张景岳意识到，自唐以来，研究阐释《内经》者，如王冰《黄帝内经素问》之注释，"其发明玄秘尽多，而遗漏亦复不少"（《类经》自序），认为王冰之注释有遇难解而未阐发，亦有文义不合，尚且有互见义深，藏而不便检阅，阐述尚有未尽之处，如其对《灵枢》尚未进行注释。再参阅其他医家之注解，亦有不足之处，"尤不过顺文敷演，而难者仍未能明，精处仍不能发"，对后人学习理解《内经》造成困难。此乃亟待解析之题，如何找到切入之契机，张景岳初始尚有困惑与畏惧，如《类经》自序云"惧擅动圣经，犹未敢也"。然粤稽往古，回望历史长河，其概言"周有扁鹊之摘难，晋有玄晏先生之类分，唐有王太仆之补削，元有滑撄宁之撮钞，鉴此四君子而后意决"（《类经》自序）。其列举秦越人扁鹊对于《难经》之著述；晋代皇甫谧撰著《针灸甲乙经》，采用分部和按经分类之法；唐代王冰校注编次《黄帝内经素问》；元代滑寿首创选择性分类研究《内经》，对《素问》反复研究，先删繁撮要，其后再以类相从，将选择的经文分门别类进行编次。张景岳鉴于前贤之治学与研究成果，乃矢志研究阐释《内经》，"冀有以发隐就明，转难为易"，意在"尽启其秘而公之于人，务俾后学了然"。其详求前人注释之法，认为"唯有尽易旧制，颠倒一番，从类分门，然后附意阐发，庶晰其韫"，由是"遍索《素问》《灵枢》两经，先求难易，反复更秋"，稍得其绪，然后合二为一，故而命曰类经。深究分类之意趣，在于以灵枢启素问之微，素问发灵枢之秘，相为表里，通其义"（《类经》自序），并结合《难经》之相关论述，以注释其义，畅达其内涵，并结合临床拓展其应用，对于某些论述则以"愚按"进行专题阐发。

2. 依据原文，次列标题专论

《类经》为后世医家学习和研究《内经》提供了重要参考资料。例如以《素问·平人气象论》之相关原文为依据，《类经·五卷·脉色类》列标题为脉分四时无胃曰死，注释阐发《内经》所论脉之胃气的原理。基于《素问·平人气象论》指出："平人之常气禀于胃，胃者平人之常气也，人无胃气曰逆，逆者死。"张景岳注释，认为土得天地中和之气，长养万物，而分旺四时，而人胃应之，凡平人之常气，乃受气于谷，谷入于胃，五脏六腑皆以受气，故而胃为脏腑之本，"此胃气者，实平人之常气，有不可以一刻无"，无则为逆，逆则死。明示"胃气之见于脉"，进而举例联系《素问·玉机真脏论》所云："脉弱以滑，是有胃气。"其后，再联系《灵枢·终始》篇曰："邪气来也紧而疾，谷气来也徐而和。"在此，分别以正常脉象与病脉进行比较，继而总结指出"宜无太过无不及，自有一种雍容和缓之状者"，便是胃气之脉。又如，关于胃之大络，名曰虚里。《素问·平人气象论》记载："其贯膈络肺，出于左乳下，其动应衣，脉宗气也。"张景岳认为，土为万物之母，故上文四时之脉皆以胃气为主，此言胃气所出之大络，名曰虚里。从其脉之循行及络属脏腑，乃为十二经脉之宗，故脉宗气。其注释"宗，主也，本也"，认为宗气积于膻中，化于水谷而出于胃。继之，联系《灵枢·经脉》所载十五络，并此共十六络，详见于"十六络穴图"中。其次，又提示脾为阴土之义，可详见于《类经·十六卷·疾病类·五十二咳论》的相关论述。随后，又列"愚按"，解释虚里跳动，最为虚损病本，故凡患阴虚劳怯，则心下多有跳动，及为惊悸慌张，乃是此证，并提示"但动之微者病尚微，动之甚者病则甚"，进而明示"亦可因此以察病之轻重"。关于此病证之治疗，张景岳介绍自己的临床经验，即"常以纯甘壮水之剂，填补真阴，活者多矣"。认为经言宗气之泄，"而余谓真阴之虚"，若不知其理，必谓谬诞，故而阐释其义，认为谷入于胃，以传于肺，五脏六腑，皆以受气，是由胃气而上传为宗气。而"气为水母，气聚则水生"，是由"肺气而下生肾水"。认为胃气传之肺，而"肾虚不能纳，故宗气泄于上，则肾水竭于下"，肾愈虚则气愈无所归，气不归则阴愈虚。认为气水同类，当求相济，故而指出凡"欲纳气归原者，惟有补阴以配阳一法"。

再如，《类经·十二卷·论治类》列标题为"治病必求于本"。依据《素问·阴阳应象大论》云："阴阳者，天地之道也，万物之纲纪，变化之父母，生杀之本始，神明之府。"张景岳注释，认为凡天地万物变化，生杀神明之道，总不外乎阴阳之理，"故阴阳为万事之本"。其后，论及治病必求本。张景岳认为万事万变皆本于阴阳，而病机、药性、脉息、论治则最切于此，故凡治病者必求于本，"或本于阴，或本于阳，求得其本，然后可以施治"。并提示，此篇上下详义已见阴阳类第一章，而本类复列首篇，"盖以治病之道，所重在本，故特表而冠之"，观者当彼此互阅。其后，列"愚按"进行注释"本者，原也，始也，万事万物之所以然也"，认为世未有无源之流，无根之木，澄其源而流自清，灌其根而枝乃茂，无非求本之道。故治病必求于本，不可忽于根本，而于疾病尤所当先。并指出"惟是本之一字，合之则唯一，分之则无穷"，一是合之唯一，即本篇所谓阴阳，未有不明阴阳而能知事理，亦未有不明阴阳而能知疾病，此天地万物之大本，必不可不知；二是"分之无穷，有变必有象"，有象必有本，凡事有必不可罔顾，此乃本之所在。进而举例阐发，死以生为本，欲救其死，勿伤其生；邪以正为本，欲攻其邪，必顾其正；"阴以阳为本"，阳存则生，阳尽则死；静以动为本，有动则活，无动则止；血以气为本，气来则行，气去则血凝；证以脉为本，脉吉则证吉，脉凶则证凶。并告诫至若"医家之本在学力，学力不到，安能格物致知"，认为凡此虽未足以尽求本之妙，而若能举一反三，以此类推，乃可悟知其义。

3. 临床病证，开篇首列经文

在《景岳全书·杂证谟》关于临床各科病证的阐释，多数病证开篇首列"经义"，选择多篇《内经》相关经文。例如，《景岳全书·十卷·杂证谟·诸风》首列"经义"，选择《灵枢·九宫八风》《灵枢·岁露》《素问·八正神明论》《素问·风论》《素问·玉机真脏论》《素问·金匮真言论》《素问·调经论》《素问·太阴阳明论》《素问·生气通天论》《灵枢·百病始生》《灵枢·邪气脏腑病形》《灵枢·刺节真邪》《素问·脉要精微论》《素问·通评虚实论》《素问·平人气象论》《素问·刺志论》《素问·阴阳别论》《灵枢·五色》《素问·评热病论》《素问·病能论》《素问·骨空论》《灵枢·四时气》《灵枢·热病》《素问·至真要大论》《素问·气交变大论》《素问·五常政大论》《素问·六元正纪大论》等篇与风相关的论述，以经义依次列出。再如，《景岳全书·二十一卷·杂证谟·噎膈》首列专题"经义"，其下依次列出《素问·阴阳别论》《灵枢·邪气脏腑病形》《素问·大奇论》《素问·通评虚实论》《素问·风论》《素问·血气形志》《灵枢·本神》《素问·举痛论》《灵枢·上膈》等篇与噎膈相关的经文。可见，《内经》经文的有序汇集，为认识和阐释相关病证奠定了理论基础，而且张景岳在病因病机论述，辨证论治分析，以及治法遣方用药的陈述中，亦巧妙联系《内经》之论，并有颇多拓展阐发，不仅对《内经》理论的理解有启发，且对于相关原理的临床应用亦有范例。其关于病证的《内经》经义专题，及其经文的相关分类呈现，亦可谓与《类经》之分类遥相呼应，相得益彰。

（二）博采诸家，舍短取长，倡明学术

明代在医学发展史上，可谓承前启后的重要时期，承宋金元医学发展之余绪，加之理学思潮的影响，中医学术界也开始批判与反思，在理论与实践中寻求多方位的突破与创新。张景岳博采诸医家之长，在传承之中师古而不泥古，纵观《景岳全书》，涉及内外妇儿、眼耳鼻喉各科病证，其中颇具特色的内容之一，乃是多种以"述古"或"辨古"为题，汇集阐发前人相关论述与诊治经验，乃撷取历代医家之学术思想，"谨并列而辨之，亦以备达者之裁正"（《景岳全书·三十九卷·妇人规下·子嗣类》）。

1. 阐发前人诊治经验

例如，关于积聚之诊治，《景岳全书·二十三卷·杂证谟·积聚》主要从六方面陈述前人对于积聚之诊治特色。其一，援引《难经》言及积与聚的区别。认为积者，阴气；聚者，阳气。故阴沉而伏，阳浮而动，明示"气之所积名曰积，气之所聚名曰聚"，故积乃五脏所生，聚乃六腑所成。积者，阴气也，其始发有常处，其痛不离其部，上下有所终始，左右有所穷处；聚者，阳气也，其始发无根本，上下无所留止，其痛无常处。其二，张仲景认为，积乃脏病，终不移；聚乃腑病，发作有时，辗转痛移，为可治。诸积大法，其脉来细而附骨，乃为积。寸口，积在胸中；微出寸口，积在喉中；关上，积在脐旁；上关上，积在心下；微下关，积在少腹。继而，张景岳列"愚按"阐述，认为此说固详而善，虽亦疑其太凿，然于理

则通，故陈述于此，亦可资为意见。并明示以张景岳之经验：则凡癥块病证，其脉必沉紧而疾，如《内经》曰脉微急、小急，即其脉；若诊见和缓之脉，则胃气本无恙，终非癥块之脉。其三，许叔微认为，大抵治积，或以所恶者攻之，或以所喜者诱之，则易愈。如神曲、麦芽治酒积；水蛭、虻虫治血积；木香、槟榔治气积；牵牛、甘遂治水积等，其治"各从其类"。并明示若用群队之药，分其药势，则难以取效，"认得分明是何积聚，兼见何证"，然后增减斟量使之，不这样则反有所损，要点在于"临时通变"。其四，张元素认为，壮人无积，虚人则有之，脾胃怯弱，气血两衰，四时有感，皆能成积。若仓促"以磨坚破结之药治之，疾须去而人已衰"，故而认为"治积，当先养正，则积自除"，但令其真气实，胃气强，积自消。此为治积之一端，故邪正盛衰，固宜详审。其五，张从正认为，积之始成，或因暴怒、喜悲、思恐之气，或伤酸甘辛咸之味，或停温凉寒热之饮，或受风寒暑湿燥火之邪，其初甚微，可呼吸按导；若久而延之，留滞不去，则病成五积。其六，徐春甫认为，养正积除，此适用于积之微，如脾胃失于健运，而气积、食积之不疏导，"养脾胃之正气，而滞积自疏"。若大积大聚，如五积之久而成病，坚固不移，若非攻击悍利之药，难以推逐之，张景岳则进一步强调指出"虚弱之人，必用攻补兼施之法"。

又如，阐释虚损诊治。《景岳全书·十六卷·杂证谟·虚损》专列"述古"，其主要内容有四方面：第一，《难经》论及虚损的诊治，一损损于皮毛，故皮聚而毛落；二损损于血脉，乃血脉虚少，不能荣于五脏六腑；三损损于肌肉，乃肌肉消瘦，饮食不能为肌肤；四损损于筋，乃筋缓不能自收持；五损损于骨，乃骨痿不能起于床。继而论及治损之法，一是损其肺，益其气；二是损其心，调其营卫；三是损其脾，调其饮食，适其寒温；四是损其肝，缓其中；五是损其肾，益其精，此乃治损之法。故又提示实实虚虚，损不足而益有余，此乃中工之所害。在此，张景岳以"宾按"阐发自己的见解，提出此上损下损之说，其义极精，然而尚有未尽，尤其宜完备。提出凡思虑、劳倦、外感等证则伤阳，若伤于阳，病必自上而下；色、欲、醉、饱、内伤等证则伤阴，伤于阴，则病必自下而上。如经曰：二阳之病发心脾，有不得隐曲，女子不月之类，此即自上而下。又经曰：而且五脏主藏精，伤则失守而阴虚，此即自下而上。进而拓展其义，认为自上而下，先伤气。故一损损于肺，则病在声息肤腠；二损损于心，则病在血脉颜色；三损损于胃，则病在饮食不调；四损损于肝，则病为瘈疭疼痛；五损损于肾，则病为骨痿、二便不禁。此先伤于阳，而后及乎阴，阳竭于下，则孤阴无以独存，自下而上，先伤乎精。故一损损于肾，则病为泉源干涸；二损损于肝，则病为血动筋枯；三损损于脾，则病为痰涎壅盛；四损损于心，则病为神魂失守；五损损于肺，则病为喘急短气。此先伤于阴，而后及于阳，阴竭于上，则孤阳无以独生。故心肺损而神衰，肝肾虚而形敝，脾胃损而食饮不归血气。明示"当察所由，而预防其渐"。第三，巢元方《诸病源候论》认为，虚劳乃五劳七伤六极。一是五劳，即志劳、思劳、心劳、忧劳、瘦劳。又有肺劳，症见短气而面浮，鼻不闻香臭；肝劳，症见面目干黑，口苦，神不守舍，恐畏不能独卧，目视不明；心劳，症见忽忽喜忘，大便苦难，或时而鸭溏，口内生疮；脾劳，症见舌本苦直，不得咽唾；肾劳，症见背难以俯仰，小便不利，色赤黄而有余沥，或茎内痛，阴囊湿生疮，小腹满急。二是六极，即气极，令人内虚，五脏不足，邪气多，正气少，不欲言；血极，令人无颜色，眉发落，忽而喜忘；筋极，令人数转筋，十指爪甲皆痛，苦劳倦不能久立；骨极，令人酸削，齿苦痛，手足烦疼，不可以立，不欲行动；肌极，令人羸瘦无润泽，饮食不生肌肉；精极，令人少气，内虚，五脏不足，发毛落，悲伤喜忘。三是七伤，即一为大饱伤脾，脾伤善噫，欲卧，面黄；二为怒逆气伤肝，肝伤少气，目暗；三为强力举重，久坐湿地伤肾，肾伤少精，腰背痛，厥逆下冷；四为形寒寒饮伤肺，肺伤少气，咳嗽，鼻鸣；五为忧愁思虑伤心，心伤苦惊，喜忘喜怒；六为风雨寒暑伤形，形伤发肤枯夭；七为大恐惧不节伤志，志伤恍惚不乐。又有称七伤，即阴寒、阴痿、里急、精寒、精少、阴下湿、精清、小便苦数，临事不举。第四，王纶认为，人若色欲过度，损伤精血，必生阴虚火动之病。如睡中盗汗，午后发热，咳嗽，倦怠无力，饮食少进，痰涎带血，或咳血，吐血，衄血，身热脉沉数，肌肉消瘦，此名劳瘵，最为难治。然而必须病患惜命，坚心定志，绝房室，息妄想，戒恼怒，节饮食，以"自培其根"，此谓"内外交治"，方可保全。第四，薛立斋认为，劳瘵大抵属足三阴亏损，虚热无火之证，故昼发夜止，夜发昼止，不时而作，治疗"当用六味地黄丸为主，以补中益气汤调补脾胃"；若脾胃先损，当以补中益气汤为主，以六味地黄益肝肾。告诫若误用黄柏、知母之类，则复伤脾胃，饮食日少，诸脏愈虚，元气下陷，腹痛作泻，则不可救。提示衄血、吐血之类，因虚火妄动，血随火而泛行，或阳气虚，不能摄血归经而妄行，若脉弦洪，乃"无根之火浮于外"。此证多因火土太旺，金水衰涸之际，不行保养，不远帏幕，而戕伐真元，故至春末夏初，患头疼脚软，食少体热，而为注夏之病。或少有老态，不耐寒暑，不胜劳役，四时交替为病，此因气血方长，而劳心亏损，精血未满，而早为损丧，故其见症难以名状。若左尺脉虚弱或细数，是左肾之真阴不足，治用六味丸；右尺脉迟软，或沉细而数欲绝，是命门之相火不足，治用八味丸。至于两尺微弱，是阴阳俱虚，治用十补丸，此皆归为"滋其化源"。

　　再如，论及癫狂痴呆诊治。《景岳全书·三十四卷·杂证谟·癫狂痴呆》专列述古，阐释前人之诊治主要为以下几个方面：第一，《千金要方》有载，小儿之痫有三，即风痫、惊痫、食痫。风痫，其缘于衣暖汗出，风因入，初时先屈指如数，乃发作；惊痫，其起于惊悸，大哭啼乃作；食痫，其先不哺乳，而变热后发，或先寒后热，皆食痫。又有云：病先身热，掣纵，惊啼叫唤，而后发痫。脉浮为阳痫，若病在六腑外，在肌肉，犹易治；病先身冷，不惊掣，不啼叫，而病发时脉沉，为阴痫，病在五脏内，在骨髓，难治。第二，陈无择认为，癫痫病，皆由惊动，使脏气不平，郁而生涎，闭塞诸经，厥而乃成。或在母胎中受惊，或幼小感风寒暑湿，或饮食不节，逆于脏气而成。"忤气得之外，惊恐得之内，饮食属不内外"，三因不同，忤气则一。继而，以"愚谓"陈述自身见解，其认为此二家之说，虽若切当，然而风寒外感，自有表证，饮食内伤，是有里证，俱未必乱神。若此而癫痫为病，则忽尔昏厥，"此其病则专在心经，以及肝胆二脏"，又非风寒饮食所能顿病若此。且风痫之义，本以木邪所属为言，亦非外感之谓，即有外感，或有饮食，亦"无非因惊因恐相兼为病"，认为若以三因并列之，则有未必然。第三，张从正认为，一因肝屡谋，胆屡不决，屈无所伸，怒无所泄，肝木胆火随炎入心，"心火炽亢，神不守舍"，久逆而成癫狂；二因思虑过多，脾伤失职，心之官亦主思，甚则火炽，心血日涸，脾液不行，"痰迷心窍"，以致癫狂。第四，朱丹溪认为，癫狂诊治"大法行痰为主"，清火化痰，分主次而治。其有热，治以"凉药清其心"；其有痰，必用吐法，吐后，再用东垣安神丸及平肝之药。

2. 辨古，剖析前人审病特色与思路

此外，"辨古"乃辨析前人诊察之思路与用药特色。如《景岳全书·三十卷·杂证谟·血证》列咳血"辨古"，王纶认为，咳嗽见血，多是肺受热邪，气得热而变为火，火盛而阴血不宁，从火上升，故"治宜泻火滋阴"，忌用人参等甘温之药；亦有气虚而咳血，则宜用人参、黄芪、款冬花等。张景岳以"愚意"阐发自己的见解，其认为，王纶之说多以火证为言。故凡治血因火动而为咳嗽，则不得不于滋阴中加清火等剂。明示此等治法，并非不可用，然"惟火之偶盛而根本未亏"，则但去其火，自无不愈。提示若用此法概治劳损，总不过暂解燃眉，终非救本之道。认为"凡

阴虚生火等证，多以真阴受伤，水亏而然"，故而"此其所重在阴，不当在火"。若治火太过，则未免脾肾俱败，此所以"虚火宜补"。且常有过服天冬、生地黄之类，而致伤胃气，不能生金而不愈；又有妄用黄柏、知母之属，愈损真阴，遏绝生气而不复。究其缘由，此乃伤而复伤，则尤为脾肺肾三阴亏损之害。提示凡欲壮水补阴，一阴煎、左归饮，或五阴煎、五福饮、大补元煎、六味地黄丸等方，乃为最妥。其有火本无根，化元失守，或误用寒凉而病及脾肺，则有以寒在上焦而为呕恶，短气、眩晕；有以寒在中焦而为胀满，为痰涎、饮食不运；有以寒在下焦而为溏泄、腹痛、足寒膝冷等症，则治宜理中汤、理阴煎，或右归饮、右归丸、八味地黄丸之类，皆当"随证随脏，择而用之"。

综上，张景岳学术思想的渊源当属崇尚经典，弘扬《黄帝内经》之旨意，其论既有《素问》《灵枢》《难经》之承袭阐释，更有诸多拓展发挥与应用。其次乃博采历代医家之长，汇集前人之观点与经验，既有辨析与结合临床的阐发，更不乏张景岳自身经验与见解之展现，可谓承前启后，不落窠臼，舍短取长，以倡明学术，亦为其学术思想之重要渊源。

二、学术特色

（一）类分《内经》

1. 参循前贤之法，精研注释其旨

众所周知，《内经》由《素问》与《灵枢》两部分构成，各以 81 篇文章呈现其内容。作为中国现存最早的医学经典，《内经》可谓博大精深，其既是中医学理论体系的渊源，亦充分论述了中医学理论体系的核心内容。从其编写结构看，其类似医学论文集之体裁，是不同时代、不同地域诸多医家学术思想之结晶。从其学术思想内涵阐释而言，同一主题之内容，往往分散出

现于多篇文章之中；亦有一篇文章的阐述之中，涉及多方面的学术内容。隋代杨上善首创分类研究《黄帝内经》之法，其将《素问》《灵枢》经文进行分类编次并予以注释，撰著《黄帝内经太素》，是书不仅系统地反映了《内经》的学术思想和医学成就，且使《内经》经文编排与学术内容趋于条理化、系统化，并具有层次性与内在逻辑联系推理性。继之，元代滑寿注释研究《素问》，亦属于分类注释《内经》之著作，其侧重"删其繁芜，撮其枢要"，撰著《读素问钞》，首创选择性分类研究《内经》之模式。

观张景岳《类经》自序"晋有玄晏先生之类分，唐有王太仆之补削，元有滑撄宁之撮钞"，可见张景岳撰著《类经》，采用注释分类之研究模式，乃是得益于晋代皇甫谧撰著的《针灸甲乙经》体现之分类方法，唐代王冰编注《黄帝内经素问》之注释，尤其是元代滑寿选择性分类注释《素问》之实践。有鉴于之前历代医家对《内经》的注释，多为"顺文敷衍"，使得后人学习《内经》仍是"难者不能明，精处不能发"（《类经》自序）。于是，张景岳立志研究注释《内经》，"冀有以发隐就明，转难为易，尽启其秘而公之于人"（《类经》自序），使后学者了然于心，一见便得其原本要义。

张景岳精研探究《内经》，并广泛阅读前贤医家之论著，汇集其精要，认为"唯有尽易旧制，颠倒一番，从类分门，然后附意阐发，庶晰其韫"（《类经》自序），故而采用类分之法，将《素问》《灵枢》两书之全文，根据经文之内容，综合予以分门别类，以类相从，分为摄生、阴阳、藏象、脉色、经络、标本、气味、论治、疾病、针刺、运气、会通，共计 12 类，每类之下又分若干小节，"三百九十条，更益以《图翼》十一卷，《附翼》四卷"。全书共 360 余节，按标题的性质，将有关原文依次列于之后，然后详加注释。由于编写内容以类相从，即"以《灵枢》启《素问》之微，《素问》发《灵枢》之秘"（《类经》自序）。因其将《素问》和《灵枢》之经文合而分类，再以两书之经文对照，并参以《难经》之原文进行注释与阐发，故而名为《类经》。

例如，《类经·十四卷·疾病类·邪盛则实精夺则虚》论述虚实之概念，以《素问·通评虚实论》之经文为题，开宗明义："邪气盛则实，精气夺则虚"。进而注释：邪气有微甚，故邪盛则实；正气有强弱，故精夺则虚。解释"夺，失也"，列"愚按"阐发张景岳之见解，明示邪气盛则实，精气夺则虚，"二句为病治之大纲"，认为"其辞似显，其义甚微，最当详辨"。其后结合临床诊治，阐发其义及应用，指出"实言邪气，实宜泻也；虚言正气，虚宜补也"。明示邪正相搏而为病，则邪实正虚，皆可言之。主泻，乃邪盛则实，故而当泻；主补，乃精夺则虚，故而当补，批评时医不能明察。故张景岳将其解析为四方面，"孰缓孰急，其有其无"，明析所谓缓急，"察虚实之缓急"，若无虚，则急在邪气，若去之不速，留则生变；若多虚，则急在正气，若培之不早，则临期无济。微虚微实，亦治其实，可驱除之。甚虚甚实，则所畏在虚。若二虚一实者兼其实，开其一面；二实一虚，则兼其虚，防生不测。认为实而误补，固必增邪，犹可解救，然其祸小；若虚而误攻，真气忽去，莫可挽回，其则祸大。告诫"此虚实之缓急，不可不察"。所谓有无，乃"察邪气之有无"，凡风、寒、暑、湿、火、燥，皆能为邪，邪之在表在里，在腑在脏，必有所居，"求得其本则直取之"，此所谓有，有则邪之实；若无六气之邪，而病出三阴，则惟情欲以伤内，劳倦以伤外，此所谓无，"无则病在元气"。

又如，《类经·十四卷·疾病类·五实五虚死》以《素问·玉机真脏论》为依据，以"五实五虚死"为主题展开阐发，其援引经文进而注释，五实者，五脏之实；五虚者，五脏之虚，故明示"邪无不足，正无有余，实有假实，虚则真虚"。指出实者，为邪气盛实。脉盛，乃心所主；皮热，乃肺所主；腹胀，乃脾所主；前后不通，乃肾开窍于二阴；闷瞀，肝脉贯膈，气逆于中。虚者，为正气虚。关于五虚之预后"浆粥入胃，泄注止，则虚者活",阐释其机理,治之若能使浆粥入胃,则脾渐苏,泄注止,则肾渐固,根本气回,故虚者活。五实之预后为"身汗得后利,则实者活",究其机理,"得身汗则表邪解,得后利则里邪除",此乃"内外通和",故实者活。并进一步阐发,凡治实之法,外有余可散其表,内有余可攻其里,气有余可行其滞,血有余可逐其瘀。"虚损之治,在法有未尽者,不得不详其要",明示人之虚损,有先天不足,有后天不足,"先天者由于禀受,宜倍加谨慎",急以后天人事培补之,庶可延年;后天者由于劳伤,宜速知警省,"以情性、药食调摄之"。凡劳伤之辨,劳者劳其神气,伤者伤其形体。如喜、怒、思虑则伤心,忧思、悲哀则伤肺,是皆劳其神气;饮食失度则伤脾,起居不慎则伤肝,色欲纵肆则伤肾,是皆伤其形体。凡损其肺则伤其气,为皮焦而毛悴;损其心则伤其神,为血脉少,而不营于脏腑,此乃自上而伤。损其肝者伤其筋,为筋缓不能自收持;损其肾者伤其精,为骨髓消减,痿弱不能起,此乃自下而伤。损其脾则伤其仓廪之本,为饮食不为肌肤,此乃自中而伤。其后,结合临床治疗,联系《难经》所论"治损之法",即损其肺者益其气,损其心者调其营卫,损其脾者调其饮食,适其寒温,损其肝者缓其中,损其肾者益其精。并明示"但当详辨阴阳,则虚损之治无余义",如水亏乃阴虚,治宜大补真阴,切不可再伐阳气;火虚乃阳虚,治宜大补元阳,切不可再伤阴气。明言治虚之要,"凡阴虚多热者,最嫌辛燥,恐助阳邪,尤忌苦寒,恐伐生阳",唯喜"纯甘壮水之剂,补阴以配阳";阳虚多寒,最嫌凉润,恐助阴邪,尤忌辛散,恐伤阴气,治宜"甘温益火之品,补阳以配阴"。气虚治宜补其上,精虚治宜补其下,阳虚者宜补而兼暖,阴虚者宜补而兼清,此固阴阳之辨治也。其有气因精而虚者,自当补精以化气;精因气而虚,自当补气以生精,此又"阴阳相济"之妙用,故提出"善补阳者,必于阴中求阳,则阳得阴助而生化无穷;善补阴者,必于阳中求阴,则阴得阳升而泉源不竭"。认为以精气分阴阳,则阴阳不可离；以寒热分阴阳，则阴阳不可混。此论亦为后世所推崇，成为阴阳相济之治的临床明言，得以恪守与流传至今。

2. 师古而不泥，相从独出杼机

将《类经》对照《素问》《灵枢》的经文，可见张景岳类分研究《内经》的特点有以下三方面。第一，《类经》对《灵枢》和《素问》分类，采用的是全文类编的方式，即将《内经》经文全部收录，然后重新分类编注，故而有效保证《类经》体现《内经》内容的完整性。第二，张景岳分类重编，有的篇章将《内经》的整篇原文编入《类经》，其中包括《素问》34篇，《灵枢》49篇。对整篇编入的篇文，多另立篇名，不用其原篇名，在篇名之后，附有该篇在《内经》的原篇名，即经文的出处。从其目录可见，有的地方是一篇文章的内容，类分为若干篇，如《素问》共有24篇原文，被分成78个完整的单篇；《灵枢》共有16篇原文，被分为41个完整的单篇。第三，《内经》中有一部分经文内容，在《类经》中被分成独立的一篇或数篇，而另外一部分经文，则与《内经》的其他篇章的经文合为一篇。其中《素问》经文类分形成的单篇有90篇，《灵枢》经文类分所形成的单篇有26篇，亦有《内经》数节合为一篇的情况。总体而言，《类经》类分形成的内容，由《内经》一篇经文分成几个完整的单篇，以及整篇编入者占多数，而数节经文相合形成篇者占少数。据此可见，《类经》虽对《内经》经文原来的排序进行了分类调整，但多数内容保持了经文的相对完整性。此外，《内经》原文因其类分而失去原貌，故张景岳于诸篇之前与诸条之下，均一一注明原篇名，以备查考。其"以类相从"的编撰注释，使《内经》的学术理论体系较原编更为条理清晰，更加系统化，是现存分类注释研究《内经》最为完整、最具影响的著作，对研究中医学理论具有重要参考价值。

《类经》的分类方法，与元代滑寿的《读素问钞》有些相似之处，例如《读素问钞》分为 12 类，《类经》亦分为 12 类，除与《读素问钞》相同的藏象、摄生、论治、针刺、阴阳、标本、运气 7 类外，经络、脉色、疾病及汇通 4 类，与《读素问钞》的经度、脉候、色诊、病能、汇萃 5 类基本一致。又如，《读素问钞》各类中所收录的《素问》经文，也多被收录在《类经》相同，或相近的类别之中。《读素问钞》与《类经》二书，均对其所引录的经文标明出处。每类中分为若干节，既有取《内经》中的一篇分为数节，又有节录两篇中的部分经文合为一节。参看《类经》序，再结合《类经》《读素问钞》两书的对比，可见张景岳在类编《内经》时，深受滑寿《读素问钞》分类思路的影响，抑或吸取了滑寿的研究成果。然而，二书亦有不同，一是《读素问钞》与《类经》中每类的秩序不同，如《类经》首列摄生类，其后依次为阴阳、藏象、脉色、经络、标本、气味、论治、疾病、针刺、运气、汇通等，而滑寿首列藏象类，其后依次是经度、脉候、病能、摄生、论治、色诊、针刺、阴阳、标本、运气、汇萃；二是《类经》每类所分的各篇中均有篇题，而《读素问钞》则没有；三是《类经》汇通类所收录的经文是前 11 类中出现过的经文的重新摘要归类，而《读素问钞》中的汇萃类则是前 11 类未出现过而不便归类之经文；四是有部分经文的归类二者有不同；五是从经文来看，《类经》是对《素问》《灵枢》全部经文分类注释，而《读素问钞》乃是选取《素问》经文，研究对象为《素问》以选择性分类研究为法。不言而喻，《类经》乃是在继承《读素问钞》分类研究模式的基础上，又有所更新与发展。张景岳的全部分类注释，有益于《黄帝内经》理论体系的研究。《类经》的注文，内容包括校勘与注释，校勘的内容，涉及误文、脱文、异文、存疑、移次等多种；注释主要包括释词、注音、释通文、释文句、释天文气象、提示要点，以及串讲文义，阐发医理等内容。

此外，《类经》成书之后，张景岳再编撰《类经图翼》和《类经附翼》，对《类经》中意义较深，言而未尽之处，加图以详解，再附翼加以说明，以补《类经》撰著之未逮。其中，《类经图翼》用图表方式以辅助《类经》注文之不足，故而名"图翼"；《类经附翼》主要讲解易理，以及古代音学等与医学理论的关系，纵观本书内容，涉及面广泛，反映了张景岳的丰富学识，即于医之外，对象数、律吕等学科均有造诣。诚如《类经图翼》序所云："余因醉心有年，遂通为类注并图翼、附翼等义，虽辞多烦赘，俚鄙不文，盖亦虑初学之难明，而求悉于理耳。"进而指出："医者意也，意思精详则得之。余曰：医者理也，理透心明斯至矣……必须明理；欲明于理，必须求经；经理明而后博采名家，广资意见，其有不通神入圣者，未之有也。"阐发欲明于医理，首必求之于经典，并博采诸家之长，融会贯通，乃得其真谛，此亦反映了张景岳的治学与学术思想。

（二）阐释易医同源

中医学和哲学有着密不可分的关系，从中国古代哲学发生、发展的历史和对中医学的影响来考察，在历史发展长河中，从《周易》先秦诸子，到宋明理学，几乎历代重要的哲学流派及其著作，均对中医学产生过不同程度的影响。基于中国古代哲学思想的深刻影响，张景岳对于易学的理解与造诣，其学术思想及医学成就，与其善于运用易学原理和思维方法密不可分，其著述中贯穿着丰富的易学思想，亦可谓医家阐述和运用易学之典范。例如，《类经附翼·一卷·医易》描述，张景岳曾闻孙思邈曰"不知易，不足以言太医"，每暗自疑惑，其谓易之为书，在于开物成务，以知来藏往；而医之为道，则在于调元赞化，以起死回生，救治生命，其意似殊，其用亦似异。且医理有《黄帝内经》指引，何必借助于易学，岂不是舍近求远，至其年逾不惑，则茅塞顿开，乃知"天地之道，以阴阳二气而造化万物；人生之理，以阴阳二气而长养百骸"。从张景岳早年对易学与医理关系的疑惑，到其晚年的理性顿悟，表述了其对易医同理的认识历程。

1. 易具阴阳动静，涵易与医理

《类经附翼·一卷·医易》云"易者，易也，具阴阳动静之妙"，推而广之，提出"医者，意也，合阴阳消长之机"，认为二者具有异曲同工之妙，虽阴阳学说已于《内经》有详细论述，然其变化则莫大乎《周易》。故言天人一理，一此阴阳，认为医易同源，同此变化，岂非医易相通，理无二致，可以医而不知易。故而其谨撷易理之精义，以资医学治变通，基于"易有太极，是生两仪，而两仪生四象，四象生八卦"，于是"近取诸身，远取诸物"，做八卦以通神明之德，以顺性命之理，且八卦成列，象在其中。而人乃万物之灵，故得天地之中和，参乾坤之化育。诸如四象以应天，四体以应地；天地之合辟，即人身之呼吸；昼夜之潮汐，即人身之脉息等，其理不乏相通之处。

随之，论述易之内涵，援引人体之生理。《类经附翼·一卷·医易》指出"易道无穷，而万生于一"，然一分为二，二分为四，四分为八，虽其变化多端，而交感之妙，化生之机，故万物之数，皆从此演化而出。详而言之，一是所谓一者，乃易有太极。太极本无极，无极即太极，象数未形，而其理已具，乃万物所生之化原，故云"医而明此，乃知生生化化，皆有所原"。二是所谓一分为二，是生两仪，太极动而生阳，静而生阴；阳为阴之偶，阴为阳之基；以体而言为天地，以用而言为乾坤，以道而言则为阴阳；一动一静，互为其根，分阴分阳，两仪则立，"医而明此，乃知阴阳气血"，得知人身之形体气质，可得知其禀赋之刚柔。三是所谓二分为四者，两仪生四象。谓动之始则阳生，动之极则阴生；静之始则柔生，静之极则刚生。其援引太少阴阳，为天四象；太少刚柔，为地四体，明示"医而明此，乃知阳中有阴，阴中有阳"，则凡人之似阳非阳、似阴非阴，可以知其真假逆顺，而察其互藏之幽显。四是所谓四分为八，四象生八卦。伏羲八卦，分阴阳之体象；文王八卦，则明五行之精微。"医而明此，方知阴阳之中，复有阴阳"，同理，刚柔之中，复有刚柔。故而人之性理神机，形情病治之理，可因之以得其纲领，会通其变化之多端。

2. 析医易相通，明易藏医理

关于医易之理的相通与互参，《类经附翼·一卷·医易》进行阐发。其一，春生夏长，秋收冬藏之理。纵观之，则象在初爻，其干尽于午，坤尽于子，当二至之令，为天地之中而左右以判，则左主升而右主降，升则阳居东南，主春夏之发生，以应人之渐长；降则阴居西北，主秋冬之收敛，以应人之渐消，此乃从阴阳之气的升降，说明春生夏长，秋收冬藏之理。其二，示人天人合一之妙。横观之，则象在二爻，其离尽于卯，坎尽于酉，当二分之中，为阴阳之半而上下以分。上为阳而下为阴，阳则日出于卯，以应昼之为寤；阴则日入于酉，以应夜之寐。即此一图，以示人天人合一之妙，运气之理，则亦涵盖其中。其三，阐释营卫周流，经络表里。以爻象言之，则天地之道，以六为节，三才而两，是为六爻，六奇六偶，是为十二。故天有十二月，人有十二脏；天有十二会，人有十二经；天有十二辰，人有十二节。知乎此，则营卫之周流，经络之表里，象在其中。其四，阐释动静刚柔及论治。以动静言之，则阳主乎动，阴主乎静；天圆而动，地方而静；静者动之基，动者静之机。故而刚柔推荡，展示易之动静；阴阳升降，乃气之动静；形气消息，则物之动静；昼夜兴寝，乃人身之动静。故欲详动静，当精察阴阳，动极者镇之以静；同理，阴亢者胜之以阳，治病切脉遣药，当识动中有静；诊察声色气味，当知柔里藏刚。若知刚柔动静之精微，"而医中运用之玄妙，思过其半矣"。其五，以释升降之机理。阳主乎升，阴主乎降，故"死生之机，升降而已"，且明示此中有肯綮，最在形情气味，欲明其消长之道，则求诸于此而得之。其六，亦言变化之机。以变化言之，则物生谓之化，物极谓之变，阴可变为阳，阳可变为阴，此论亦涉及物之变化，与阴阳转化之理。举例寒热温凉之阴阳属性，与物之消长，故阳始则温，阳极则热；阴始则凉，阴极则寒。温则生物，热则长物，凉则收物，寒则杀物，乃变化盛之机理。以常变言之，则常易不易，太极之理；变易常易，则造化之机。常易不变，而能应变，则是"常者易之体，变者易之用"，从体用的角度进行阐释，乃为古今不易易之体，随时变易易之用。

3. 易具医之理，医得易之用

《类经附翼·一卷·医易》认为，由是以推，则属阴属阳，乃禀受之常；推而广之，或寒或热，乃病生之变化。其一，从脉而言，其大或小，乃脉赋之常；其忽浮忽沉，乃脉应之变。其二，恒劳与恒逸，乃居处之常，乍荣乍辱，则盛衰之变。人体瘦肥无改，乃体貌之常；其声色顿异，乃形容之变。故而"常者易以知，变者应难识"，宜仰观俯察，远求近取，体会其常，通达其变。其二，以死生言之，则人受天地之气以生，聚则为生，散则为死。故气之为物，聚而有形；物之为气，则散归无象。联系临床症状，是以阳证多语，阴证无声等。其三，以疾病言之，则泰为上下之交通，举例以卦象推测疾病证候，如"既济为心肾相谐，未济为阴阳各别"。既济卦为坎离水火相交之象，坎中之阳与离中之火相会，比之脏腑，则为心肾水火相交，乃和谐之象。若火上炎而水下流，则为心肾失交，坎离未济之象，故云"欲该医易，理只阴阳"。天下之万声，出于一阖一辟；天下之万象，出于一方一圆。然其变化多端，总不出于一与二，即医易之机，阴阳之理。明示"此诚医学之纲领，生命之枢机"，明示"易之为书，一言一字，皆藏医学之指南"，其虽不言医，而意尽其中。故天之变化，观易可见；人之情状，于象可验之；病之阴阳，则有法可按。进而指出"易具医之理，医得易之用"，设能兼而有之，临证则为虚为实、为寒为热者，刚为柔、动为静皆易之，又如高下升降，表里浮沉，缓急先后，逆顺假真。故"用易者所用在变，用医者所用在宜"，而真知医易之要，得诸易即得其变，即得诸医即得其宜，此乃医易之门径。

此外，战国时期，《易传·系辞上》提出"易有太极，是生两仪，两仪生四象，四象生八卦"，首次提出"太极"作为宇宙的本原，奠定了理学宇宙论的基础。张景岳熟知《太极图说》，在《类经图翼》中，参照宋代周敦颐的《太极图》，画有太虚图和阴阳图，并作《类经图翼·一卷·运气上·太极图论》与《类经图翼·一卷·运气上·阴阳体象》。其进行医学研究时，巧妙地借鉴《太极图说》的宇宙生成模式，以构建人体生命模式。从太极图的阐释，亦生动地明示了医与易的原理及运用。如《类经图翼·一卷·运气上·太极图论》认为，太虚，即太极，太极本无极，故而曰太虚。援引《素问·天元纪大论》"太虚廖廓，肇基化元"，弥漫无形、寥廓无际的气，是化生宇宙及万物的本原，故太极乃天地万物之始。参照老子、孔子、邵雍等言，认为易有太极，是生两仪。由是观之，则太虚之初，廓然无象，自无而逐渐变化为有，生化乃起始，化生于一，是故名为太极，太极动静而从阴阳分。故天地动静便是阴阳，阴阳变化便是太极之理。参考宋代理学家朱熹之言，太极分开，乃是两个阴阳，阴气流行则为阳，阳气凝聚则为阴，阴阳消长进退，而有千变万化，故太极，抑或变化之理而已。举例清阳为天，浊阴为地，其动静有机，阴阳有变。由此而有五行之分，气候等演变。万物而有死有生，造化之流行不息；因此有升有降，气运之消长无端。故云"体象有常者可知，变化无穷者莫测"。浑然太极之理，无所不在。可见其论述"太极"，主旨在于研求生命运动变化的规律。此"实医道开卷第一义"，以彰显其义，亦明示学人首当悉心探究之。

（三）明辨阴阳体用

1. 阴阳二气，气和生物

关于阴阳之概念，张景岳援引《素问·阴阳应象大论》曰："阴阳者，天地之道也，万物之纪纲，变化之父母，生杀之本始，神明之府。"阐释阴阳乃天地之规律，是把握万物之纲领，亦是万物变化消长之根源。《类经图翼·一卷·运气上·阴阳体象》进而明示"凡万物化生，总由二气"，此乃阴阳概念与作用特点之阐述。一是以阴阳区分而言，如得乾道，于人为男，于物为牡，皆属于阳；相对而言，得坤道者，于人为女，于物为牝，则属于阴。二是从动静表述阴阳，则乾类属阳者多动，而坤类属阴者多静。三是论及阴阳关系，强调"气得中和"，乃阴阳协调至关重要。至若奇偶相衔，互藏其宅，则阴阳互根互用，相反相成。指出"阴无阳不生，阳无阴不成"，而阴阳之气，本同一体。四是言及阴阳之中，又可再分阴阳。故有变化之征象则有相应之原理，有其理则有其功用，明示"体用一原，显微无间，得其理，则象可得而推"。

张景岳《类经附翼·三卷·求正录·大宝论》提出，为人不可不知医，以性命至关重要，而性命之所系，为阴与阳，提出阴阳之不可不论。言及阴阳之体用与其化，以乾坤二卦，比喻阴阳之体；以水火，比拟阴阳之用，以形体与气化之关系，描述阴阳之化生。继而提出，以寒热言，则热为阳，寒为阴。若论阴阳生化之机，"则阳先阴后，阳施阴受"。同时，基于《素问·生气通天论》所云"阴平阳秘，精神乃治；阴阳离决，精气乃绝"，突出阴阳平秘，即阴阳协调的意义，《类经附翼·三卷·求正录·大宝论》指出"阴阳二气，最不宜偏"，认为阴阳"不偏则气和而生物，偏则气乖而杀物"。转而批评朱丹溪，其引日月之盈亏，以为"阳常有余，阴常不足"，立补阴、大补等丸剂，以黄柏、知母为神丹，引导家传户用，批评其危害甚大。

2. 造化之原，在于阳气

《类经附翼·三卷·求正录·大宝论》专论阴阳，指出人之发育期，天癸之未至，本由乎气；随衰老之征兆出现，若四十二阴气之自半，亦由乎气。提示形体虽属于阴，而气则仍从属于阳。明言"夫阴以阳为主，所关于造化之原"，而为性命之本，进而从三方面阐发其意，"一曰形气之辨，二曰寒热之辨，三曰水火之辨"。首先，形气者，乃阳化气，阴成形，在此形本属阴，而凡通体之温，皆阳气之功用，且人之生命活动，乃阳气之温煦推动；其次，从人体之五官、五脏功能而言，亦离不开阳气。并言及人既死，则身冷如冰，神志及感觉丧失，虽形固存，而气则消失，此以阳脱在前，而阴留在后，乃形气阴阳之辨，此非阴多于阳。言及寒热，热为阳，寒为阴；春夏之暖为阳，秋冬之冷为阴。故而当长夏之暑，外环境炎热如火炉，其时则草木昆虫，咸苦熬煎炙；然其愈热则愈繁殖，不热则不会如此旺盛。及至一夕风霜，则僵枯遍野。乃是热能生物，而过热则病；寒无生意，而过寒则伐尽生机。其意在于明示，热无伤而寒可畏，以此为寒热阴阳之辨。再者，水为阴，火为阳，造化之权，全在水火，而水火之象有四，即太少阴阳之说。则日为太阳，火为少阳，水为太阴，月为少阴，此乃四象之真形。转而批评朱丹溪，其未知此等阴阳之大义，故而其引日月盈亏，以证阴阳之虚实，亦岂知水大于月，独不顾虑阳之不足，阴之太过。

3. 生化之权，皆由阳气

《类经附翼·三卷·求正录·大宝论》认为，故唯有真阳之火，乃能生物；若燎原过盛之火，但能焦物损物。可见水之所以生，水之所以行，依赖阳之温煦气化，明示"此水中有阳耳，非水即为阳"。故而提出"生化之权，皆由阳气"，又批评言阳有余之论，故云：其作大宝论，正因为此。唯恐有人不悟，其意"总欲辨明阳非有余，不可阔顾之义"。指出阳主生，阴主杀，凡阳气不充，则生意不广，而况于无阳。故而明示，阳唯畏其衰，阴唯畏其盛，非阴能自盛，乃阳衰则阴相对而盛。凡万物之生由乎阳，万物之死亦由乎阳，非阳能死物也，阳来则生，阳去则死。

其援引《素问·生气通天论》所云"凡阴阳之要，阳密乃固"，认为此言阴之所恃，唯以阳为主。又援引该篇经文："阳气者若天与日，失其所则折寿而不彰，故天运当以日光明"。指出此言天之运，亦人之命，生命之根本，总在于阳气。其有言"人是小乾坤，得阳则生，失阳则死"。认为阳衰，即亡阳之渐；若恃强，即致衰之兆。由此言之，可见"天之大宝，只此一丸红日；人之大宝，只此一息真阳"。驳斥谓阳常有余，而欲以苦寒之物，伐此阳气之弊端。

《类经附翼·三卷·求正录·真阴论》亦云，"凡物之死生，本由阳气"，张景岳进而思考，当时人之病阴虚者十常八九，其原因何在。转而从阴阳互根，明示"此一阴字，正阳气之根"，剖析"阴不可以无阳，非气无以生形也；阳不可以无阴，非形无以载气"。故从阴阳之互根互用而言，提示"物之生也生于阳，物之成也成于阴"。认为欲知所以死生，当察乎阳；而察阳，乃察其衰与不衰，此为保生之要法。感慨而言，稽之前辈，殊有误者，乃不识真阴之面目，转而谴责自刘完素主火之说盛行，而朱丹溪以寒苦为补阴，而举世宗之，莫能禁止。推测其原因，盖以热证表现明显，人多易见，而寒证隐微，人多不知，且于虚火之间，临证尤为难辨。亦孰知实热为病，其十中不过三四；而虚火为病，则十中尝见六七。在此，亦可领会张景岳对于滥用苦寒弊端之斥责。

4. 真阴亏损，虚火内生

《类经附翼·三卷·求正录·真阴论》指出，凡物之死生，本由阳气，非气无以生形，而"阳不可以无阴"，非形无以载。"虚火者，真阴之亏也，真阴不足"，又岂苦劣难堪之物，所能填补，提出药物的沉寒之性，绝无生意，非但不能补阴，抑且善败其真火，若屡用之，多令人精寒无子，且未有不暗损寿元。举例曾见"长寿之人，无不慎节生冷，所以得全阳气"。即使有老人，亦喜凉者，正以其元阳本足，故而能受寒，但非寒凉使之长寿。继而，张景岳评论，自其有知以来，目睹苦寒之害人，已不可胜纪，针对苦寒泻火盛行之时弊，阐发自己的见解。

继之，详论真阴之象、真阴之脏、真阴之用、真阴之病、真阴之治等，以阐释其内涵。一是真阴之象，犹如家宅与器具，比喻无家宅则财必散；所贵乎器具，无器具则物必毁。从阴阳之关联，明析"此阴以阳为主，阳以阴为根"，提出临证观形质，即真阴之伤与不伤，此真阴之象。二是真阴之脏。征引《素问·上古天真论》所言"肾者主水，受五脏六腑之精而藏之"，故云五液皆归于精，而五精皆统于肾，肾有精室，是为命门，即真阴之腑，精藏于此，而此精即阴中之水，气化于此，而气即阴中之火。提出"命门居两肾之中，即人身之太极"，由太极以生两仪，"而水火具焉"，此乃真阴之脏。三是真阴之用，认为"真阴之用者，凡水火之功，缺一不可"，此乃提出命门水火之论。再者，阐释命门之火，谓之元气；命门之水，谓之元精。因此，五液充盛，则形体赖而强壮。明示此虽云肾之伎巧，而实皆真阴之用，不可不察。四是真阴之病。"凡阴气本无有余，阴病唯皆为不足"，而水亏其源，则阴虚之病叠出，凡此之类，有属无根之火，有因火不归原，是皆阴不足以配阳，病在阴中之水匮乏，即如阴胜于下，原非阴盛，以命门之火衰；阳胜于标，原非阳盛，则内为命门之水亏，总皆为阴虚之病。四是真阴之治，认为凡乱有所由起，病有所由生，"无火无水，皆在命门"，认为总曰阴虚之病，不可不察。故治病必当求本，乃王冰所谓："壮水之主，以制阳光；益火之源，以消阴翳。"

论及临床调治，张景岳盛赞薛己，认为其独得其妙，举例其常用仲景八味丸，即益火之剂；并陈述钱乙的六味丸，即壮水之剂，联系张景岳自己临床应用，多收奇效，赞叹诚然良药。结合临床实践，张景岳进而指出"真阴既虚，则不宜再泄"，有鉴于上述"二方俱用茯苓泽泻，其渗利太过"，认为即使张仲景的金匮肾气丸，亦为利水而设，虽于大补之中，加此配伍，提出未免减去其补力，而奏功为难。假如阴气虽弱，而未至大伤，或脏气微滞，而兼痰湿水邪，则正宜用此方；若精气大损，年力俱衰，真阴内乏等，即从纯补，犹嫌不足，若加以渗利，如实有渗漏之酒具。故临证当察其微甚缓急，而使用则随其人，方为尽善。

其后，张景岳言及其至中年时期，方悟得补阴之理，因此推展其意，即"用六味之意，而不用六味之方"，临床疗效甚佳。因而创制二归丸方。一是左归丸，方中减去渗利之品，且在熟地黄、山药、山萸肉、龟甲胶等大剂滋阴药中，加入鹿角胶、菟丝子等，使甘温助阳，阴阳相合，蕴含阳中求阴之意，乃"阴得阳升而源泉不竭"。治宜真阴肾水不足，不能滋溉营卫，渐至衰羸，或虚热往来，自汗盗汗，或神不守舍，血不归原，或劳损伤阴，或遗淋不禁，或气虚昏运，或眼花耳聋，或口燥舌干，或腰酸腿软。凡精髓内竭，津液枯涸等证，俱速宜壮水之主，以培左肾之元阴。二是右归丸，在附子、肉桂等辛温助阳药中，加入大补阴精，滋培肾水之熟地黄、山药、枸杞子，附子、肉桂等大辛大热之品补阳而不伤阴，且具阴阳相济，蕴含阴中求阳之功，使阳得阴助，化生无穷。宜治元阳不足，或先天禀衰，或劳伤过度，以致命门火衰，不能生土，而为脾胃虚寒，饮食少进，或呕恶膨胀，或反胃隔塞，或怯寒畏冷，或脐腹多痛，或大便不实，泻利频作，或小便自遗，虚淋寒疝，或肢节痹痛，或寒在下焦，而为水邪浮肿等。若真阳不足，必神疲气怯，或心跳不宁，或四体不收，或眼见邪魔，或阳衰无子等，俱速宜益火之源，以培右肾之元阳。此外，并制有益火之剂右归饮，凡命门之阳衰阴胜，宜用之加减治之；壮水之剂左归饮，凡命门之阴衰阳胜，宜用之加减。

（四）审阴阳六变

临床辨证首重阴阳，最早发端于《内经》之阴阳学说，倡导治病求本之理念，如《素问·阴阳应象大论》云："善诊者，察色按脉先别阴阳，审清浊而知部分，视喘息、听声音而知所苦，观权衡规矩而知病所主。"乃言诊察疾病宜从察色切脉与问诊，首先区分阴阳。张景岳进而拓展《内经》

之旨，如《景岳全书·一卷·传忠录上·明理》指出，阴阳既明，则表与里对，虚与实对，寒与热对，"明此六变，明此阴阳"，则天下之病，则固不能出此八者。此论将《内经》的阴阳学说结合临床应用，创立了八纲辨证，为后世诊病辨证，奠定了深厚的理论基础。而且鉴于此，其云"列门为八，列方亦为八"，提出古有兵法之八门，其有医家之八阵。由一而八之，所以阐释其多样变化，亦所以溯其渊源。故而首言以"明理"为篇名，意在"以统阴阳诸论，详中求备，用帅八门"。其联想用兵系兴亡，而医乃司人性命，亦为后面遣方用药之八略、八阵之论，埋下了值得期待的伏笔。

1. 先审阴阳

《景岳全书·一卷·传忠录上·阴阳篇》指出："凡诊病施治，必须先审阴阳，乃为医道之纲领。"认为阴阳辨析正确，则治疗无谬误。概言"医道虽繁，而可以一言蔽之者，曰阴阳而已"，将辨别阴阳作为诊察之纲领，从而指出证有阴阳，脉有阴阳，药有阴阳。认为以证的辨析而言，则表为阳，里为阴；热为阳，寒为阴；上为阳，下为阴；气为阳，血为阴；动为阳，静为阴；多言者为阳，无声者为阴。同理以推，则喜明者为阳，欲暗者为阴。以脉的辨析而言，则脉浮大滑数，皆属于阳；脉沉微细涩，皆属于阴。以药之作用而言，则升散为阳，敛降为阴；辛热为阳，苦寒为阴；行气分为阳，行血分为阴；性动而走为阳，性静而守为阴，明示"此皆医中之大法"。至于阴中复有阳，阳中复有静，故于疑似之间，当辨识准确。临床治疗时，若阳有余而更施以阳治，则阳愈炽而阴愈消；阳不足而更用阴方，则阴愈盛而阳消减，告诫"设能明彻阴阳，则医理虽玄，思过半矣"。

论及阴阳的关系，直言"天地阴阳之道，本贵和平"，阐述阴阳二者之协调平衡，即和平，乃阴阳之常态。故气令调而万物生化，此则造化生成之理。转而针对时弊，指出自刘完素以暑火立论，而专用寒凉，克伐此阳气，其危害已甚。认为李杲论脾胃之火，必须温养，然而尚未能尽斥偏颇之谬误。而朱丹溪复出，又立阴虚火动之论，其制补阴、大补等丸剂，俱以黄柏、知母为君，则寒凉之弊又复盛行。叹息先受其害，既去而不返，而后习而用之，犹迷而不醒悟。进而，遵循经言"阴盛则阳病，阳盛则阴病。阳胜则热，阴盛则寒"，阐述阴阳偏盛之机理，及阴阳偏盛之寒热表现。继之，拓展论述"阴根于阳，阳根于阴"，阐发阴阳互根之原理，并结合临床从阳以引阴，从阴以引阳，各求其属之机理，形象地表述为"水中取火，火中取水"之意。

此外，《景岳全书·一卷·传忠录上·六变辨》指出"六变者，表里寒热虚实"，明言此"即医中之关键"。故明示此六者，乃各种病证皆宜熟练把握之要义。认为以表里言之，则风、寒、暑、湿、火、燥，皆感于外，则属于表；以里言之，则七情、劳欲、饮食，皆伤于内，故属于内。而寒乃属于阴之类，或为内寒，或为外寒；热乃属于阳之类，或为内热，或为外热。虚则为正气不足，实乃是邪气有余。关于六者之详细阐述，依次分列如下。

2. 辨析表里

《景岳全书·一卷·传忠录上·表证篇》提出"表证者，邪气之自外而入者"。认为凡风、寒、暑、湿、火、燥之邪入侵，皆属于表证，其致病因素皆属外来之邪。邪有阴阳之辨，而所伤亦不同。援引经曰："寒则腠理闭，气不行，故气收矣。炅则腠理开，营卫通，汗大泄，故气泄矣。"以寒则气收，热则气泄之机理为例，表述"此六气阴阳之辨"，并指出六邪之感于外者，"又惟风寒为最"，并明示"邪气在表，必有表证"，故而说明其治，既见表证，则不可攻里。若误攻之，且恐致里虚，邪气乘虚愈陷入里。以十二经脉分阴阳，则六阳属腑为表，六阴属脏为里。足之六经，又以三阳为表，三阴为里。而三阳之经，则又以太阳为阳中之表，少阳为半表半里，邪气三阳传遍而渐入三阴。但三阳之中，则又唯以太阳经，因其包覆肩背，外为周身之纲维，故而凡风寒之伤人，必多自太阳经始。

寒邪在表，以邪闭皮毛，症见身热无汗。寒邪客于经络，邪气乱营气，血脉不利，症见身体疼痛，或拘急而酸。邪气在表，营气为邪所乱，故寒邪在表多恶寒。浮脉本为邪在表，然有寒邪初感之甚，拘束卫气，则脉不能达，可见脉沉而兼紧，临证当"以发热身痛等表证，参合而察之"。若发热之类，本为火证，但当分辨表里，若邪气在表发热，为表热而里无热，此因寒邪所致，治宜解散；邪气在里发热，则里热先甚，而后及于表，此为火证，治宜清凉。若阴虚水亏而为骨蒸夜热，此属虚热，治疗不可以邪热为例，唯有壮水滋阴可治之。此外，湿燥皆有表里，当辨明而治之。若湿在上在外，宜微从汗解；在下在里，则宜分利之；属湿热，宜清宜利；属寒湿，宜补脾温肾；治燥，则当以养营补阴为主。

关于里证的辨析，《景岳全书·一卷·传忠录上·里证篇》指出，里证乃病之在内在脏，凡病自内生，或因七情，或因劳倦，或因饮食所伤，或为酒色所困，皆为里证。若热非在表，故症见身虽微热，而汗出不止，无肢体酸疼拘急，而脉不紧数。若症似外感，不恶寒，而反恶热，又无表证，此乃热盛于内。从其他症状辨析，但凡病表证，而小便清利，知邪未入里；若表证已具，而饮食如故，胸腹无碍，则为病不及里；若腹胀喘满，大便结硬，潮热，脉滑而实，此乃阳明腑实之证，治可下之。若七情内伤，过于喜，伤心而气涣散，心气散，治则收之养之；过于怒，伤肝而气逆，治则平之抑之；过于思，则伤脾而气结，宜温之豁之；过于忧，则伤肺而气沉，治则舒之举之；过于恐，则伤肾而气怯，治则安之壮之。饮食内伤，气滞而积，宜消之逐之；不能运化，乃脾之虚，治宜暖之助之；酒湿伤阴，热而烦满，治则清之泄之；劳倦伤脾，治宜补其中气；色欲伤肾而阳虚无火，治则兼培其气血；阴虚有火，则纯补其真阴。

3. 区别虚实

关于虚证与实证的辨析，《景岳全书·一卷·传忠录上·虚实篇》概括指出，"虚实者，有余不足也"。具体而言，有表里之虚实，有气血之虚实，有脏腑之虚实，有阴阳之虚实。辨析要义在于"外入之病多有余，内出之病多不足"。认为实言邪气实，治则当泻；虚言正气虚，治则当补。凡欲察虚实，为欲知病之根本，确定攻补之宜。故但凡诊病，当先察元气为主，而后求疾病虚实，如脉之有力有神，方为真实证；脉之似有力似有神，而重按无力，便是假实证。

表实者，或为发热，或为身痛，或为恶热掀衣，或为恶寒鼓栗。若寒束于表者无汗，火盛于表则有疮疡。走注而红痛，则知营卫之有热；拘急而酸疼，则知经络之有寒。里实者，或为胀为痛，或为痞为坚，或为闭为结，或为喘为满，或懊恼不宁，或烦躁不眠，或气血积聚，结滞腹中不散，或寒邪热毒深留脏腑之间。

表虚者，或为汗多，或为怯寒，或为目暗羞明，或为耳聋眩晕，或肢体麻木，或不胜劳烦，或毛槁而肌肉瘦削，或面色憔悴。里虚者，或为心怯心慌惊惶，或为神魂之不宁，或为津液之不足，或为饥不能食，或为渴不喜冷，或闻人声而惊。从疼痛辨析，痛之可按为虚，拒按为实。治疗则虚者宜补，实者宜泻。另外，当知实中复有虚，虚中复有实，故每以"至虚有盛候"，则有假实；"大实有羸状"，则有假虚，此不可不辨。诊其左右尺中脉滑而涩，乃为下虚；病者脉微涩短小，亦属下虚。

4. 分清寒热

论及寒证与热证之辨析，《景岳全书·一卷·传忠录上·寒热篇》认为寒热者，乃阴阳之化。"阴不足则阳乘之，其变为热；阳不足则阴乘之，其变为寒"。故而阴胜则阳病，阴胜则为寒；阳胜则阴病，阳胜则为热。热极则生寒，因热之甚；寒极则生热，因寒之甚。阳虚则外寒，而寒必伤阳；

阴虚则内热，而热必伤阴。故火旺之时，则阳有余，而热病生；水旺之令，则阳不足，而寒病起。

热在表，症见发热头痛，丹毒肿痛，不欲盖衣被，或为诸痛疮疡。热在里，症见瞀闷胀满，烦渴喘结，气急喘息，或躁扰狂越。热在上，症见头痛目赤，喉疮牙痛，或诸逆冲上，或喜冷。热在下，症见腰足肿痛，二便秘涩，热痛遗精，或溲混便赤。寒在表，症见憎寒，身冷，或浮肿，四肢寒厥。寒在里，症见冷咽肠鸣，恶心呕吐，心腹疼痛，恶寒喜热。寒在上，症见吞酸，膈噎，饮食不化。寒在下，症见清浊不分，溏泄腹痛，或阳痿，遗尿，或膝寒足冷。临证当以脉证参合察之，真寒之脉，必迟弱无神；真热之脉，必滑实有力。

此外，《景岳全书·一卷·传忠录上·寒热真假篇》亦指出，寒热有真假，其机理为"阴证似阳，阳证似阴"。阴极反见躁热，乃内寒而外热，即真寒假热。阳极反能寒厥，乃内热而外寒，即真热假寒。提示察此类病证之法，"当专以脉之虚实强弱为主"。明示假热，乃水极似火。凡病伤寒，或患杂证，有素禀虚寒，偶感邪气而致，有劳倦过度而致，有过于酒色而致，有过于七情而致，有误服寒凉而致。凡假热之脉，必沉细迟弱，或虽浮大紧数而无力无神。故凡见身热脉数，按之无力，此皆阴盛格阳，即非热。有言假寒，乃火极似水。凡伤寒热甚，失于汗下，致阳邪亢极，郁伏于内，则邪自阳经传入阴分，故症见身热发厥，神气昏沉，或时畏寒，状若阴证。凡真寒本畏寒，而假寒亦畏寒，此乃热深厥亦深，热极而反兼寒化。临证必声壮气粗，形强有力，或唇焦舌黑，口渴饮冷，小便赤涩，大便秘结，或下痢纯清水，而其中仍有燥粪，及矢气极臭，察其六脉必皆沉滑有力，此乃阳证。

（五）设十问，勾勒问诊雏形

问诊，乃中医诊察疾病的主要诊法，而问诊内容的系统阐述，则始于张景岳《景岳全书》概括之"十问"。如《景岳全书·一卷·传忠录上·十问篇》提出，"一问寒热二问汗，三问头身四问便，五问饮食六问胸，七聋八渴俱当辨，九因脉色察阴阳，十从气味章神见"，以通俗易懂之歌诀形式，叙述了临证问诊涵盖的基本内容，强调"上十问者，乃延医之要领，临证之首务"。且将十问与辨析证候之六变相结合，提示"明此十问，则六变具存，而万病形情俱在吾目中"。认为医之为难，难在不识病本，而贻误施治。故学人欲明此道，当先察此要，以定诊察之主张，以为学习诊病之阶梯，然后博览群书，扩充理论知识，乃可避免贻误病情。

1. 一问寒热，二问汗

论及寒热与汗的问诊及临床意义。《景岳全书·一卷·传忠录上·十问篇》指出"问寒热者，问内外之寒热，欲以辨其在表在里"，认为问寒热症状，乃是辨别病在表，或在里的要点。举例描述，人伤于寒则病为热，故病身热脉紧，头疼体痛，拘急无汗，且得于暂，即病程短，则必为外感。究其机理，寒邪在经，邪闭皮毛，所以症见头痛身疼，拘急发热。若素日无疾，而忽见上述脉证，其病多因外感。大概寒邪非素所有，而突然若此表现，此乃表证。若无表证，而身热不解，则多属内伤，然必有内证相应，若合而察之，则自得其真。并认为凡身热经旬，或至月余不解，亦有仍属表证，临床宜注意区别。因初感寒邪，身热头痛，医不能辨析，而误认为火，辄用寒凉，以致邪不能散，或虽经解散而药未及病，留蓄在经，其病必外证多而里证少，此非里，故而治疗仍当解散。

凡内证发热，多属阴虚，或因积热，临证必有内证相应，而其病来也渐。因阴虚必伤精，伤精必关联相应之脏。故其在上而连肺，必见喘急咳嗽；在中而连脾，则妨碍饮食，或生懊恼，躁烦焦渴；在下而连肾，症见精血遗淋，或二便失常，然必倏然往来，时作时止，或兼气怯声微，则多为阴虚证。凡怒气七情伤肝伤脏而为热，总属真阴不足，乃邪火易炽，亦属阴虚病证。凡劳倦伤脾而发热，以脾阴不足，故易伤则热，则病生于肌肉，亦属于阴虚。凡火伤在形体而无涉于真元，则其形气与声色、脉候等，皆有表现，且临床有据可查，此当以实火论治。凡寒证尤明显，或因外寒，阳亏于表，或因内寒，火衰于中。此寒热之在表在里，不可不辨。

关于问汗的分析，《景岳全书·一卷·传忠录上·十问篇》提出"问汗者，亦以察表里也"，认为凡表邪盛，临证必无汗；而有汗，则邪随汗去，已无表邪。故有邪尽而汗，身凉热退，此邪去之征。有邪在经而汗在皮毛，此非真汗。得汗后，邪虽稍减，而未得尽全，犹有余邪，又不可因其汗，而谓其无表邪，临证当参考脉证而详察之。凡温暑等病证，有因邪而作汗，有虽汗而邪未去，皆为表证。总之，表邪未除，在外则连经络，故头身或有疼痛；在内则连脏，故胸膈或生躁烦。故云"在表在里，有证可凭"，或紧或数，有脉可辨，当察其真假虚实，孰微孰甚而治之。但是非全是表证，临证或有阳虚而汗，治疗当实其气；阴虚而汗，治疗当益其精；火盛而汗，凉之自愈；过饮而汗，则清之可宁。进而明示"此汗证之有阴阳表里，不可不察"。

2. 三问头身，四问便

关于头身的问诊，《景岳全书·一卷·传忠录上·十问篇》提出，"问其头可察上下，问其身可察表里"。头痛为邪居阳分；身痛为邪在诸经。其症状之前后左右，可分辨阴阳；有热无热，可分辨内外。若属表邪，治疗可散之而愈。凡火盛于内之头痛，必有内应之症，或在喉口，或在耳目。另无身热恶寒在表等候，此属热盛于上，病在里。察其在何经，治宜清宜降。若用轻扬散剂，则火邪上升，而疼痛愈甚。凡阴虚头痛，发作无时，或因酒色过度，或遇劳苦，逢情欲，其发作加重，此多为里证，治疗宜补。认为凡头痛属里，多因于火，此常见。张景岳举例，亦有阴寒在上，阳虚不能上达而痛甚，其症见恶寒呕恶，六脉沉微，或兼弦细，诸治不效，其以桂枝、附子、人参、熟地黄之类，治之而愈，乃知头痛之有阳虚所致。再者，眩晕或头重，可因之以辨虚实。凡病中之眩晕，多因清阳不升，上虚而致。临证当兼形气，分久暂诊察。至于头重，尤属上虚。又有，但凡"身痛之甚，亦当察其表里以辨寒热"。其若感寒作痛，或上或下，痛无定所，随散而愈，此由表邪所致。若痛有定处，而别无表证，乃多见痛痹之属，邪气虽亦在经，此当以里证视之，但有寒热之不同。若因火盛所致，症见肌肤灼热，或红肿不消，或内生烦渴，必有热证相伴，治宜以清以寒。若并无热候而疼痛不止，多属阴寒，以致血气凝滞，治必温其经，使血气流通，其邪自去。此外，凡劳损病剧，而忽加身痛之甚，此阴虚之极。

论及二便的询问，《景岳全书·一卷·传忠录上·十问篇》指出二便为人身之门户，故而"无论内伤外感，皆当察此，以辨其寒热虚实"。因前阴通膀胱之道，其利与不利，热与不热，可察气化之强弱。后阴开大肠之门，其通与不通，结与不结，可察阳明之实虚，凡大便热结，而腹中坚满，方属有余之征，可通下之；若大便新近得解，而不甚干结，或旬日不解，而全无胀意，便非阳明实邪。若非真有坚燥痞满等，则原非实邪，则不可攻。认为小便但见其黄，有人便谓是火，而不知人逢劳倦，小便亦可黄；泻利不期，小便亦黄；酒色伤阴，小便亦黄。即使非有或淋或痛，热证相兼，不可因黄便谓之火。举例：经曰"中气不足，溲便为之变"（《灵枢·口问篇》），其意可知。若小便清利，知其里邪未甚，而病亦不在气分，以津液由于气化，气病则小便不利也；小便渐利，则气化可知，最为吉兆。明示二便皆主于肾，本为元气之关，"必真见实邪，方可议通议下"，否则最宜详慎，不可误攻。若非真实而妄逐之，损伤元气，则在表之邪反乘虚而深陷，病因内困必由泄而愈亏。故而凡病不足，慎勿强通。

3. 五问饮食，六问胸

言及问饮食《景岳全书·一卷·传忠录上·十问篇》指出，问饮食

"一可察胃口之清浊，二可察脏腑之阴阳"。若病由外感而食不断，知其邪未及脏，而恶食不恶食则可知。病因内伤而饮食有变，宜辨其味有喜恶，而喜冷喜热则可知。若素欲温热，知其宜暖；素好寒冷，知其可清。或口腹之失节制，以致误伤，而一时之权变，则可因以辨，故饮食所当详察，而药饵之宜否，可因之以推。凡诸病得食稍安，多是虚证；得食更甚，或虚或实皆有之，当辨而论治。

论及问胸与腹，《景岳全书·一卷·传忠录上·十问篇》提出，因胸与腹之病极多，难以尽悉，故临证必当问，"为欲辨其有邪无邪，及宜补宜泻"。若胸腹胀满，则不可用补；不胀不满，则不可用攻，此乃治之大法。然痞与满有不同，临证当分轻重。重者，胀塞中满，此为实邪，治疗不得不攻；轻者，但不欲食，不知饥饱，似胀非胀，中空无物，乃为痞气，非真满，此以邪陷胸中有之，或脾虚不运亦有之。不知其辨，但见胃气不开，饮食不进，问之亦有饱闷，而实非真有胀满，此疑在虚实之间。若不察其真确，未免补泻误施，必多致误，则为害不小。欲察其可补不可补之机，则全在先察胸腹之宽痞，然后以渐而进。凡势在危急，难容稍缓，亦必先问其胸宽，乃可骤进。若元气多虚而胸腹又胀，必虚不受补，若强进补剂，非但无益，适以致误治，故而胸腹之不可不察。

4. 七聋八渴，俱当辨

关于耳聋的辨析，《景岳全书·一卷·传忠录上·十问篇》提出，耳虽少阳之经，而实为肾脏之官，又为宗脉之所聚，问之不仅可辨虚实，且可知死生。并强调凡人之久聋，此一经之闭，无足为怪。若是因病而聋，不可不辨。精脱者耳聋，但聋有轻重，轻者病轻，重者病重。若随治渐轻，可察其病之渐退；若进则病亦进；若病至聋极，甚绝然无闻，此诚精脱之证。

论及口渴的问诊，《景岳全书·一卷·传忠录上·十问篇》指出，问渴与不渴"可以察里证之寒热，而虚实之辨，亦从以见"。认为凡内热之甚，则大渴喜冷，而腹坚便结，脉实气壮者，此属阳证。口虽渴而喜热不喜冷，此则非火证，中寒可知。既非火证，何以作渴，则水亏而然。故病患问其渴否，其内无邪火，故不欲喝汤，真阴内亏，故口无津液，此口干，则非口渴，不可将口干作口渴治。举例，阳邪虽盛，而真阴又虚，不可因其火盛喜冷，便云为实热。因其内水不足，欲得外水以济，水涸精亏，真阴枯，必兼脉证细察之。

5. 九因脉色，察阴阳

言及察脉色审阴阳，《景岳全书·一卷·传忠录上·十问篇》有言"病生于内，则脉色必见于外，故凡察病者，须先明脉色"。但脉色之原理，非数言可尽，概括欲得其要，则在于"阴阳虚实四者"。认为脉法之辨，以洪滑为实为阳，微弱者为虚为阴。形色之辨，以红黄者为实热，青黑者为阴寒。总而言之，求脉之道，"当以有力无力辨阴阳，有神无神察虚实"。其和缓，乃元气之来；其强峻，乃邪气之至。病值危险之际，但以此察元气之盛衰，邪正之进退，则死生关系，全在于此。凡欲诊病，既得病因，又当"察脉色，辨声音，参合求之"，则阴阳虚实方有真据，否则得此失彼，以非为是，医家之病，莫此为甚，不可忽视。

6. 十问气味，药性见

关于问气味，《景岳全书·一卷·传忠录上·十问篇》指出，"凡制方用药，乃医家开手作用第一要着"，究其原理，"使不知气味之用，必其药性未精，不能取效"。提示勿谓其浅显易知，而忽略其审察。一是气味有阴阳。阴者降，阳者升；阴者静，阳者动；阴者柔，阳者刚；阴者怯，阳者勇；阴主精，阳主气，皆有其妙用，不可不察。二是气味之升降。升者浮而散，散者沉而利。宜升者勿降，宜降者勿升。三是气味之动静。静者守而动者走，走者可行，守者可安。四是气味之刚柔。柔者纯而缓，刚者躁而急，纯者可和，躁者可劫，非刚不足以去暴，非柔不足以济刚。五是气味有喜恶。有素性之喜恶，有一时之喜恶，喜者相宜，取效尤易，恶者见忌，不必强投，若医患不明，明则治病何难之有。明示辨析药物气味，了解患者其他情况的必要性。

（六）论八略，列新方古方八阵

论及立法遣方用药，因张景岳曾有军旅生涯，精于韬略，故将治病立法喻为谋划战略，而将制方选药比作排兵布阵，如《景岳全书》范序云："医，生道也；兵，杀机也。医以阵名，毋乃不伦乎？不知元气盛而外邪不能攻，亦由壁垒固而侵劫不能犯也。况兵之虚实成败，其机在于俄顷；而医之寒热攻补，其差不容于毫发，孰谓医与兵之不相通哉"，此处将医道与排兵布阵相对比，从元气卫外邪难以入侵，寒热攻补与兵家之战绩，阐明医道治病与用兵实有相通之处，诚可谓用药如用兵，此即张景岳以"阵"名篇之深意。《景岳全书·五十卷·新方八略引》开篇，即阐述立法与制方选药的密切关系，认为用药若不依据方，仅合宜而用，此方可不必有，指出"方以立法，法以制宜，此方之不可无"，故制方之善，在于其与病证相宜，而得其宜之方，则体现规范之治法。然立治法有善与不善，治疗有良莠，故"方之不善者，失其宜也，失其宜者，可为鉴也"。在此剖析了依治法而制方的必要性，与其借鉴作用，因而提出"此方之所不可废者，正欲以启发其人耳"。

张景岳编撰八略，专题论述治则治法，拟八阵，以分列相应方药主治。可谓"创药方，分八阵，曰补，曰和，曰寒，曰热，曰固，曰因，曰攻，曰散，名新方八阵，凡四十卷。集古方，分八阵，名古方八阵，凡八卷"（《景岳全书》全书纪略）。其中，将张景岳自己创制的方剂，"其中有心得焉，有经验焉，有补古之未备"，共186首，亦分为八类，列为"新方八阵"。且每于各阵之下，列出相应之方，主治病证表现，方药的组成，药物用量，相关剂型，使用方法，多附有临证化裁加减，并对相近之方，亦进行比较，解析用方之意，倡"意贵圆通，用嫌执滞"。

此外，鉴于"古方之散列于诸家者，既多且杂，或互见于各门，或彼此之重复，欲通其用，涉猎固难，欲尽收之，徒资莠乱，故采其要，类为八阵，曰补、和、攻、散、寒、热、固、因；八阵之外，复列有妇人、小儿、痘疹、外科之四方。且于诸方之中，仍以类聚，庶乎奇正罗列，缓急并陈，或舍短可以就长，或因此可以校彼，慧眼所及，朗如日星"（《景岳全书·五十二卷·古方八阵·古方总目》）。其选录历代名方、效方共 1516首，别辑妇人、小儿、痘疹、外科等古方 922 首，列为"古方八阵"，意在因古人之绳墨，得资于我之变通。《景岳全书》所论各科病证之列方，亦按照新方、古方八阵之序进行介绍，一脉相承，是书记载的不少方子至今仍是临床常用的名方。本次研究主要以新方八略、新方八阵为例，以探究张景岳立法制方之学术特色。

1. 补略与补阵，补方之制，补其虚

补略与补阵，专论补法与补方。《景岳全书·五十卷·新方八略引·补略》云："补方之制，补其虚也。"认为凡气虚宜补其上，用药以人参、黄芪之属；精虚者宜补其下，用药以熟地黄、枸杞之属；阳虚宜补而兼暖，用药以桂枝、附子、干姜之属；阴虚宜补而兼清，用药以麦冬、芍药、生地黄之属。宜分阴阳气血而辨治，此乃常法。

《景岳全书·五十卷·新方八略引·补略》又曰："有气因精而虚者，自当补精以化气；精因气而虚者，自当补气以生精。"此法之用，尤有妙处。例如《景岳全书·五十一卷·新方八阵·补阵》之举元煎，治气虚下陷致血崩血脱，方中用人参、黄芪、白术、炙甘草等补气以摄血；以升麻升举阳气，使阳升陷举，血循常道。又如，大补元煎，用熟地黄、枸杞、当归、山萸肉、杜仲等以补肾填精，用人参、山药、炙甘草等以健脾益气，使气足则精生。尤其是方中人参与熟地黄同用，且剂量独重，二者互根互用，使精气互根。再如，大营煎，用熟地黄、当归，以补精益血；用杜仲、

牛膝，以补肾强腰壮筋骨，甘草缓急和中；而用肉桂，以温佐润，而使阴药灵动活泼，收阳生阴长，填精益血之功。

《景岳全书·五十卷·新方八略引·补略》指出"故善补阳者，必于阴中求阳，则阳得阴助，而生化无穷""善补阴者，必于阳中求阴，则阴得阳升，而源泉不竭"，此乃阐述阴阳相济之妙用。例如，《景岳全书·五十一卷·新方八阵·补阵》之左归丸善治真阴不足，乃壮水之方，然而内有温阳填精之鹿角胶，乃阳中求阴之意。又如，右归丸善治真阳不足，乃益火之方，而方中配有滋水养阴补血之熟地黄、当归等，乃阴中求阳之妙。故凡阳虚多寒，宜补以甘温，而清润之品则非所宜；阴虚多热，宜补以甘凉，而辛燥之类不可用。提出"知宜知避，则不惟用补"，而八方之制，则可得而贯通。

此外，值得注意的是，《景岳全书·五十一卷·新方八阵·补阵》记载方有29首，尤善用人参与熟地黄。张景岳云"凡诸经之阳气虚者，非人参不可；诸经之阴血虚者，非熟地不可"。如两仪膏，由人参与熟地黄两味组成，治虚在阴分而精不化气者，莫妙于此；大补元煎，乃"回天赞化，救本培元第一要方"，亦以人参、熟地黄为主药，且尤重熟地黄，可见其对于熟地之运用尤有心得，故而张景岳又有"张熟地"之名。此外，张景岳对于熟地黄与当归的配伍应用亦有诸多经验。

2. 和略与和阵，和方之制，和其不和

和略与和阵，专论和法与和方。《景岳全书·五十卷·新方八略引·和略》曰："和方之制，和其不和者也。"可见"和"乃调和之谓，因其不和而和之。故凡病兼虚，补而和之；兼滞，行而和之；兼寒，温而和之；兼热，凉而和之，因而"和之为义广矣"。且犹土兼四气，其于补泻温凉之用，无所不及，故而和"务在调平元气，不失中和之为贵也"（《景岳全书·五十卷·新方八略引·和略》）。

此外，使用和法与和方之时，尤当知宜知忌。故凡阴虚于下而精血亏损者，忌利小水，如四苓、通草汤之属；阴虚于上而肺热干咳，忌用辛燥，如半夏、苍术、细辛、香附、川芎、当归、白术之属；阳虚于上，忌消耗，如陈皮、砂仁、木香、槟榔之属；阳虚于下者，忌沉寒，如黄柏、知母、栀子、木通之属；大便溏泄，忌滑利，如二冬、牛膝、苁蓉、当归、柴胡之属；表邪未解，忌收敛，如五味子、酸枣仁、地榆、文蛤之属；气滞，忌闭塞，如黄芪、白术、薯蓣、甘草之属；经滞，忌寒凝，如麦冬、生地黄、石斛、黄芩、黄连之属。凡邪火在上者不宜升，因火得升而愈炽；沉寒在下者不宜降，因阴被降而愈亡；诸动者不宜再动，如火动者忌温暖，血动者忌辛香，汗动者忌苏散，神动者忌耗伤；诸静者不宜再静，如沉微细弱者脉之静，神昏气怯者阳之静，肌体清寒者表之静，口腹畏寒者里之静，但凡性味之阴柔者，皆所当慎，因其于沉寒更甚。

《景岳全书·五十一卷·新方八阵·和阵》所列方剂药性平和，体现补而和之、温而和之、行而和之、凉而和之等治法。《景岳全书·五十一卷·新方八阵·和阵》记载方有 20 首，其中大多为调和肝脾，健脾和胃，化痰理气之方，从其用药组方可见，其和方之重点在于中焦，可能因其为升降之枢机之故。如金水六君煎治肺肾两虚，阴血不足，内有痰饮，喘咳久延者有良效，方中将当归、熟地黄与二陈汤同用，可互制其弊而各展其长，达不腻滞，不刚燥，既补阴血，又化痰饮之妙用。芍药积术丸，乃是张元素积术丸增味而成，积术丸健脾气消痞满，此方加陈皮、黄老米，乃兼顾及脾胃，加赤芍则是双和气血，达消中有补，补以助消，故而"此方较之积术丸，其效如神"（《景岳全书·五十一卷·新方八阵·和阵》）。

3. 攻略与攻阵，攻方之制，攻其实

攻略与攻阵，专论攻法与攻克之方。《景岳全书·五十卷·新方八略引·攻略》云："攻方之制，攻其实也。"但凡攻气，攻其聚，则聚可散；攻

血，攻其瘀，则瘀可通；攻积，攻其坚，则在脏者可破可培，在经则可针可灸；攻痰，攻其急，若真实暂宜解标，若多虚只宜求本。但诸病之实有微甚，用攻之法宜分轻重。若大实，攻之未及，可以再加；若微实，攻之太过，每因致害，所当谨慎。

从临证病位而言，但凡病在阳，不可攻阴；病在胸，不可攻脏，以免"邪必乘虚内陷"，所谓引贼入寇。若病在阴，勿攻其阳；病在里，勿攻其表，以免"病必因误而甚，所谓自撤藩蔽"。

从用药配伍而言，临证大都治宜用攻，必其邪之甚。其若实邪果甚，自与攻药相宜，不必杂之以补剂。一是"实不嫌攻，若但略加甘滞，便相牵制"。二是"虚不嫌补，若但略加消耗，偏觉相妨"。故而寒实者最不喜清，热实者最不喜暖。然而实而误补，则不过增病，病增尤可解；而虚而误攻，必先脱元，"是皆攻法之要"。其他，如或虚中有实，实中有虚，此又当酌其权宜，不在急宜攻、急宜补者之例。强调指出，凡用攻之法，所以如除凶剪暴，亦犹乱世之兵，必不可无，然而必不得已乃可用之。若临证或有疑，宁加详慎。认为故攻之一法，实自古仁人所深忌，"正恐其成之难，败之易耳"（《景岳全书·五十卷·新方八略引·攻略》）。

在新方八阵中，如攻方、寒方之记录不多，张景岳认为，因古法既多，不必再画蛇添足，"意在冗中求简耳，此制方之意"（《景岳全书·五十卷·新方八略引·攻略》）。《景岳全书·五十五·古方八阵·攻阵》收录方有 113 首，而《景岳全书·五十一卷·新方八阵·攻阵》共记载 6 方，除吐法 1 方外，其余剂型均为丸剂。从其用药可见，其中 5 方均有牙皂角，4方有巴豆，1 方有大黄。主治肠胃胀痛，气积、血积、虫积、食积等病证，乃恪守"攻方之制，攻其实"的原则。

4. 散略与散阵，用散者，散表证

散略与散阵，专论散法与散邪之方。《景岳全书·五十卷·新方八略

引·散略》云"用散者，散表证也"，即散为发散解表之剂。列举张仲景太阳证用麻黄汤，阳明证用升麻葛根汤，少阳证用小柴胡汤。然后指出，后世宗之，而复不能用之，分析其原因，在于不得其意。如麻黄之气峻利而勇，但凡太阳经阴邪在表，寒毒既深，非此不达，故制用此方，而非谓太阳经药必须麻黄。假如以麻黄治阳明、少阳之证，亦寒无不散，但恐其药力太过，必反伤其气。又如，入阳明之升麻、葛根，未有不走太阳、少阳。如少阳之柴胡，亦未有不入太阳、阳明。但用散之法，临证"当知性力缓急，及气味寒温之辨，用得其宜"。再如，从药物作用来看，麻黄、桂枝，峻散；防风、荆芥、紫苏，平散；细辛、白芷、生姜，温散；柴胡、葛根、薄荷，凉散；羌活、苍术，能走经去湿而散；升麻、川芎，能举陷上行而散。可见，药物功效有异，但凡邪浅，忌峻利之属；气弱，忌雄悍之属；热多，忌温燥之属；寒多，忌清凉之属。再者，凡热渴烦躁者喜干葛，而呕恶者忌之；寒热往来者宜柴胡，而泄泻者忌之；寒邪在上者宜升麻、川芎，而内热炎升者忌之，表明"此性用之宜忌，所当辨"。此外，至于"相配之法，则尤当知要"，但凡以平兼清，自成凉散；以平兼暖，亦可温经；宜大温者，以热济热；宜大凉者，以寒济寒。此其运用之权衡进退，自有伸缩之妙。批评胶柱刻舟，乃是不知张仲景之深意。

《景岳全书·五十一卷·新方八阵·散阵》记载方有17首，其中用柴胡的有13方，而以柴胡为方名的方有12方，如一柴胡饮、二柴胡饮、三柴胡饮、四柴胡饮、五柴胡饮、正柴胡饮、柴陈煎、柴芩煎、柴苓饮、柴胡白虎煎、柴葛煎、归柴饮等。张景岳擅用柴胡，认为柴胡性凉，气味俱轻，善泄善散，主治寒邪热未解，寒热往来诸证。如凉散，配黄芩、生地黄、山栀等；温散，配生姜、麻黄、官桂等；若气虚劳倦而感邪，加人参、白术、炙甘草等；产后或血虚而感冒，以柴胡配当归、熟地黄等；阳明温热，表邪不解，以柴胡配石膏、黄芩、麦冬等。

　　此外,《景岳全书·五十一卷·新方八阵·散阵》之大温中饮,乃是温中散寒之方。其用于阳虚伤寒,及四时劳倦寒疫阴暑之气,身虽炽热,时犹畏寒;夏月,亦欲衣披覆盖,或喜热汤,或兼呕恶泄泻,但六脉无力,肩背畏寒,邪气不能外达等症。张景岳认为,此元阳大虚,正不胜邪之候。若非峻补托散,则寒邪日深,必致不救,温中自可散寒,即此方。其体会认为,服后畏寒悉除,觉有躁热,乃阳回佳兆,不可疑之畏之。凡以素禀薄弱之辈,或感阴邪时疫,发热困倦,虽未见如前阴证,而热邪未甚,但于初感时,即速用此饮,无不随药随愈。大温中饮方中,有柴胡、麻黄之散,肉桂、干姜之温,在于鼓舞阳气,解表散寒。而方中用熟地黄、当归,则是基于阳根于阴,汗化于液,补其营血,使云腾致雨,使邪得解。由此反观小柴胡汤用人参,是补气而散邪;此用当归、熟地黄,乃是补血而散,可谓弘扬扶正达邪之旨。

5. 寒略与寒阵,寒方之制,为清火

　　寒略与寒阵,专论清热法与寒凉之方。《景岳全书·五十卷·新方八略引·寒略》云:"寒方之制,为清火也,为除热也。"认为火有阴阳之不同,热分上下。据古方书所载,黄连清心,黄芩清肺,石斛、芍药清脾,龙胆草清肝,黄柏清肾。进而提出"大凡寒凉之物,皆能泻火",临证当分其轻清重浊,性力微甚,用之得其宜则善。若轻清之药,宜以清上,如黄芩、石斛、连翘、天花之属;若重浊之药,宜于清下,如栀子、黄柏、龙胆、滑石之属;若性力之厚,能清大热,如石膏、黄连、芦荟、苦参、山豆根之属;若性力之缓,能清微热,如地骨皮、玄参、贝母、石斛之属;若以攻而用之,去其实郁之热,如大黄、芒硝之属;若以利而用之,去其癃闭之热,如木通、茵陈、猪苓、泽泻之属;若以补而用之,去其阴虚枯燥之热,如生地黄、麦冬、天冬、芍药、梨浆、甘草之属。

　　《景岳全书·五十卷·新方八略引·寒略》指出,然火之甚,在上治宜

重浊；火之微，在下亦治可轻清。宜凉之热，皆属实热，而实热在下，自宜清利；实热在上，则不可升提。究其机理，火本属阳，宜从阴治，从阴者宜降，升则反从其阳。诚如经言，高者抑之，其意义可知。此外，列举李杲有升阳散火之法，此为表邪生热而设，不得与伏火内炎并论。

《景岳全书·五十一卷·新方八阵·寒阵》记载方有20首。其制方用药，遵循分清热之虚实与病位等法则，着意用清热药的同时，重视保存阴液，临证每多酌加熟地黄、石斛、麦冬、生地黄、知母之类，以滋阴清热。究其机理，因火热易伤阴耗液，致阴虚火炎。如《景岳全书·五十一卷·新方八阵·寒阵》介绍玉女煎，善治水亏火盛，六脉浮洪滑大，少阴不足，阳明有余，烦热干渴，头痛口干，牙龈肿痛，方中以生石膏，清阳明之有余；以熟地补少阴之不足；以麦冬、知母滋阴清热，以牛膝之下降，使火不上炎，此方至今仍为临床常用。如火之盛极者，加栀子、地骨皮之属；如多汗多渴，加北五味；如小水不利，火不能降，加泽泻，或茯苓。若大便溏泄者，则乃非所宜。

6. 热略与热阵，热方之制，为除寒

热略与热阵，专论温热法与除寒之方。《景岳全书·五十卷·新方八略引·热略》曰："热方之制，为除寒也。"具体而言，寒之为病，有寒邪犯于肌表，有生冷伤于脾胃，有阴寒中于脏腑，此皆外来之寒，去所从来，则其治，此乃众人所易知。至于人身本来之寒，其生于无形之间，初无所感，亦莫测其因，而人之病此者最多，而知此者则最少。观朱丹溪所论"气有余便是火"，张景岳续之又曰，"气不足便是寒"。究其缘由，或因禀受，或因丧败，以致阳气不足，则多见寒从中生，而致阳衰之病。况且庸医多有不识，每以假热为真火。认为唯以高明见道之士，常以阳衰根本为忧，此乃热方之不可不预知。

言及温热之法，列举诸药作用有不同特色，如干姜能温中，亦能散

表，呕恶无汗则宜之；肉桂能行血，善达四肢，血滞多痛宜之；吴茱萸善暖下焦，腹痛泄泻极妙；肉豆蔻可温脾肾，飧泄滑利者最奇；胡椒温胃和中；丁香止呕行气；补骨脂性降而散闭，故能纳气定喘，止带治泄泻；制附子性行如酒，故散行而无处不到，能救急回阳。至于半夏、南星、细辛、乌药、良姜、香附、木香、茴香、仙茅、巴戟之属，皆性温，当辨析。然用温热之法，尚有其机要，以散兼温，散寒邪；以行兼温，行寒滞；以补兼温，补虚寒也。但多汗者忌姜，因姜能散；失血者忌桂枝，因桂枝温散易动血；气短气怯者忌故纸，因故纸降气。但凡气香者，皆不利于气虚证，以其易伤气；味辛者，多不利于出血证，所当慎其辛散。至于附子之辨，凡今之用，必待势不可为，不得已而后用之，且不知回阳之功，当用于阳气将去之际，便当渐用，以望挽回其阳。若用于既去之后，则死灰不可复燃。但附子性悍，独任为难，必得大甘之品如人参、熟地黄、炙甘草之类，皆足以制其刚，而济其勇，以补倍之，则无往不利。

《景岳全书·五十一卷·新方八阵·热阵》记载方有 25 首，其中用干姜的有 21 方，其善用干姜之特色，由此可见一斑。如五君子煎，是四君子汤加干姜；六味异功散，是异功散加干姜。张景岳又指出"多汗者忌姜"，因姜善发散；肉桂温补命门，为引火归原之要药，入血分，用于多种沉寒阴冷之病证。但"失血者忌桂"，因桂枝能动血。再者，附子有回阳之功，但其性刚悍，必须得人参、熟地黄、甘草等大甘之品，制其刚而济其勇。如四味回阳饮，用于回阳救逆，其药物组成，除附子、干姜外，配以人参、甘草。而六味回阳饮，则是再加熟地黄、当归，用于阴阳将脱。在热阵方中，约半数配用熟地黄或当归，亦体现了阴阳互根理论的应用。

7. 固略与固阵，固方之制，固其泄

固略与固阵，专论固法与固泄之方。《景岳全书·五十卷·新方八略引·固略》曰："固方之制，固其泄也。"临证如久嗽为喘，而气泄于上，宜

固其肺；久遗成淋，而精脱于下，则宜固其肾。小便不禁，宜固其膀胱；大便不禁，宜固其肠脏；汗泄不止，宜固其皮毛；血泄不止，宜固其营卫。凡因寒而泄，当固之以热；因热而泄，当固之以寒。总之，要义为"在上者在表者，皆宜固气，气主在肺也；在下者在里者，皆宜固精，精主在肾也"。然而"虚者可固，实者不可固；久者可固，暴者不可固"，临证二者俱当详酌之。

《景岳全书·卷之五十一德集·新方八阵·固阵》载方有10首，除了使用收敛固涩之金樱子、芡实、五味子、乌梅等外，各方的主要组成，多有益气、健脾、补肾等药物，诸如人参、黄芪、白术、炒山药、菟丝子、熟地黄等。固阵中，附子、肉桂较少应用，主要因附子之性悍善走，肉桂味辛动血，不利于固守的缘故。例如，秘元煎治遗精、带浊等病，"此方专主心脾"，药物组成有远志、山药、炒芡实、酸枣仁、炒白术、茯苓、炙甘草、人参、五味子、金樱子等。并注明，此治久遗无火，不痛而滑，乃可用之。如尚有火觉热，加苦参；如气大虚，加黄芪。又如，固阴煎治阴虚滑泄、带浊淋遗，以及经水因虚不固等症，"此方专主肝肾"，药物组成有人参、熟地黄、炒山药、山茱萸、炒远志、炙甘草、五味子、炒菟丝子等。如虚滑遗甚，加金樱子，或醋炒文蛤，或乌梅；如阴虚微热而经血不固，加川续断；如下焦阳气不足，而兼腹痛溏泄者加补骨脂、吴茱萸之类。再如，菟丝煎治心脾气弱，凡遇思虑劳倦即苦遗精，该方由人参、炒山药、当归、炒菟丝子、酸枣仁、茯苓、炙甘草、远志、鹿角霜等组成，其组方用药多体现固涩之意，诚如《景岳全书·五十卷·新方八略引·固略》所明示"当固不固，则沧海亦将竭；不当固而固，则闭门延寇"。

8. 因略与因阵，因方之制，因其可因

因略与因阵，专论因其可因而制因方。《景岳全书·五十卷·新方八略引·因略》云："因方之制，因其可因者。"凡病有相同，皆可按证而用之，

是谓因方。如痈毒之起，肿可敷；蛇虫之患，毒可解；汤火伤其肌肤，热可散；跌打伤其筋骨，断可续，凡此之类，皆为因证而可药。然因中有不可因者，又在于证同而因不同。究其原理，"人之虚实寒热，各有不齐，表里阴阳，治当分类"，故有宜于此而不宜于彼，有同于表而不同于里。所以病虽相类，但涉内伤，当于血气中酌其可否之因，不可谓因方之类，尽可因之而用。然因之为用，有因标，有因本，勿因此因字，而误认因方之意。由此可见，病虽相类似，仍要根据其辨证而施治，不可以因方之类，便一概因之而用。

《景岳全书·卷之五十一德集·新方八阵·因阵》记载方有 58 首，包括月经病、胎产、男女不育、儿科痘疹、疟疾、疝气、痈疽、疥癣、梅毒、肠痈、肺痈、眼病、喉痹、口疮、牙疳、诸虫等各科病证。而药物使用方法，有内服，有外治。

（七）阐先后天，倡中兴再振根基

1. 中年修理，再振根基，复人之固有

养生原理与方法，是《内经》理论的重要组成部分，张景岳之阐述其为深入，其在《类经》与《景岳全书》的多篇文章均有论述。首先，关于人之发育及衰老进程，《素问·上古天真论》有云：女子五七，"阳明脉衰"，面始焦，发始堕，六七，"三阳脉衰于上"，面皆焦，发始白，男子五八，"肾气衰，发堕齿槁"。《灵枢·天年》亦云，四十岁，五脏六腑十二经脉，皆大盛以平定，"腠理始疏，荣华颓落，发颇斑白"，平盛不摇，故好坐。据此，《类经·三卷·藏象类·天年常度》注释其机理，乃天地消长之道，犹如物极必变，盛极必衰，日中则昃，月盈则亏，明言"人当四十，阴气已半"，故发颇斑白，而平盛不摇，好坐，此乃衰之渐，其已认识中年盛极，继而出现衰老征象，如何应对其变化而延缓衰老，张景岳关注《内经》养生理论，并着力研究解决的核心命题。故而《景岳全书·二卷·传

忠录中·中兴论》以"中兴"为主题，进行阐发。张景岳认为，先天有定数，固当听乎天命，若"后天之道，则参赞有权，人力居多"，进而以国家安泰之理，比喻论证人身之寿夭，犹如"国运皆有中兴，人道岂无再振"，此即国家可由弱而转兴盛，而人身之消长乃同一理。借此国运之征，阐释人体健康之理，譬如国家之衰，或以人心之间离，或以财用之匮乏，或以兵戈之残伤，或以优柔之旷废，而人之康泰，亦无非一理。上述相关因素，在国为人心，在人为神志。提示生气之主在乎心，此则"元神之不可不养"。又在国为财用，在人为血气。而气为阳，阳主神也；血为阴，阴主形。血气若衰，则形神俱败，此乃营卫气血当珍惜。又云在国为兵戈，在人则为克伐。若日加克伐，致残伤人体元气，此消耗之不可不慎之理。

故而概言之，"在天在人，总在元气"，其要义在于，但使元气无伤，"元气既损，贵在复之而已"。继之，联系临床常见病之罹患，亦"惟元气有伤，而后邪气得以犯之"。故曰"邪之所凑，其气必虚"。但凡虚邪之辨，如情志之消蚀，神主于心；治节之不行，气主于肺；筋力之疲困，血主于肝；精髓之耗减，骨主于肾；四肢之软弱，肌肉主于脾。如损其一浅，犹在肤腠；损其二深，犹如经络；损其三四，则连及脏腑。进而言及人之大数，则犹有先天后天之体用，而兴亡之应变，则有培育来复之机，此与人自身所为密切相关，"亦莫匪人之自为"。又如，《灵枢·天年》描述人之生长壮老已，诸如人生十岁，血气始通，其气在下，故好走；二十岁，气血方盛，肌肉方长，故好趋；三十岁，五脏大定，血脉盛满，故好步；四十岁，脏腑经脉其盛已定，腠理始疏，故好坐；五十岁，肝气衰，故目不明；六十岁，心气衰，故好卧；七十岁，脾气衰；八十岁，肺气虚，故言善误；九十岁，肾气竭；百岁，五脏六腑皆虚，神气皆去，故形骸独居而终。张景岳注释认为"此即先天之常度，是即所谓天年"，提出人生之常度有限，而情欲无穷；精气之生息有限，而耗损无穷。因而戒伐此先天，而得全我之常度，乃是"残损有因，惟人自作"，告诫此后天之所为，即由人之所丧而致。因此指出，挽回之道，仍由人而致，且认为"此非逆天以强求，亦不过复吾之固有"。若"得之则国运人运，皆可中兴"。因此提出"人于中年左右，当大为修理一番，则再振根基"，此中年时期之修复，重振根基之论，对后世养生具有重要影响。

2. 后天之养，其为在人，避害以培为善

《景岳全书·二卷·传忠录中·天年论》提出，"后天之养，其为在人"，认为养生家宜以此为首务。张景岳提出外界影响人寿命与健康的因素，可归纳为三方面：一是气候剧烈变化，如寒暑不时，灾荒饥馑，或横加祸灾，谓之"天刑"；二是大旱水灾等自然灾害，旱潦灾荒，水火突难，或阴毒害人，或危险困毙，谓之"地杀"；三是战争及打斗杀人，如争斗伤残，刀兵屠戮，或嫁祸阴谋，或明欺抢劫，谓之"人祸"。

《景岳全书·二卷·传忠录中·天年论》指出，生活方式等因素，亦对人的寿命与健康有不良影响，并将其归结为六方面，故言此"凡蘖由自作而致不可活者，犹有六焉"。一是有酒色财气，及功名之累，而庸医之害皆是。故有困于酒，但知米汁之味甘，不思酒曲之性烈，其能大损寿元而人乃不知。及其致病或血败，而肌肉为水湿浸渍，则鼓胀之类乃是。或湿邪侵土，而清致浊不分，则泻利之类。或血不养筋，而弛纵拘挛，甚眩晕猝倒，则中风之类。或水泛为涎，而满闷不食，甚脾败呕喘，则为痰饮病证。若嗜酒而不节制，则精髓怎堪久醉，阴血日以散亡，而未及中年，多见病变百出。二是有困于色者，但图娇艳可爱，而不沉溺其中，故有因色而病，则或成劳损，或染秽恶，或相思之伤心，或郁结之害命。甚有因色而死，则或以窥窃，或以争夺败伤，或以荡败无踪，或以惊吓丧胆。总之，好色之人必多淫溺，乐而忘返，未有贪之恋之，而不招殃致败。《类经·一卷·摄生类·上古之人春秋百岁今时之人半百而衰》亦注释，以酒为浆，乃沉溺于酒,以妄为常,乃肆乎其行。醉以入房,则为酒色并行。以欲竭其精,以耗散其真,乃纵欲则精竭,竭则真散。"故善养生者,必宝其精",精盈则气盛,气盛则神全,神全则身健,而身健则病少,神气坚强,老而益壮,乃皆本乎精也。三是有困于财者,止知财能养命,不识财亦能杀人。故鄙吝者,每以招尤。奔波不已者,则多竭其力。贪得无厌,又常忘其身。顾利罔顾义,骨肉为之相残,聚敛而尽膏血,此受利中之害。四是有困于气者,每恃血气之强,只喜人不负我,非骄矜则好胜,致人心不平,争端遂起,事无大小,怨恨醉心,此愤怒最损肝脾,而隔食气蛊,疼痛泄泻,厥逆暴脱等多起。又或争竞相倾,宁趋势利以卑污,甘受丑凌,及被他人苛辱等,甚至破家荡产,骨肉分离之害,悔时已迟。五是有困于功名,有飞腾之念想,功业之期许。既达竞争之尔虞我诈,未济者,妄受灯窗寒苦之负,望眼欲穿而大失所望。六是有困于医者,凡疾苦之望医,犹凶荒之望岁,其恳切期待,微妙难言。认为此必得其病情,若必得则其人可言医。庸医多,则杀人多,而性命重托,又岂浅薄之辈轻而托付。但明示"至于六杀之防,则全由乎我"。明示若酒杀可避,而能不醉;色杀之可避,而能不迷;财杀可避,而能不贪;气杀可避,而能看破不较真;功名之杀可避;庸医之杀可避。在此强调宜知避免相关不利养生的因素,"如是而培以为善,则可全收其效",乃重视养生调摄,趋利避害,而延年益寿。

3. 先后天辨析,善养生则先养此形

《景岳全书·二卷·传忠录中·先天后天论》阐释先天后天的辨析,及其养生之要义。提出从先后而言,故生者在前,成者在后,而先天后天之意,于此可见。进而举例,"以人之禀赋言,则先天强厚者,多寿";先天薄弱者,多夭。强调"后天培养者,寿者更寿";若后天斫削,则夭者更夭。若骨骼者,乃属先天;肌肉者,乃为后天。认为声音之有辨析,充者寿而怯者夭。脉象之辨析,虽脉细而长者吉,虽洪而促者凶。形体之有辨

析，坚者寿而脆者夭，身虽羸瘦而动作能耐者吉，体虽强盛而精神易困者凶。动静亦有辨，静者寿而躁者夭，性虽若急而急中有和者吉。气质之辨，少年华丽而易盈易满，乃早凋之兆。先后俱失其守，夭寿难卜预后不佳。若以人之作用言，则"先天之强者不可恃，恃则并失其强；后天之弱者当知慎，慎则人能胜天"。且提出慎养之四法：一是慎情志可以保心神，二是慎寒暑可以保肺气，三是慎酒色可以保肝肾，四是慎劳倦饮食可以保脾胃。认为唯乐可以养生，而欲乐者莫如为善。"但使表里无亏，则邪疾何由而侵犯人体"，其慎养之法，体现着脏腑调理之特色，且突出情志之调摄，乃与《内经》形与神俱之健康观，可谓一脉相承。此外，明示掌握先天，以及后天调养之权，乃在于每个人自己。此论与《类经·三卷·藏象类·天年常度》以中寿而尽者为例，说明凡此形体血气不足，既已异于长寿者，则其中寿而夭亡者，此乃固有所致，先天之禀赋使然。同时提出，但禀得其全，而又合于养生之道，则必将长寿；然禀赋失其全，而养生又违和，则难以长寿。认为从天年而言，所谓天定则能胜人，"人定亦能胜天"。明示禀赋乃为先天，修养则为后天。而"先天责在父母，后天责在吾心"。此乃从另一角度阐释先后天之概念，不可忽略后天调养在养生中的意义。

再者，《景岳全书·二卷·传忠录中·治形论》批评昧于养形之道，不以情志伤其府乃舍之形，则以劳役伤其筋骨之形。"内形伤则神气为之消靡，外形伤则肢体为之偏废"。甚至肌肉尽削，其形可知，其形既败，则其命可知。阐释内之神气与外形体的关系，故而提出，"善养生者，可不先养此形"，原理在于，形体为神明之宅，固善治病者，可不先治此形，因形体"以为兴复之基"。具体而言，虽治形之法，非止一端，而"形以阴言，实惟精血二字"足以尽之。究其缘由，所以欲祛外邪，非从精血不能利而达；欲固中气，非从精血不能蓄而强。进而联系脏腑，则"脾为五脏之根本，肾为五脏之化源"，乃其精血滋补灌溉之源泉。且明示，然则"精血即形也，形即精血"，故凡欲治病者，必以形体为主，"欲治形者，必以精血为先"，此实医家之大门路。并认为用此之法，实现滋补精血为治形，则无逾药饵，而药饵之最切于此，不过数味之间，其他如性有偏用者，唯作为佐使而已。亦犹饮食之于人，凡可口者，孰无资益，意在"求其纯正无损而最宜于胃气"。

此外，《素问·上古天真论》提出养生之方法，乃是"法于阴阳，和于术数，食饮有节，起居有常，不妄作劳"，故能达到"形与神俱，而尽终其天年，度百岁乃去"。《类经·一卷·摄生类·上古之人春秋百岁今时之人半百而衰》对此进行注释，认为法，是取法；和，乃调之意；术数，为修身养性之法。天以阴阳而化生万物，人以阴阳而荣养一身，阴阳之道，顺之则生，逆之则死，故懂得养生之道者，"必法则于天地，和调于术数"。且"节饮食以养内，慎起居以养外，不妄作劳以保其天真"，故而形神俱全，故尽其天年。

综上，张景岳之学术思想，乃源于崇尚经典，基于《内经》《难经》及张仲景之论，其治学博采诸医家，意在取长补短以倡明学术。其学术特色体现于分类研究《内经》参循前贤之法，注释独出抒机；其阐释易医同源，易藏医之理；明辨阴阳体用，阳非有余，阴常不足；审阴阳明六变，创立八纲辨证；陈述十问，勾勒问诊雏形；撰写八略，分列新方古方八阵；阐释先后天论，倡中兴再振根基等，具有重要学术意义，对后世产生了深远的影响。

张景岳

临证经验

一、病证诊治 🦢

张景岳治学严谨，其尊经奉典，师古而不泥，既善于继承，又勇于创新，关注理论的实践运用，临证辨疑而不苟。《景岳全书》成书于张景岳晚年，是书首选《内经》《难经》《伤寒论》《金匮要略》之论，博采历代医家精义，结合张景岳自身临床经验，自成一家之著述。首列《传忠录》3卷，统论阴阳、六气及前人得失。次有《脉神章》3卷，载述诊家纲要。又有《伤寒典》《杂证谟》《妇人规》《小儿则》《痘疹诠》《外科钤》，依次列内外妇儿，以及耳鼻喉五官各科病证，再有《本草正》，陈述药味约300种。另载《新方八阵》《古方八阵》论述补、和、寒、热、固、因、攻、散"八略"与"八阵"，并辑有妇人、小儿、痘疹、外科等方。是书所列病证及其论治，可谓集理论与临床经验之大成，乃其学术思想的重要组成部分。本次研究，摘录是书所列病证21种，分别展开探讨研究。

（一）风痹

《景岳全书·十二卷·杂证谟·风痹》以风痹为名，阐释痹证之论治。首列经义，摘录《内经》多篇相关经文。继而，论述痹证病因病机，由风寒湿三气杂至，合而为痹，乃是血气为邪所闭，不得通行致病。认为痹本阴邪，故寒者多而热者少。其治有火者从清凉，有寒则宜从温热，并陈述痹证的用药特点。随后，介绍痹证论治列方及论外备用方。

1. 病因病机

《景岳全书·十二卷·杂证谟·风痹》摘录《内经》多篇相关经文，

以经义为重要依据，并援引《灵枢·五邪》"针刺取之涌泉、昆仑，视有血者尽取之"，《灵枢·九针十二原》"治针必长其身，锋其末，可以取深邪远痹"，《灵枢·四时气》"着痹不去，久寒不已，卒取其三里"等论述，为认识痹证奠定了理论基础。

参阅《类经·十七卷·疾病类·痹证》篇，其分类援引《素问·痹论》的全部经文，以痹证为篇名，对痹证的病因病机进行深入阐发。如《素问·痹论》曰"风寒湿三气杂至，合而为痹"，并以邪气的偏盛，参合临床症状特点，提出风寒湿偏胜为病，即风气胜为行痹、寒气胜为痛痹、湿气胜为着痹。《类经·十七卷·疾病类·痹证》注释其义，认为风者善行数变，故为行痹，凡走注历节疼痛之类皆是。阴寒之气，客于肌肉筋骨之间，则凝结不散，阳气不行，故痛不可当。着痹者，肢体重着不移，或为疼痛，或为顽木不仁，湿从土化，病多发于肌肉。

《素问·痹论》将其发病的季节性，与痹之分类结合。即以冬遇此为骨痹，以春遇此为筋痹，以夏遇此为脉痹，以长夏遇此为肌痹，以秋遇此为皮痹。进而指出"五脏皆有合，病久而不去，内舍于其合"，故骨痹不已，复感于邪，内舍于肾；筋痹不已，复感于邪，内舍于肝；脉痹不已，复感于邪，内舍于心；肌痹不已，复感于邪，内舍于脾；皮痹不已，复感于邪，内舍于肺。张景岳阐释遇此，即指上文之风寒湿三气，冬主骨，春主筋，夏主脉，土王之时主肌肉，秋主皮，故表明"邪气之至，各有所应"（《类经·十七卷·疾病类·痹证》）。

《素问·痹论》概括其传变机理，认为"各以其时重感于风寒湿之气"，内舍其所合，且"诸痹不已，亦益内"。张景岳解析，此因皮肉筋骨脉皆有五脏之合，病在外而久不去，则各因其合而内连于脏。并注释"舍者，邪入而居之"时，谓气王之时，五脏各有所应"。故病久不去，而复感于邪，"气必更深"，故内舍其合而入于脏，"在表者不去，必日内而益深"（《类经·十七卷·疾病类·痹证》）。又如，痹证发病以饮食居处为其病本，亦与营卫失调、脏腑功能失常等有关。张景岳注释，水谷之寒热，感则害及六腑；居处之邪气，感则伤在六阳，故饮食居处，"为六腑致病之本"。食伤于内，邪中于外，"表里相应，故得乘虚而入舍于府"。营卫之气，但不可逆，"逆之则病，从之则愈"（《类经·十七卷·疾病类·痹证》）。

《景岳全书·十二卷·杂证谟·风痹》指出，痹证乃气血为邪所闭，不得通行。从其预后而言，若辨其轻重，则在皮肤轻，在筋骨甚，在脏腑更重，不可不察。《类经·十七卷·疾病类·痹证》注释其机理，风为阳邪，可以散之，故易已；然则寒湿二痹，愈之较难，以阴邪留滞，不易行；入脏者死，伤其真阴，留连筋骨疼久，乃邪之深；留皮肤者易已，则邪之浅。若辨其寒热，则多热方是阳证，无热便是阴证。张景岳指出"痹本阴邪，故唯寒者多而热者少"（《景岳全书·十二卷·杂证谟·风痹》）。

介绍痹证与伤风表证的辨别。认为痹证之所因，风寒湿三气之合。且分言则表里之有殊，如伤风之与痹病，皆由感邪所致，但外有表证，而症见发热头疼等证，或得汗即解，是以阳邪在阳分，即属伤寒中风之类。若既受寒邪，而初起无发热头疼，或有汗或无汗，而筋骨疼痛，延绵久不愈，而外无表证，此以阴邪直走阴分，即属诸痹证之类。其若既有表证，而疼痛又不能愈，此即属病在半表半里。

此外，参考《诸病源候论》《中藏经》之论。认为历节风痛，其痛无定所，即属于行痹；而历节风痛是气血本虚，或因饮酒，腠理开，汗出当风；或劳倦调护不谨，风寒湿三气之邪入侵，与气血相搏，而疼痛非常，或如虎之咬，故又名白虎历节；多数痛痹之证，昼轻而夜重，乃阴邪在阴分；其有遇风雨阴晦而甚，此为阴邪侮阳；得暖遇热而甚，则湿热伤阴之火热证。

2. 治疗原则

关于痹证治疗原则,《景岳全书·十二卷·杂证谟·风痹》指出,"有火者宜从清凉,有寒者宜从温热"。若筋脉拘滞,伸缩不利,此为血虚血燥,"非养血养气不可"。同时提示,诸痹皆在阴分,亦"总由真阴衰弱,精血亏损",故三气得以乘之而为此诸症。进而明言是以"治痹之法,最宜峻补真阴,使血气流行,则寒邪随去"。提示若过用风湿痰滞等药,再伤阴气,必反增其病。另外,认为痹因外邪,病本在经,而深则连脏。故其在上,则可兼有喘呕,吐食;在中,则可为胀满疼痛;在下,则可为飧泄或秘结诸病,此皆风痹之兼症。临证当权衡其缓急先后,随证治之。

3. 常用治法

(1)风胜治当从散

痹证之风胜者,"治当从散",治宜败毒散、乌药顺气散之类。若风胜而兼微火,宜大秦艽汤,或九味羌活汤之类。

(2)表里无热,从温治之

痹证之寒胜,"但察其表里俱无热证,即当从温治之",宜用五积散,或小续命汤、甘草附子汤之类。若寒甚气虚,则宜用《三因》附子汤之类。

(3)痹证湿胜治法

痹证之湿胜,其体必重,或多寒,或多痰,或多汗,皆为脾弱阴寒之证。或治宜祛风散湿之剂,如羌活胜湿汤;或治宜温经散湿之剂,如五积散;或治宜温中除湿之剂,如真武汤;或治宜补脾燥湿之剂,如《三因》附子汤;或治宜行气行湿之剂,如调气平胃散;或治宜利水导湿之剂,如五苓散;或治宜化痰祛湿之剂,如二陈汤、六君子汤等。

(4)温脾

大抵治湿者欲其燥,欲燥者宜从暖,因脾土喜燥而恶湿,喜暖而恶寒,故认为"温脾即所以治湿"。然而,又有湿热为病,则必见内热之症,如脉滑数等，方可治以清凉，宜用二妙散，以及加味二妙丸、当归拈痛汤之类。其有热甚，则抽薪饮之类亦可暂用，先清其火而后调其气血。

（5）内外兼治

痹证因寒者多，然而"惟血气不充，故风寒得以入之"，阴邪留滞，故经脉为之不利，此痛痹之大要，治宜三气饮及大防风汤之类，方能奏效。患者宜酒，即以三气饮浸酒服之亦妙，或用易老天麻丸。再者，提出诸痹作痛，治宜用火龙膏贴之。乃内服药与外用膏药贴敷结合，内外兼治，可资借鉴。

4. 列方

观《景岳全书·十二卷·杂证谟·风痹》，风痹论列方22首，其按"八略"与"新方八阵"或"古方八阵"列出。本次研究参照其分类，进行归纳，可见风痹列方治法依次有"和阵""散阵""热阵""寒阵""补阵"等。剂型有汤剂、散剂、丸剂、酒剂等，使用方法有内服与外用，现将其分列于后。

（1）**和阵方**　二陈汤、调气平胃散、羌活胜湿汤、五苓散、大秦艽汤、易老天麻丸等。

（2）**散阵方**　败毒散、五积散、九味羌活汤、小续命汤、乌药顺气散等。

（3）**热阵方**　三气饮、附子汤、《三因》附子汤、甘草附子汤、真武汤等。

（4）**寒阵方**　抽薪饮、二妙散、加味二妙丸、当归拈痛汤等。

（5）**补阵方**　六君子汤、大防风汤等。

（6）**其他方**　火龙膏。

5. 外备用方

《景岳全书·十二卷·杂证谟·风痹》论外备用方，即其他篇章可参考备用之方，列有49首，按"八略"与"新方八阵"或者"古方八阵"，以及治疗适应证列出，参照其分类进行归纳，可见其组方治法主要为和阵、散阵、热阵、寒阵等。

（1）和阵方　大建中汤、愈风丹、活络饮、茯苓丸、换骨丹、三痹汤、蠲痹汤、虎骨散、桂心散、透经解挛汤、秦艽地黄汤、趁痛散、豨莶丸、六味茯苓汤、独活寄生汤、换腿丸、史国公浸酒方、白术酒、鸡鸣散、续断丸、续断丹、除湿蠲痹汤、湿郁汤、薏仁汤、枳实散、加味五痹汤、人参散、紫苏子汤、熏蒸方、熏洗痛风方、愈风燥湿化痰丸、虎骨酒、薏仁酒等。

（2）散阵方　当归散、麻黄杏仁薏苡甘草汤、麻黄左经汤、半夏左经丸、大黄左经丸、神效左经丸、虎胫骨丸、羌活散等。

（3）热阵方　温中法曲丸、芎归散、参附渗湿汤、龙虎丹、熨背散、十味锉散等。

（4）寒阵方　苍术丸、苦参丸等。

（二）瘟疫

《景岳全书·十三卷·杂证谟·瘟疫》探究瘟疫论治。首先摘录《黄帝内经》多篇相关经文，专列经义，作为认识瘟疫的理论依据。继而，从伏邪发病，阐释瘟疫发病，认为壮者无恙，怯者受伤，体质虚弱，乃易感易传。其次，介绍瘟疫脉候特点，陈述瘟疫必先察阴阳，次辨虚实，说明辨治要义，以及治汗之六要五忌，与瘟疫临床用药特点。随后，介绍瘟疫的论治列方及论外备用方。

1. 病因病机

论及瘟疫的病因病机，《景岳全书·十三卷·杂证谟·瘟疫》引述《黄帝内经》之论。例如，《素问·阴阳应象大论》所言"冬伤于寒，春必病温"，从伏邪发病之角度，阐释其发病。认为温病即伤寒，将温病归于广义伤寒。然亦指出，"伤寒有四时之不同"，如冬感寒邪而病，为真伤寒；其有寒毒内侵，而未至即病，必待春温气动，真阴外越，再触寒邪，其病则发，故而至春犯寒，则发为温病；至夏犯寒，则发为热病，如伤其气，遇气则作；伤食者，遇食则发。再如，基于《素问·金匮真言论》所言"夫精者，身之本也，故藏于精者，春不病温"，进而解释伤寒瘟疫，多起于冬不藏精及辛苦饥饿之人，乃冬不藏精，则邪气乘虚易入，而饥饿劳倦，则受伤尤甚，从而明示"大荒之后，必有大疫"。

此外，依据《素问·刺法论》所云"五疫之至，皆相染易，无问大小，病状相似""不相染者，正气存内，邪气可干，避其毒气"，描述瘟疫具有传染的特点，以及正气在发病中的决定意义，进一步明言"此辈疫气既盛，势必传染"，并举例"又必于体质虚浊者，先受其气，以渐遍传"，提示体质虚弱，乃其易感易传的重要因素。认为至于客气变迁，岁时有不同，故有冬行春令，则应冷反温，夏行冬令，则应热反冷，春秋皆然，"是则非其时而有其气"，指出气候反常，乃其发病之外部因素，且重申"壮者无恙，怯者受伤"。故而瘟疫又不止冬寒，而为运气不正之害，明示其具有传染性，故倡导预防注意"所当察而慎避"。

《景岳全书·十三卷·杂证谟·瘟疫》提出瘟疫本即伤寒，将其归类为广义伤寒，认为其为外邪所致之病。

2. 瘟疫证候特点

"但染时气而病无少长率相似"，明言瘟疫以其多发于春夏，且指出因其时气遍行，发病后无论长幼症状相似，亦其特点之一。其参考古人有言，瘟证因春时温气而发，其乃因郁热自内而发于外，初非寒伤于表，"故宜用辛平之剂"，其治与正伤寒用麻黄类，有不同。辨证明示，其时有寒热，证有阴阳，治阳证热证，即冬时亦可以清解；治阴证寒证，即春夏亦可以温散。临证宜辨其证而治之，其治"宜因证因时者则可"。

但凡病伤寒瘟疫，脉洪大滑数，而数中兼缓，可治；脉洪大而紧数甚，危急；身大热而脉见沉涩细小，足冷，难治。瘟病汗不出，或出不至下部，预后不佳；瘟病兼下痢，腹中痛甚，预后差。其脉虽浮大，按之无力，治宜补兼表；身虽热而脉弱，治当以纯补为主，或兼温散。

3. 辨治三要义

（1）瘟疫在三阳，当辨其经

脉浮头疼，发热身痛，宜九味羌活汤加减治之。若脉长，鼻干，不眠而躁，治宜葛根解肌汤，或十味参苏饮加减。若脉弦而数，胸胁痛而耳聋，乃属少阳证也，宜小柴胡汤加减。按此三阳之治，乃古方治瘟之大略。认为此证"寒热虚实，仍当察治如前"，不可拘泥。

（2）瘟疫初起，辨其表里

头疼身痛，憎寒发热，脉紧数洪滑，治宜正柴胡饮，或败毒散，或十神汤。若温疫初起，多阴少阳，脉证无虚，治宜神术散。若瘟疫胸膈满闷，治宜小柴胡加枳实、橘红。若热在内，仍加黄连；若暑月时行瘟疫，表里俱热甚，治宜清火解毒，用羌活升麻汤。若瘟疫火盛，脉洪大而躁热甚，治宜三黄石膏汤。若瘟疫热毒上浮，头面俱肿，目不能开，口干舌燥，咽喉不利，治宜普济消毒饮。若瘟疫脉洪大，烦躁热渴，治宜白虎汤；或兼呕吐，治宜竹叶石膏汤。若瘟疫发狂谵语，脉洪大滑实，而大便秘结不通，治宜大承气汤，或鸡子清饮。

（3）先察阴阳，次辨虚实

瘟疫内外俱有实邪，大便不通，则当表里双解，治宜防风通圣散。若瘟疫病八九日不退，而发斑发黄，但脉不虚不浮紧，而腹见痞满，可以承气汤、五苓散合服而下之。若瘟疫头身红赤，肢体热甚，烦躁不堪，宜用解瘟疫热毒法，及内饮悉尼浆，或用井花水调玉泉散。明示按以上诸法，"乃因时因证，皆阳证实邪之所宜"。若瘟疫症见脉弱无力，或外虽实而内则虚，或口不喜冷，大便不结之类，即非阳证，不得以身热脉数，俱认为属火，虽在暑月，如理中汤、理阴煎、大温中饮、大补元煎等温补之法，皆当随证必用，"此舍时从证之妙法"。况且夏月尤多伏阴，故临证"必先察阴阳，次辨虚实"。

4. 汗法六要五忌

（1）汗有六要

六法之中，唯汗为主，"故法虽有六，汗实统之"。而汗外之五法，亦无非取汗之法。取汗以辛散，此乃其常。而汗由液化，其出自阳，而源自阴。①肌肤闭密，营卫不行，"非用辛散，则玄府不开"，而汗不出。②火邪内燔，血干液涸，"非用清凉，则阴气不滋"，而汗不出。③阴邪固闭，阳气不达，"非用辛温，则凝结不开"，而汗不出。④营卫不足，根本内亏，"非用峻补，则血气不充"，而汗不出。⑤邪在上焦，隔遮阳道，"不施吐涌，则清气不升"，而汗不出。⑥邪入阳明，胃气壅滞，不以通下，则"浊气不解"，而汗不出。凡此所述，"皆为取汗之道"，故为六要。

（2）汗之五忌

①热在表，"内非实火，大忌寒凉"，寒则阴邪凝滞不散，邪必日深，阳必日败，而汗不得出，则预后不佳。②元气本弱，"正不胜邪者，大忌消耗，尤忌畏补"，消耗则正气日消，不补则邪气日强，消者日清，甚者则日甚，而必不能汗，预后不佳。③实邪内结，"伏火内炎者，大忌温补"，温则愈燥，补则愈坚，而汗不得出，预后不佳。④"中虚气弱，并有忌汗诸条者，大忌发散"，散则气脱，气脱而汗不能出，气脱而汗不能收，则预后不佳。⑤"病非阳明实邪，并忌下诸条者，大忌通泻"，泻则亡阴，阴虚则阳邪深陷，而汗不得出，预后不佳，是所谓五忌。

告诫医者宜"知六要而避五忌"。此外，张景岳还提示，临证假热者多，真实者少，希望医者能辨识，察秋毫于疑似。

5. 发散法之五要

（1）表证初感，速宜取汗

根据张仲景所言，凡发汗服汤药，其方虽言日三服，若病剧不解，当半日中尽其三服。如服一剂，其病证犹在，当复作本汤服之，此乃所谓汗不宜迟。然取汗之法，临证又当察其元气，与病气之虚实，若忽尔暴病，表证已具，而元气未亏，但以辛平之剂，直散即可。若兼杂证，则当察其寒热温凉，斟酌其宜而治，不得但知发散。又若身虽大热，表证全俱，而脉象虚弱，则不易汗，此当详察补虚法，酌而治之。提示"若不知标本，而概行强散，营竭则死"。

（2）但有外证，宜平散

但有外证，内无寒热，元气无亏，治宜正柴胡饮。此外，如十神汤、参苏饮，皆可酌用。若病在阳明，宜升麻葛根汤。若感四时瘟疫，而身痛发热，及烟瘴之气致病，治宜败毒散，或荆防败毒散。若头痛鼻塞，项强身痛，而咳嗽，治宜神术散。若伤风兼寒，发热咳嗽，治宜柴陈煎，或金沸草散，甚者治以小青龙汤。

（3）寒邪外盛，宜温散

寒邪外盛，而内无热证，及元气无亏，而气清受寒，皆可从温直散之，宜以二柴胡饮。若寒甚表实，则麻桂饮为妙。此外，如五积散、麻黄汤、桂枝汤、小青龙汤、葛根汤、圣散子之类，皆可酌用。

（4）外热里亦热，宜凉散

外热里亦热，脉证俱阳，症见烦渴喜冷，及元气强实，乃可兼凉兼散，治宜一柴胡饮为先，或九味羌活汤、柴葛解肌汤，甚者六神通解散等，皆可酌用。若内外俱热，或为热泻者，宜柴芩煎。若表里俱热而兼斑疹者，宜柴葛煎。

（5）营卫不足，兼补兼散

伤寒之宜兼补兼散，以其营卫不足。若营卫不足，血气不充，治虚邪宜散，必当先本而后末。若寒邪在营，肝脾血少，而邪热不退，宜三柴胡饮，或归柴饮。若寒邪在卫，脾肺气虚，而表邪不解，宜四柴胡饮。若脾胃气血不足，而邪热不解，宜五柴胡饮。若邪在半表半里，往来寒热，微见气虚，治宜小柴胡汤。若温暑大热大渴，津枯液涸，阴虚不能作汗，治宜归葛饮。若寒邪深入，而阴中阳气不足，或背恶寒，治宜理阴煎。若中气大虚大寒，身热恶寒，或大便溏泄，而表邪不能解，则治宜大温中饮。

6. 清利与调和

临证宜清利者，非止一端。火实宜清火，气实宜行气，食滞宜消食，痰盛宜化痰，皆清利之意。其滞去则气行，而表邪自解。然此宜用于邪实等证，而本非虚证之所宜，故有虚中夹实，则不妨少为兼用。

（1）火盛者，治宜清解

若热入阳明，烦渴躁热，脉洪实，而邪有不解，治宜柴胡白虎煎，或单用白虎汤、太清饮，或玉泉散之类。若汗后仍热，亦宜用之。若伤寒口渴，烦热赤斑，脉洪大而无力，则宜人参白虎汤。若发热头痛，脉洪大，表邪未解，而内热又甚，治宜一柴胡饮，或三黄石膏汤，或六神通解散之类。若六经通热，火邪不解，或狂斑烦躁，或头红面赤，口干舌黑，脉洪邪实，治宜抽薪饮，或黄连解毒汤，或加柴胡。若伤寒热入血室，吐衄斑黄，及血热血燥，不能作汗，而邪不解，治宜《局方》犀角地黄汤。热甚者，治宜《良方》犀角地黄汤。若热邪闭结血分，大便不通，而邪不能解，治宜《拔萃》犀角地黄汤。若少阴水亏，阳明火盛，热渴失血，牙痛便结，脉空作喘，而邪不能解，治宜玉女煎。若伤寒阳邪亢盛，血脉不通，四肢厥逆，治宜四逆散。若暑月时行瘟疫，表里俱热，宜清宜解，以羌活升麻汤。若热结膀胱，而小便不利，火邪不退，或夹热泄泻，治宜大分清饮，或柴苓煎，或益元散之类。若伤寒实热内蓄，小便不利，而口渴烦热发黄，治宜茵陈饮，或大分清饮。凡瘟疫热甚，而烦渴不宁，治宜悉尼浆，时时与之，解渴退火最妙，大胜于益元散。冷水禀天一之性，甘而不苦，故大能清热解烦，滋阴壮水。凡火盛水涸，大渴便结，营卫热闭不能作汗，最宜用之。虽虚证不可用，然亦有当用者，但察其喉口热极，唇舌干焦，大便秘结不通，而大渴喜冷，此阴虚水亏证，不妨与人参、熟地黄、桂枝、附子、干姜之属，相间并用，借以滋阴。大便不结，及微热微渴、劳倦阳虚等症，不宜使用，若妄用之，则多致寒颤而败。

（2）兼杂证者，治宜调和、清利

但凡兼风，发热，咳嗽多痰，治宜柴陈煎。若滞气实，邪结胃脘，而表不解，治宜大和中饮加柴胡。若感四时寒湿之气，以致脾胃不和，若呕吐，或泄泻胀满，治宜平胃散。若寒盛多吐，治宜和胃饮。若外感风寒，内停饮食，头痛寒热，或为吐泻胀满，治宜霍香正气散。若感四时寒湿，症见发热发黄，身痛脉紧，中寒泄泻，小便不利，治宜柴苓饮。若中无寒而多火，治宜柴苓汤。若外伤暑热，霍乱泄泻，小便不利，腹痛胀满，治宜五苓散。若外伤寒湿，一身尽痛，治宜羌活胜湿汤。

7. 吐法与下法

（1）吐法的运用

凡宜吐者，必其上焦有滞，或食或痰，结聚胸膈，而邪不得散，宜当吐；或寒邪浊气内陷膈间，而为痞为痛，宜当吐。究其机理，乃吐中自有发散之意，若中气虚寒，脉弱无力，及气短虚烦不宁，皆不可吐。凡用吐药，中病即止，不必尽剂。此外，古方吐法多用独圣散及茶调散，凡上焦邪滞皆可用之。张景岳认为，然不若新吐法为更捷，又凡诸药皆可吐，只随证用药，煎汤服用，则轻重可酌，标本可兼。

（2）下法的运用

凡宜下者，必阳明邪实于腑，而秘结腹满，乃可下之。或元气素强，胃气素实，亦可下之。若邪入阳明，症见便秘谵语，腹满烦热，脉证俱实，治宜大承气汤，或调胃承气汤。若伤寒表证未除，里证又急，表里俱实，治宜大柴胡汤。若三焦六经邪火壅结，大便不通，而表邪不解，治宜凉膈散。若伤寒热邪传里，当下而气血俱虚，治宜陶氏黄龙汤。若伤寒热邪传里，而血虚秘结，腹胀作痛，邪不能解，治宜玉烛散。若时气瘟疫遍行，火邪内蓄，三焦实热，大便秘结而邪不能退，治宜五瘟丹。若时行瘟疫发热，火浮于上，胸膈结热，治宜大清丸。再者，张景岳根据经验，认为但凡有宜通宜下，但随证作引，送百顺丸，则最捷最妙。此外，若大便虽数日不行，而腹无胀满，大便无壅滞不通，或连日不食，而脐腹坦然，软而无碍，此乃"阳明胃腑本无实邪"，切不可妄下妄导，以免泄中气。临证必当加意详察，不可误用。

8. 补虚法与温补

（1）补虚法的运用

伤寒瘟疫，俱外侮之证，唯内实者能拒之，即有所感而邪不胜正，虽病无害。最畏唯其内虚之人，"正不胜邪，邪必乘虚深入，害莫大矣"。认为虚弱者多，强实者少，设遇夹虚伤寒，而不知速救根本，则百无一生。临证脉见微弱浮空，举按无力，即是虚证，邪气最不易解，治疗最不宜攻。虽欲发汗，其汗亦难出，即使有微汗，亦不过强逼肤腠之汗，而必非营卫通达之所化。若罔顾虚实而逼之太甚，则中气竭而危亡立至。明示"治虚之法，须察虚实之微甚"。若半虚，必用补为主，而兼散其邪。①不可杂用消耗寒凉，以分温补之力。若欲知其兆，亦察其脉，但得弱者渐强，小者渐大，弦者渐滑，紧者渐缓，则大汗将通，祛邪之吉期将近。凡用补之法，察其胸膈，若胸腹多滞，未可补；年壮气实，未可补；若气本不实，而胸腹无滞，则可以用之。又若内无热邪，而素宜用温，其或气有难行，则必兼暖胃而后可。盖补得暖而愈行，邪得暖而速散，"切不可杂用消耗寒凉，以分温补之力"。其或初感寒邪，但见脉证真虚，邪不易散等证，则宜人参、熟地黄之类。张景岳提示，有伤寒忌补之说，乃不知"补者所以补中，是即托里之意"，在此阐发了补中扶正，托里以祛邪之机理。②或助真阴或平补或升散。伤寒精血素弱，或阴中阳气不足，脉细弱而恶寒，当大助真阴，则阳从阴出，而表邪自可速解，治宜理阴煎加柴胡、麻黄之类，随证加减用之。若脉数无力，神昏气倦，或躁扰不宁，则散之不可，清之不可，而邪不能解，只宜理阴煎大剂与之。若气血俱虚而邪不能解，只宜平补，治以五福饮为主，随证加减，或大补元煎，或六物煎，或十全大补汤，皆可用。若脾胃中气虚弱，而邪不能解，治宜四君子汤加减。若中气虚弱脾寒，或兼呕恶而邪不解，治宜五君子煎、温胃饮。若劳倦伤脾，寒邪内陷，身热不退，当升散，治宜补中益气汤。若寒邪陷入阴分，血虚不能外达，而当升散，治宜补阴益气煎。若阴虚发热，面赤口渴，烦躁，脉浮洪无力，治宜六味地黄汤大剂与之。凡中气虚寒，表邪不解，或日久畏药，或诸药不效，张景岳认为治宜独参汤，或厚或淡，或冷或热，随其所好，时时代茶与之，连日勿间，使其营气渐复，则邪气渐退。③用补之法，与用攻用散法不同。因攻散所以去实邪，其力峻，其效速。故凡用必其用之不善，不可多用。但凡用补法，则所以补虚，其力柔，其功缓，虽于一二剂见效，亦多有之，若积劳积损，气血甚虚，欲其复元则不易。但察其服补无碍，或于脉证间略见相符，便是得补之力。故轻者二三剂，重者十余剂，方得见其功，而汗出邪退以愈。告诫若不知此理，而但于一二剂间，未见速效，则必致谗言惑乱其生，而全功尽弃。

（2）温补法的运用

凡宜温补，为其寒邪凝滞，阳不胜阴，非温不能行，非温不能复。如寒气在经，以邪在表，宜用温散；寒气在脏，以阳气虚，或宜温补，或止温中。然用温之法，但"察其外虽热，而内无热"，便是假热，宜温不宜凉；病虽热而元气虚，亦是假热，宜温不宜凉。认为临床实证多真热，虚证多假热，故治实多宜用凉，治虚多宜用温。若真假不识，误人不浅。如真寒假热之辨，但实而寒，只宜温散，不必滋补；虚而热，只宜调补，最畏寒凉。认为寒凉无生意，而善败元气。若以寒凉治虚证，则热未必退，且暂用则或可。久则无不败脾而危，提示既已病热，又不宜寒。若命门阳虚，或恶寒，或身痛，或呕，或痢，脉弱气虚，而表不能解，用大温中饮，或理阴煎。若伤寒身热，心肺有寒，或呕哕而咳，或腹满而喘，止有寒邪而无虚，治宜小青龙汤。若阴证伤寒，自利脉沉，身痛发热，腹痛厥逆，但有寒邪而元气无虚，当用温药，治宜四逆汤。若寒在太阴，腹痛吐痢，或胀满厥逆，脾胃虚寒，而邪有不解，治宜温胃饮，或理中汤。若邪在太阳，或在少阴，背恶寒而表不解，宜附子理阴煎。若风寒在表，阴寒在里，外为身热，而内则泄利不止，或见呕恶，或腹因痢痛，此中气下泄，则外邪益陷，宜速用胃关煎，或大温中饮。若有阴阳大虚，元气将败，邪不能解，治宜六味回阳饮。

凡阴盛格阳，"内真寒而外假热"，症见面红目赤，或干渴舌焦，或口疮喉痛，或烦喘狂躁，或身热如火等，虽外有此症，而脉则微弱不鼓，且或为呕恶，或为泄泻，或背腹畏寒，或气短似喘，或昏睡无知，或惊惶惧怯，或虽热不渴，或言虽谵妄而气促声微，或身虽躁狂而举动无力，是皆内虚外实，真寒假热之证，治用理阴煎，或六味回阳饮、大温中饮、八味地黄汤之类，且当大剂与之。若虚火上浮，喉痛躁热，不能热饮，用井水浸药冷与饮之，此用假寒之味，以解上焦之假热，以救下焦之真寒。此外，若有血气本虚，然温补既多，而病日昏愦，且见烦热难愈，此其阳邪独亢，阴气不至，而虚中有热，则但宜滋阴，以犀角地黄汤加黄芩、麦冬，或一柴胡饮加知母之类。并明示此即"十补一清之法",一剂即效。此亦示人,不拘于成法,临证圆活变通。

9. 饮食宜忌与避疫法

(1)饮食宜忌

若病伤寒而食不断,以邪犹在表,未深入。及其稍深,而在半表半里之间,则食渐减,再入胸膈、胃口,则全不食。①但不欲食,不可强食,强食则助邪。或新愈之后,胃气初醒,尤不可纵食,纵食则食复。②饮食有宜忌。如劳倦内伤之人,偶感寒邪,亦必发热,此多以劳伤中气,本非真正外邪内陷之病,所以外虽发热,内则饥饿,每多思食,此忌不论虚实,一概禁之。若欲食索之不得,且加以克伐寒凉之药,则虚者益虚,内外夹攻,胃气既脱,反不欲食,即欲救之,已无可及。张景岳根据经验,提出"每借食为药",所活多人,而见禁食受毙,亦已不少,故而详言之。③必不可禁,但不宜纵。若病患时时觉饥而索食,此其邪不在脏,胃中空虚而然,必不可禁,但不宜纵。且因此可察其虚实,此关系非小,不可忽视。

(2)避疫法

瘟疫乃天地之邪气,若人身正气内固,则邪不可干,自不相染。故避之之法,唯在节欲节劳,或于房室劳倦之后,尤不可近,勿忍饥受其气,皆为预防要法。至于却邪之法,以气通于鼻,鼻通于脑,毒入脑中,则流布诸经,令人相染。可用降真香烧焚,大解邪秽,小儿带之,能解诸邪。一法以福建香茶饼,不时噙口中,可辟伤寒瘴气秽恶。

10. 列方

纵观《景岳全书·十三卷·杂证谟·瘟疫》,瘟疫论列方105首。按其所属"八略"之"新方八阵",或"古方八阵",进行分类归纳,可见其主要治法依次为散阵、寒阵、攻阵、热阵、和阵、补阵、因阵等。

（1）**散阵方** 麻黄汤、麻桂饮、桂枝汤、归葛饮、柴葛煎、葛根汤、柴葛解肌汤、参苏饮、败毒散、五积散、十神汤、九味羌活汤、神术散、柴陈煎、柴芩煎、柴苓饮、归柴饮、升麻葛根汤、圣散子、小柴胡汤、大温中饮、四逆散、一柴胡饮、二柴胡饮、三柴胡饮、柴胡白虎煎、五柴胡饮、正柴胡饮、四柴胡饮、小青龙汤、金沸草散等。

（2）**寒阵方** 羌活升麻汤、神通解散、普济消毒饮、人参白虎汤、竹叶石膏汤、三黄石膏汤、黄连解毒汤、白虎汤、太清饮、解瘟热毒方、玉泉散、益元散、抽薪饮、茵陈饮、玉女煎、犀角散、大分清饮、悉尼浆、栀子仁汤、鸡子清饮、犀角地黄汤等。

（3）**攻阵方** 五瘟丹、大柴胡汤、防风通圣散、凉膈散、陶氏黄龙汤、调胃承气汤、大青丸、玉烛散、承气汤、顺丸、独圣散、茶调散、吐法等。

（4）**热阵方** 理阴煎、六味回阳饮、六四逆汤、温胃饮、胃关煎、理中汤、附子汤、君子煎等。

（5）**和阵方** 柴苓汤平胃散、五苓散、和胃饮、藿香正气散、羌活胜湿汤、大和中饮等。

（6）**补阵方** 补中益气汤、补阴益气煎、十全大补汤、五福饮、独参汤、大补元煎、四君子汤等。

（7）**因阵方** 六物煎。

（8）**其他方** 托里消毒散、连翘消毒散、漏芦升麻汤、清凉救苦散、葛根牛蒡汤、参芪托里散、五利大黄汤、犀角升麻汤、荆防败毒散等。

11. 外备用方

《景岳全书·十三卷·杂证谟·瘟疫》论外备用方，即其他篇章可参考备用之方，列有3首，参照其所属"八略"之"新方八阵"，或"古方八阵"，以及治疗适应证，其组方体现的治法依次为寒阵、和阵与补阵。

（1）**寒阵方**　芩连消毒散。

（2）**和阵方**　陈氏正气散。

（3）**补阵方**　夺命散。

（三）火证

《景岳全书·十五卷·杂证谟·火证》专论火证，首列经义，选择《黄帝内经》多篇相关经文，以其为据论述火证。继而，阐释病因病机，认为火有虚实，热有真假，临证当察其寒热之本。其次，论火证之治要义有五，并介绍火证临床用药特点。随后，介绍火证的论治列方及论外备用方。

1. 列经义阐释火证

《景岳全书·十五卷·杂证谟·火证》摘录《内经》多篇相关经文，以其经义为据，阐释火证机理。例如，关于外邪与火证。《素问·五运行大论》曰："燥胜则地干，暑胜则地热，风胜则地动，湿胜则地泥，寒胜则地裂，火胜则地固矣。"《素问·至真要大论》曰："少阴司天为热化，在泉为苦化，不司气化，居气为灼化。少阳司天为火化，在泉为苦化，司气为丹化，间气为明化。"又如，阐释壮火与少火之特点。《素问·阴阳应象大论》曰："水为阴，火为阳。壮火之气衰，少火之气壮。壮火食气，气食少火。壮火散气，少火生气。"再如，关于火证病机与论治。《素问·逆调论》曰："一水不能胜二火，故不能冻栗。病名曰骨痹，是人当挛节也。"并援引《素问·至真要大论》所述病机十九条，以及《素问·宝命全形论》："木得金而伐，火得水而灭，土得木而达，金得火而缺，水得土而绝"等论述，为认识火证奠定了理论基础。

2. 论君火以明，相火以位

《景岳全书·十五卷·杂证谟·火证》认为经文"君火以明，相火以位"，此乃以火德辨阴阳，而悉其形气之理，提出火本阳，而阳之在上者，为阳中之阳，故曰君火；而阳之在下者，为阴中之阳，则故曰相火，此乃阐释天地生成之道。进而，张景岳联系人体脏腑，分析心肾与火的关联，并推而广之，提出上为君火，故主于心；下为相火，故出于肾。而主于心，则为神明之主，故曰君火以明；出于肾，则为发生之根，故曰相火以位。并说明其所以为病，故别以邪火之名，且针对临床病证论治，指出以有形之火，当治以有形之物，故形而火盛，可泻其邪火，以苦寒之药物为治；若形而火衰，则可助以甘温之物为治。

3. 火有虚实，热有真假

《景岳全书·十五卷·杂证谟·火证》指出，观《素问·至真要大论》所列病机，凡言火者五，言热者四，似皆谓之火，诸病之见于诸篇，复有此言热而彼言寒，此言实而彼言虚，其在专悉病情，故论述必详必尽。认为本篇所言，亦不过总言五运六气之大约，原非确指为实火实热，故于篇末，复以"有无虚实"四字总结于后，正恐后人误以火热二字，悉认为其致病真因，而明示"此其火有虚实，热有真假"，在此联系《类经》引经言以释经，明示以在解人之惑，并注明此于前三卷中，别有详辨，并于《类经》有详注，示后学者宜相互参阅求证。

4. 务察寒热之本

《景岳全书·十五卷·杂证谟·火证》提出，火为热病，是固然之义。然火得其正，即为人体之阳气，此火之不可无，亦不可衰。若衰则阳气之虚，若火失其正，则以邪热名之，认为此火则不可有，尤不可甚，若火甚则真阴伤败。"惟病在形体者，乃可以察火证"，故凡火之为病，其在外，必见于皮肉筋骨；其在内，则必见于脏腑九窍。况且如火证悉具，而"犹有虚实之殊，真假之异"。若果然有火病，则火性急烈，故又称之为"邪火"。认为火之为病，为病之标，治以洗之涤之。虚火之病，则本于元气，若元气既虚，而再攻其火，是以诸病之杀人，而尤火病为最，明示其误在于"以虚作实"。

故言虚火当分辨，《景岳全书·十五卷·杂证谟·火证》指出，气本属阳，故"阳气不足，则寒从中生"。因寒从中生，则阳无所存，而浮散于外，是即"虚火假热"。同样，而假寒之证，其义亦然。是以虚火实火，亦总由中气之有虚实。比喻气实于内而为寒，犹如严冬阳伏于下，而阴凝于上，故冰雪满地而井泉温暖；气虚于内而为热，则犹如盛夏阴盛于中，而阳浮于外，故炎暑逼人而渊源清冷。故提示，临证不可见热即云热，见寒即云寒，而"务察其寒热之本"。火有虚实，热有真假，提示察火之法，当以中气为主。

5. 辨五志之火

张景岳遵循《素问·阴阳应象大论》经文所云"天有四时五行，以生长收藏，以生寒暑燥湿风；人有五脏化五气，以生喜怒思忧恐"，认为此即所谓五志。"此五志之化由乎五脏"，而五脏之化则由乎五行。故在心为喜，心主火；在肝为怒，肝主木；在脾为思，脾主土；在肺为忧，肺主金；在肾为恐，肾主水。此五志各有分属，本不可以混言。认为孰不以五志为生，亦孰不以五志为用，故而于生理功能而言，未闻以五志之动皆为火。但是或"以用志失宜，则未免有伤脏气"，故《黄帝内经》则有言五脏之伤，各有所属，五气之伤，各有所病，亦"未闻以五志之伤皆云火"。究其缘因，认为五火之说，乃始于刘完素，认为五志所伤皆热，又有朱丹溪阐述刘完素之说，进而推衍曰："五志之动，各有火起。"张景岳进而明示，其察五志所伤之人，但见其憔悴日增，未见其俱为热病。但"伤气者十之九，动火者十之一"，又岂五志皆能动火。但以怒动肝气，最易伤脾，脾伤，不可以言火，醉饱能动胃火，若脾弱而致病，则不可以言火。房劳本动肾火，精伤而阳亢，可以火言，若精去而气亦去，则不可以言火。表明临证有属火，亦有不属火，临床医者应分辨之。

6. 察火证，当辨其虚实

《景岳全书·十五卷·杂证谟·火证》论述火证之辨析，认为但凡五脏之火，据其症状可辨，如肺热则鼻干，甚则鼻涕出；肝热则目眵浓；心热则言笑多；脾热则善饥善渴；肾热则小便热痛。凡此之类，治宜从清。重申"凡察火证，必须察其虚实"。虽其元气本虚，然必虚中夹实，乃为易治。如或大便干结，或善饥多食，或声音强壮，而脉见有力，此皆虚中有实，临床俱可随证而清解之。若内外俱热，而反见溏泄，或饮食少进，或声微气短，诸虚皆见，则反不利温补。

7. 虚火辨治

《景岳全书·十五卷·杂证谟·火证》专论虚火，提出虚火之病源有多方面。一是阴虚者能发热，此以真阴亏损，水不制火；二是阳虚者亦能发热，此以元阳败竭，火不归源。虚火之外证有四：①阳戴于上，而见于头面咽喉之间，此其上虽热而下则寒，所谓无根之火；②阳浮于外，而发于皮肤肌肉之间，此其外虽热而内则寒，所谓格阳之火；③阳陷于下，而见于便溺二阴之间，此其下虽热而中则寒，所谓失位之火；④阳亢乘阴，而见于精血髓液之间，此所谓阴虚之火。继而指出"然证虽有四，而本惟二"，即或在阴虚，或在阳虚。

临证若以阴虚火盛，则治当壮水，而壮水之法，只宜甘凉，不宜辛热。若以阳虚发热，则治宜益火，而益火之法，只宜温热，大忌清凉。且温热之效速，每于一二剂间，便可奏效。甘凉之力缓，非多服不能见效。提示清凉之药，终不宜多，多则必损脾胃，如不得已，则易以甘平；倘甘平未效，则唯有甘温一法，尚可望其成功。否则，生气之机，终非清凉所能致。

8. 火证之治

《景岳全书·十五卷·杂证谟·火证》论述火证之治，其要义有五方面。

（1）实火诸法，唯凉以和之

治实火诸法，凡微热之气，"凉以和之"，宜酌用徙薪饮、四阴煎、二阴煎，或加减一阴煎、黄芩芍药汤、黄芩清肺饮之类。大热之气，必用寒以除之，治宜抽薪饮、白虎汤、太清饮、黄连解毒汤、玉泉散、三补丸之类。火甚而兼胀满，闭结实热，治宜凉膈散、八正散、三黄丸、大金花丸之类。凡火盛虚烦干渴，或有热毒难解，宜用绿豆饮，或悉尼浆，间药朝夕饮之，退火解毒最速，且无所伤，诚为妙法。

（2）郁热之火，散而解之

外邪郁伏为热，治宜正柴胡饮、小柴胡饮，或升阳散火汤之类。若郁热在经，而为痈疽，为疮疹，治宜连翘归尾煎，或芍药蒺藜煎，或当归蒺藜煎之类，此皆属火郁发之。

（3）虚火与假热治法

本其证或相类，然而阴阳偏胜有不同。若阴虚生热，此水不足以济火，治当补阴，其火乃息，治宜一阴煎、左归饮、左归丸、六味地黄丸之类，此即所谓"壮水之主"。若寒极生热，而火不归原，即阴盛格阳，为假热证，治宜温补血气，其热自退，治宜理阴煎、右归饮、理中汤、大补元煎、六味回阳饮之类，此所谓"益火之源"。又有温能除大热，凡假热之证，以肾阴大虚，则阳无所附而浮散于外，故反多外热，此内真寒而外假热，若非峻补真阴，何以复其元气，元气不复，则必由散而尽。但外热既甚，症见口疮舌裂，喉干咽痛，烦渴喜冷等，而辛热温补之剂，难以入口，故列举薛己治韩州同之劳热，以加减八味丸料，张景岳并言，其效仿薛己，曾以八味丸料，或右归饮，用治阴虚假热，伤寒及劳热烦渴等证，服后假热顿退而虚寒悉见，乃进服温补，则无不愈。

（4）虚实夹杂治法

实火宜泻，虚火宜补，乃其常法。然虚中有实，治宜"以补为主，而

不得不兼乎清"，治宜加减一阴煎、保阴煎、天王补心丹、丹溪补阴丸之
类。若实中有虚，治宜"以清为主，而酌兼乎补"，治宜清化饮、徙薪饮、
大补阴丸之类。凡此虚中之实，实中之虚，其证变化复杂，故不得谓热者
必无虚，虚者必无热。但微虚宜从微补，微热宜从微清。若热倍于虚，而
清之不及，渐增无害。然若虚倍于热，而清之太过，则易伐及元阳。

（5）泻火诸药的特点

阐释泻火诸药之作用特点，如黄连、栀子泻心肝大肠之火。栀子降火
从小便出，其性能趋下行。石膏泻肠胃之火，若阳明经有实热，则非此
不可。黄芩清脾肺大肠之火。黄柏泻肝肾诸经之火。知母清肺胃肝肾之
火。地骨皮退阴中之火，善除骨蒸夜热。生地黄、麦冬清肝肺，凉血中之
火。天冬泻肺与大肠之火。桑白皮、川贝母、土贝母解上焦肺胃之火。柴
胡、干葛解肝脾诸经之郁火。龙胆草泻肝肾膀胱之火。槐花清肝肾大肠之
火，且能解诸毒。芍药、石斛清脾胃之火。滑石利小肠膀胱之火。天花粉
清痰止渴，解上焦之火。连翘泻诸经之浮火。玄参清上焦之浮火。山豆根
解咽喉之火。胆星开心脾胃脘之痰火。青黛、芦荟、胡黄连，泻五脏之疳
热。苦参泻疳蚀之火。木通下行，泻小肠之火。泽泻、车前子，利癃闭之
火。大黄、朴硝泻阳明诸经实热之火。人参、黄芪、白术、甘草，除气虚
气脱阳分散失之火。熟地黄、当归、枸杞、山茱萸，滋心肾不交阴分之无
根火。附子、干姜、肉桂，救元阳失位而阴盛格阳之火。

9. 列方

纵观《景岳全书·十五卷·杂证谟·火证》，火证论列方38首。参照
所属"八略""新方八阵"或"古方八阵"，进行分类归纳，可见其主要治
法依次为寒阵、补阵、因阵、攻阵、热阵、散阵等。

（1）寒阵方
白虎汤、抽薪饮、徙薪饮、玉泉散、三补丸、大补阴丸、
八正散、绿豆饮、悉尼浆、太清饮、一阴煎、保阴煎、丹溪补阴丸、黄连

解毒汤等。

（2）**补阵方**　左归饮、左归丸、右归饮、大补元煎、六味地黄丸、天王补心丹等。

（3）**因阵方**　清化饮、连翘归尾煎、芍药蒺藜煎、当归蒺藜煎等。

（4）**攻阵方**　凉膈散、三黄丸、大金花丸等。

（5）**热阵方**　理中汤、理阴煎、六味回阳饮等。

（6）**散阵方**　小柴胡汤、正柴胡饮、升阳散火汤等。

（7）**其他方**　加减八味丸。

10. 外备用方

《景岳全书·十五卷·杂证谟·火证》论外备用方，即其他篇章可参考备用之方，列有3首。参照其所属"八略"之"新方八阵"，或"古方八阵"，以及治疗适应证，将其治法进行归纳，可见其所列方体现的组方治法依次为寒阵、攻阵、因阵等。

（1）**寒阵方**　所列古方、新方俱可酌用。

（2）**攻阵方**　神芎丸。

（3）**因阵方**　清凉饮子。

（四）饮食所伤

《景岳全书·十七卷·杂证谟·饮食门》阐述饮食之论治。关于饮食所伤的病因病机，认为食不化因于中虚多见，当于素禀中察其嗜好偏胜之弊。饮食所伤，论治有多法，并介绍饮食所伤的临床用药特点。随后，介绍饮食所伤的论治列方及论外备用方。

1. 首明经义

《景岳全书·十七卷·杂证谟·饮食门》遵循经义，首先援引《内经》多篇文章相关经文的相关论述。例如，脾胃在水谷来源中的作用，《素问·灵兰秘典论》"脾胃者，食廪之官，五味出焉"，《素问·五脏别论》

曰："胃者水谷之海，六腑之大源"，《灵枢·营卫生会》"人受气于谷，谷入于胃，以传于肺，五脏六腑，皆以受气"。又如，脉之胃气的机理，《素问·平人气象论》云："平人之常气禀于胃，胃者平人之常气也，人无胃气曰逆，逆者死。"再如，关于脾胃损伤的机理，《素问·痹论》"饮食自倍，肠胃乃伤"，《素问·本病论》"饮食劳倦则伤脾"。此外，脾胃之宜忌陈述，《素问·刺法论》"欲令脾实，气无滞，饱无久坐，食无太酸，无食一切生物，宜甘宜淡"等论述，为饮食病证的认识奠定了理论基础。

2. 病因病机

关于饮食所伤之病因病机。《景岳全书·十七卷·杂证谟·饮食门》认为，凡饮食伤脾之证，有寒伤，有热伤，有暂病，有久病，有虚证，有实证。陈述饮食所伤之多样性，进而提示临床常见之弊端，但热者、暂者、实者，人皆易知，"而寒者、久者、虚者，人多不识"。列举生冷瓜果致伤胃气，而为泻、为痢、为痛之类，有人误以为火证，而治以寒凉，此是不识寒证。有偶因停滞而为胀，为痛，人皆知其实，然而脾胃强壮，即滞亦易化，"惟其不能化，则最有中虚之证"。症见不食亦知饥，少食即作胀；或以无饥无饱，全然不思饮食；或以胃虚兼呕，而腹胀痞满；或以火不生土，而时食时吐；或中气不化，致胸喉若有所哽，而本非饮食之滞；或因病致伤胃气，则久不思食，而本非中满之病。且胃病于暂者多实，脾病于久者多虚。

批评时医于此，无论邪正久暂，鲜有不用开胃消导等剂，乃是不知虚证。脾胃之职，原以化食为能，今既不能化食，乃其所能者病，且凡欲治病，必须先借胃气以为行药之主，若胃气实者，攻之则去，而疾病常易愈，此以"胃气强而药力易行也"。胃气虚者，攻亦不去，此非药不去病，以其胃虚本弱，攻之则益弱，而致药力愈不能行。若久攻之，非其唯药不能行，必致元气愈伤，病必愈甚，尽去脾胃之能，必预后不好。况且"体质贵贱尤有不同"，凡藜藿壮夫及新暴之病，自宜消伐，速去为善，若以弱质弱病，而罔顾虚实，概施速攻治之法，则无不危害。

3. 察素禀嗜好偏胜之弊

伤食者必恶食。素喜冷食，内必多热；素喜热食，内必多寒。故内寒者食不喜寒，内热者食不喜热。然有热者嗜寒，而多生中寒；寒者嗜热，而多生内热，此《黄帝内经》所谓"久而增气，物化之常也；气增而久，夭之由也"。故凡治病养生，又"当于素禀中察其嗜好偏胜之弊"。饮食致病，凡伤于热者，多为火证，而停滞者少；伤于寒者，多为停滞，而全非火证。大多饮食之伤，必因寒物者居多，而温平者次之，热者又次之。故治此者，"不可不察其所因"。偶病之人，多有非食而疑食，若医者不论虚实，但闻此言，且见胃口不开，必先治食。言及患病之因，则或因劳倦，或因风寒，或因七情，病发不测，而且无胀无滞，与食无有干系，药不对病，而妄行剥削，必反增病。由此推之，凡无据无证而妄指胡猜，皆此其类。

4. 饮食所伤，论治九法

《景岳全书·十七卷·杂证谟·饮食门》论治饮食所伤，主要有九方面。

（1）饮食暂伤，当辨虚实

若停滞中焦，或胀或痛，此属实证，当先去其食，治宜大和中饮。然去食莫先于理气，又唯排气饮为佳。若所停犹在上焦，莫若用吐为捷法，或用吐剂亦可。若食停下焦，痛极兼胀者，当下而去之，治宜神佑丸，或备急丸，或赤金豆。若偶伤生冷或油浊不堪等物，以致吐泻胀痛而邪气实，治宜抑扶煎。若无寒气者，以本方去吴茱萸，或用排气饮、和胃饮俱佳。若痛胀不解，治宜神香散兼用之。

（2）伤脾而吐泻

无腹痛，而唯呕恶不能止，此其食物必已尽去，而以中气受伤，大虚而致。或其人困倦不宁，少气多汗，六脉豁大无神，治宜理中汤、五君子煎，或温胃饮之类。若吐甚极虚，治宜四味回阳饮；泻甚极虚，治宜胃关煎。凡大吐大泻之后，多为腹胀，若但外胀而内不觉胀，或恶闻食气，不欲饮食者，皆脾气大虚之候，速宜用前温补诸法调治之。

（3）少年小儿，实亦食滞

凡少年小儿辈，多有纵肆口腹，以致胃气不清，或时微胀，或时疼痛，或痞满而不思饮食，此皆伤脾而致，"实亦食滞使然"。滞多者，治宜和胃饮；滞少者，治宜枳术丸，或芍药枳术丸，日渐服之，仍节饮食，自可痊愈。

（4）脾气受伤，中虚而然

凡失饥伤饱，损及脾胃，多令人胸膈痞闷，不能消化，饮食少思，口中无味，或嗳气吞酸，神体困倦，此皆"脾气受伤，中虚而然"，治宜木香人参枳术丸，或大健脾丸去黄连。其虚甚，治宜理中汤，或温胃饮。若虚在下焦，而阴中无阳，不能生土，则唯理阴煎加减为善。

（5）病后胃口不开，饮食不进

一是以浊气未净，或余火未清，宜小和中饮加减。二是以脾胃受伤，病邪虽去而中气未复，故数日不能食，或旬日不能开，或胸喉中若有所哽如梅核气，此中本无停积，但以阳气未舒，阴翳作滞，胃气太虚，不能运化而然。轻则治宜温胃饮，甚则必加人参、附子，但使阳气得行，则胃口自开。

（6）饮酒致伤，多除湿利水

若或伤气，亦宜间用人参。然其证有三，不可不辨。一是以酒湿伤脾，致生痰呕吐，胸膈痞塞，饮食减少，治宜葛花解醒汤、胃苓汤、五苓散之类；一是以酒热伤阴，或致发热动血，宜黄芩芍药汤、清化饮、徙薪饮之类；一是以酒质伤脏，致泄泻不已，若气强力壮，唯五苓散、胃苓汤之类，皆可除湿止泻。若因湿生寒，以泻伤阴，损命门阳气，治宜胃关煎及五德丸、九气丹之类。

（7）怒气伤肝，必侵脾土

提出怒气伤肝，则"肝木之气必侵脾土"而胃气受伤，妨饮食。此虽以肝气之逆，然肝气无不渐散，而脾气之伤，则受其困矣，此所以不必重肝，而重当在脾也。故凡遇此证，但当察其逆滞之有无，如无胁痛胀满等症，则不必疏气，宜以养脾益气为主，如五味异功散、归脾汤之属。或于补养药中少加乌药、青皮、白豆蔻以佐之。

（8）察火之微甚，随所在而治之

善食而瘦，多因有火，然而当察火之微甚。微火，宜微清之，治宜生地黄、芍药、牡丹皮、沙参、麦冬、石斛、竹叶、地骨皮、黄芩、知母之属。若火甚，或随食随饥，随饮随渴，或肌肤燥热，二便涩结，治宜石膏、黄连、栀子、黄柏、龙胆草、苦参之属。此当查其三焦五脏，"随所在而治之"。然阳盛者阴必虚，如一阴煎、二阴煎、四阴煎之属，皆当择而用之。

（9）不能食而瘦，脾胃虚弱

脾胃虚弱，不能健运，故为嗳气、吞酸、痞满，不饥等证，治宜四君子汤、归脾汤。若兼寒，治宜五君子煎、养中煎、理中汤。其命门火衰，治宜右归饮、右归丸、八味地黄丸之类。其中，凡喜茶叶，喜食生米，多因胃有伏火，所以能消此物。张景岳介绍，其曾以清火滋阴之药愈数人，临证察其脉证有火象，故随用随效。故喜此燥涩之物，亦当详察脉证，治以健脾温胃为主。

（10）欲散凝滞，当从乎气

饮食所伤，治当从类，如麦芽、神曲能消米面之积；砂仁、厚朴、莱菔子、阿魏能消肉食之积；山楂、枳实能消瓜果之积。但凡因湿，宜治以燥，如半夏、苍术、草果、泽泻之属；因寒，宜治以热，如干姜、桂枝、吴茱萸、肉豆蔻之属；因热，宜治以寒，如黄芩、黄连、栀子、青皮之属；

气滞，当行其气，治宜木香、乌药、香附、白芥子之属；血滞，当行其血，宜桃仁、红花、苏木、延胡索之属；食聚积坚，行散不易，治宜巴豆、大黄、三棱、蓬术之属。至若其深浅虚实，贵酌权宜。凡欲攻有形，当从乎味，"欲散凝滞，须从乎气"，未有气行而食不随，则"此中之气味通变，又自有相济之妙"。

5. 阐发脾胃三方

《景岳全书·十七卷·杂证谟·饮食门》认为，脾胃为养生之本，则在乎其健与不健。故而对于脾胃三方，即健脾三方之适应证与临床运用进行阐发。

（1）李杲之平胃散

李杲之平胃散和补中益气汤，俱以当今之相传以为准绳。此所谓"平胃者，欲平治其不平也"，此李杲为胃强邪实者设，故其性味从辛、从燥、从苦，而能消、能散，唯有滞、有湿、有积者宜之。批评今见方家，每以此为常服健脾之剂，动辄用之，而不察其可否，其误甚忧。

（2）张元素之枳术丸

枳术丸以白术为君，脾得其燥，所以能健，然佐以枳实，其味苦峻，有推墙倒壁之功，此实寓攻于守之剂，脾气不清而滞胜，正当用之，若脾气已虚，则非所宜，批评今人不察，传为补脾之药，而朝吞暮饵，或以小儿瘦弱而制令常服，则适足以伤其气助瘦，故而提示使用宜酌。

（3）李杲之补中益气汤

此乃李杲独得之心法，以脾胃属土，为水谷之海，凡五脏生成，有赖于此，即依赖其发生之气运而上行，故由胃达脾，由脾达肺，而生长万物，滋溉一身。补中益气汤，原为补中扶阳而设，然补阳，则亦有宜否之辨，用者不可不知。阐释其方中，以升柴之味皆兼苦寒，升柴之性皆专疏散，虽曰升麻入脾胃，柴胡入肝胆，能引清气上升，然唯有邪，固可因升而散之，"此汤以补剂为主，而惟藉升柴以引达清气"，由此提出，微虚者犹可出入，大虚者必难假借，纯用培补犹恐不及，而再兼疏泄，安望成功。故又提出，"凡其不宜用此者，则有不可不察"。如表不固而汗不敛，外无表邪而阴虚发热，阳气无根而格阳戴阳，脾肺虚甚而气促似喘，命门火衰而虚寒泄泻，水亏火亢而吐血衄血，四肢厥逆而阳虚欲脱等，则俱不可用。

6. 列方

观《景岳全书·十七卷·杂证谟·饮食门》，饮食论列方41首。其按所属"八略"之"新方八阵"，或"古方八阵"划分，在此理论基础上进行分类归纳，可见其主要治法依次为和阵、补阵、热阵、寒阵、攻阵、因阵等。

（1）和阵方　排气饮、和胃饮、大和中饮、神香散、二陈汤、小和中饮、平胃散、大健脾丸、五苓散、胃苓汤、芍药枳术丸、枳术丸、葛花解醒汤、木香人参枳术丸等。

（2）补阵方　四君子汤、归脾汤、六君子汤、右归饮、右归丸、五味异功散、一阴煎、补中益气汤、二阴煎、四阴煎、八味地黄丸等。

（3）热阵方　抑扶煎、养中煎、理阴煎、理中汤、五君子煎、温胃饮、四味回阳饮、五德丸、九气丹、胃关煎等。

（4）寒阵方　徙薪饮、黄芩芍药汤等。

（5）攻阵方　神佑丸、备急丸、赤金豆等。

（6）因阵方　清化饮。

7. 外备用方

观察《景岳全书·十七卷·杂证谟·饮食门》论外备用方，即其他篇章可参考备用之方，列有22首。参照其所属"八略"之"新方八阵"，或"古方八阵"，以及适应证，进行相关分类归纳，可见其主要治法为和阵、热阵等。

（1）和阵方　人参散、启脾丸、养胃进食丸、茯苓饮、法制陈皮、化滞调中汤、健脾散、大正气散、加味二陈汤、和中丸、消食丸、藿香正气散、曲术丸、加味枳术丸、龙脑鸡苏丸等。

（2）热阵方　甘露汤、强中汤、参术健脾汤、温胃化痰丸、理中化痰丸、丁香茯苓汤、八味理中丸等。

（五）眩晕

《景岳全书·十七卷·杂证谟·眩晕》专论眩晕。首先专论经义，摘录《黄帝内经》经文之相关论述。继而，阐释病因病机，提出眩晕有虚实，认为无虚不能作眩，当以治虚为主，而酌兼其标，并介绍眩晕临床用药特点。随后，介绍眩晕的论治列方及论外备用方。

1. 首列经义

《景岳全书·十七卷·杂证谟·眩晕》依据经义，摘录《内经》多篇文章之相关论述，以阐释眩晕之病因病机。例如，脑髓不足，与眩晕发病。《灵枢·口问》曰："上气不足，脑为之不满，耳为之苦鸣，头为之苦倾，目为之眩。"《素问·五藏生成》曰："徇蒙招尤，目冥耳聋，下实上虚，过在足少阳厥阴，甚则入肝。"《灵枢·海论》曰："髓海不足，则脑转耳鸣，胫酸眩冒，目无所见，懈怠安卧。"又如，上虚下实，精亏不足。《灵枢·决气》云："精脱者耳聋，气脱者目不明。"《灵枢·卫气》云："下虚则厥，下盛则热，上虚则眩，上盛则热痛。"再如，肝风与眩晕。《素问·气交变大论》曰："岁木太过，风气流行，脾土受邪，民病飧泄食减，甚则忽忽善怒，眩冒巅疾。"《素问·六元正纪大论》云："木郁之发，甚者耳鸣眩转，目不识人，善暴僵仆。"《素问·至真要大论》曰："诸风掉眩，皆属于肝。"此外，其他因素与眩晕。《灵枢·经脉》"督脉实则脊强，虚则头重，高摇之。五阴气俱绝，则目系转，转则目运；目运者，为志先死"等论述，为认识眩晕奠定了理论基础。

2. 证有虚实

论及眩晕有虚实，《景岳全书·十七卷·杂证谟·眩晕》指出，眩晕属于虚者十居其八九，而兼火兼痰，不过十中一二，认为其证以虚证为多见。推其所由，有劳倦过度，有饥饱失时，有呕吐伤上，有泄泻伤下，有大汗亡阳，有眴目惊心，有焦虑忧思不释，有被殴被辱气夺，有悲哀痛楚，此皆伤其阳中之阳。其证又有因吐血、衄血、便血，有痈脓大溃，有金石破伤，失血痛极，有因男子纵欲，气随精伤，有妇女崩淋，产后失血，此皆伤其阴中之阳。再若大醉之后，湿热相乘，伤其阴；有大怒之后，木肆其强，伤其气；有痰饮留中，治节不行，脾运之弱，此亦有余中之不足，即虚中兼实类。至若年老精衰，劳倦日积，而忽患不眠，忽而苦眩晕，此营卫两虚之致。由此察之，其证之虚实可辨。

张景岳认为眩晕之症，或为头重，或为眼黑，或为脑髓旋转不可以动，求其言实之由，不过为头重者为上实，若实，"宜降宜抑"，下虚，则"不宜再伐生气"，此"上实下虚之旨"，不可不辨。进而结合临床实际，可得其虚实之缘由，如气禀薄弱，无论少壮，或劳倦，或酒色之后，或忽然耳鸣如磬，或头眩眼黑，倏顷而止，乃常见之。至于中年之外，多见眩仆猝倒等症，亦常见之，但眩晕忽作忽止，人皆谓之头晕眼花，猝倒而不醒，人必谓之中风中痰。不知忽止，以气血未败，故旋见而旋止，即小中风；猝倒而甚，以其根本既亏，故猝病而难复，且必见于中年之外，而较少见之少壮之人。若不识其病机，但见眩仆不语等，无不谓之风痰，而治非消即散，恐其微弱之体，不堪再加消伐，则遗患甚多。

3. 无虚不作眩与无痰不作眩

张景岳认为刘完素论眩晕，独取《素问·至真要大论》所论之诸风掉眩，皆属肝木，而风主动。所谓风气甚而头目眩晕，由风木旺，金衰而不能制木，而木复生火，风火皆属阳，阳主乎动，两动相搏，则为之旋转；

故火本动，火焰得风则自然旋转。张景岳指出，以此解释风木，固然相似，然不知《素问·至真要大论》之言，乃言运气、脏气所属之理，非所以悉眩晕之病情，必若《灵枢·口问》《灵枢·卫气》《灵枢·经脉》《灵枢·海论》等，为最贴切之论，指出刘完素无一引证，而"独言风火二字"以概括眩晕证，认为有失误之处。继而，张景岳又联系朱丹溪之论眩晕。朱丹溪认为，痰在上，火在下，火炎上而动其痰，故此证属痰者多，提出"无痰不能作眩"，认为虽因风，亦必有痰；夹气虚，亦宜治痰为主，兼用补气降火之药。指出若据此论，则凡属眩晕，无非痰证。张景岳引述《黄帝内经》之论，"上气不足，头为之苦倾，目为之眩"。故而阐述列举上虚则眩；督脉虚则头重，高摇之；髓海不足，则脑转耳鸣而眩冒，认为朱丹溪所言"无痰不能作眩"，当以治痰为主，而兼用他药。张景岳亦明示自己之见解："无虚不能作眩，当以治虚为主，而酌兼其标。"

4. 治虚为先，兼治为佐

《景岳全书·十七卷·杂证谟·眩晕》指出，头晕目眩虽属上虚，然不能无涉于下，盖上虚为阳中之阳虚；下虚为阴中之阳虚。阳中之阳虚，宜治其气，方如四君子汤、五君子煎、归脾汤、补中益气汤等，如兼呕吐，治宜圣术煎大加人参之类。阴中之阳虚，治宜补其精，方如五福饮、七福饮、左归饮、右归饮、四物汤之类。然而伐下必枯其上，滋苗必灌其根。所以，"凡治上虚者，犹当以兼补气血为最"，方如大补元煎、十全大补汤，以及诸补阴补阳等剂，俱当酌宜而用。眩晕证，凡有如前论所载之病源，则当各因其证而治之，如其有火宜兼清火，有痰宜兼清痰，有气宜兼顺气，亦在乎"因机应变"。然无不当"以治虚为先，而兼治为佐"。

5. 古法治眩晕，亦有当察

张景岳同时指出，对于"古法之治眩晕，亦有当察"。例如，朱丹溪治湿痰，多用二陈汤；有火加酒芩；夹气虚有相火，则治痰为先，宜兼夹气药与降火。又如，李杲用半夏白术天麻汤之类，眩晕不可当者，以大黄酒炒为末，茶汤调下。火动其痰，则用二陈加黄芩、苍术、羌活，散风行湿。再如，伤湿头晕，用肾着汤加川芎，名为除湿汤。有痰，用青州白丸子。此外，张景岳亦解析治眩晕之法，如半夏白术天麻汤，乃治脾痰；二陈汤加黄芩，为治热痰；青州白丸子治风痰、寒痰；肾着汤，则治湿痰。并提示，如大黄治眩晕，唯"痰火之壅者宜"之；黑锡丹之重坠，唯"气实于上者宜"之。告诫指出，眩晕一证，实痰实火者无几，而亦非上盛之病，此方之是否宜，临证不可不审。

6. 列方

《景岳全书·十七卷·杂证谟·眩晕》，眩晕论列方18首。参照其所属"八略"之"新方八阵"，或"古方八阵"等，进行分类归纳，可见其主要治法依次为补阵、热阵与和阵等。

（1）**补阵方**　五福饮、七福饮、四君子汤、四物汤、左归饮、右归饮、十全大补汤、归脾汤、补中益气汤、大补元煎等。

（2）**热阵方**　五君子煎、肾着汤、正元散、圣术煎、黑锡丹等。

（3）**和阵方**　二陈汤、青州白丸子、半夏白术天麻汤等。

7. 外备用方

《景岳全书·十七卷·杂证谟·眩晕》论外备用方，即其他篇章可参考备用之方，列有8首。参照其所属"八略"之"新方八阵"，或"古方八阵"，以及治疗适应证或治法，进行相关分类归纳，可见其治法主要为和阵与补阵。

（1）**和阵方**　玉液汤、苓桂术甘汤、养正丹、芎术汤等。

（2）**补阵方**　参附汤、术附汤、益气补肾汤等。

（六）不寐

《景岳全书·十八卷·杂证谟·不寐》阐释不寐之论治，首先摘录多篇

《黄帝内经》相关经文。继而，言及不寐的病因病机，一由邪气之扰，一由营气之不足。关于不寐治法，认为无邪而不寐，必营气之不足，皆宜以养营养气为主治，有邪而不寐，去其邪而神自安，并介绍不寐的临床用药特点。随后，介绍不寐的论治列方及论外备用方。

1. 病因病机

《景岳全书·十八卷·杂证谟·不寐》论述不寐，依据经义阐释其机理。例如，卫气运行与不寐。《灵枢·大惑论》曰："卫气不得入于阴，常留于阳，留于阳则阳气满，阳气满则阳跷盛，不得入于阴则阴气虚，故目不瞑矣。"又如，气血盛衰与不寐。《灵枢·营卫生会》曰："壮者之气血盛，则肌肉滑，气道通，营卫之行不失其常，故昼精而夜瞑；老者之气血衰，其肌肉枯，气道涩，五脏之气相搏，其营气衰少而卫气内伐，故昼不精，夜不瞑。"再如，邪气侵扰与不寐。《素问·评热病论》云："诸水病者，故不得卧，卧则惊，惊则咳甚也。"《素问·太阴阳明论》云："阳受之则入六腑，阴受之则入五脏，入六腑则身热不时卧，上为喘呼。"《素问·逆调论》曰："胃不和则卧不安，此之谓也。"此外，据其病因病机阐明不寐论治。《灵枢·口问》曰："阳气尽，阴气盛，则目瞑，阴气尽而阳气盛，则寤矣，泻足少阴，补足太阳。"《灵枢·邪客》云："今厥气客于五脏六腑，则卫气独卫其外，行于阳，不得入于阴。行于阳则阳气盛，阳气盛则阳跷陷；不得入于阴，阴虚，故目不瞑……补其不足，泻其有余，调其虚实，以通其道而去其邪，饮以半夏汤一剂，阴阳已调，其卧立至。"这些论述，为认识不寐奠定了理论基础。

言及不寐的病因病机，《景岳全书·十八卷·杂证谟·不寐》指出，不寐证虽病有不一，然"唯知邪正二字"，则尽之。因寐本乎阴，神其所主，故神安则寐，神不安则不寐，其所以不安，概括为"一由邪气之扰，一由营气之不足"。其有邪者多实证，无邪者皆虚证。如伤寒、伤风、疟疾之不寐，此皆外邪深入之扰；痰火、寒气、水气、饮食忿怒之不寐，此皆内邪滞逆之扰；舍此之外，则凡思虑劳倦，惊恐忧疑，及别无所累而常多不寐，总属其阴精血之不足，阴阳不交，而神有不安其室，故而知此二者，则知所以治此不寐。

其他，例如饮浓茶则不寐，心有事亦不寐，以其心气之被伐。盖心藏神，为阳气之宅，卫主气，司阳气之化。凡卫气入阴则静，静则寐，正以阳有所归，故神安而寐。推其所由，浓茶以阴寒之性，大制元阳，阳为阴抑，则神索不安，是以不寐。又如，心为事扰则神动，神动则不静，是以不寐。故欲求寐者，"当养阴中之阳及去静中之动"，则得之大意。

2. 宜养营养气为主治

《景岳全书·十八卷·杂证谟·不寐》指出，"无邪而不寐者，必营气之不足"。营主血，血虚则无以养心，心虚则神不守舍，故或为惊惕不安，或为恐惧害怕，或若有所系恋，或无因而偏多妄思，以致终夜不寐，及忽寐忽醒，而成为神魂不安等证，"皆宜以养营养气为主治"。若思虑劳倦伤心脾，以致气虚精陷，而为怔忡、惊悸、不寐，治宜寿脾煎或归脾汤。若七情内伤，血气耗损，或恐惧伤肾，或惊悸伤胆，精亏而不寐，治宜五福饮、七福饮，或三阴煎、五君子煎择而用之。若营卫俱伤，血气大虚，神魂无主而昼夜不寐，必用大补元煎加减治之。若劳倦伤心脾，中气不足，清阳不升，外感不解，而寒热不寐，宜补中益气汤。若思虑过度，心虚不寐而微兼烦热，治宜养心汤，或酸枣仁汤。若焦思过度，耗伤心血，而动心火，症见烦热干渴不寐，治宜天王补心丹。若心虚火盛，烦乱内热，怔忡不寐，治宜安神丸。若精血虚耗，兼痰气内蓄，怔忡夜卧不安，治宜秘传酸枣仁汤；痰盛者，治宜十味温胆汤。认为凡人以劳倦思虑太过，必致血液耗亡，神魂无主，所以不寐，即有微痰微火，皆不必顾，只宜培养气血，血气复，则诸症自退。

3.去邪而神自安

关于邪气扰而致不寐，张景岳提出，"有邪而不寐者，去其邪而神自安"。故凡治风寒之邪必宜散，方如诸柴胡饮，药如麻黄、桂枝、紫苏、干葛之类；火热之邪必宜凉，方如竹叶石膏汤，药如黄芩、黄连、栀子、黄柏之类；痰饮之邪宜化痰，如温胆汤、六安煎、导痰汤、滚痰丸之属；饮食之邪宜消滞，如大和中饮、平胃散之属；水湿之邪宜分利，如五苓散、五皮散，或加减金匮肾气丸之属；气逆之邪宜行气，如排气饮、四磨饮之属；阴寒之邪宜温中，如理阴煎、理中汤之属。

4.快脾解郁，清痰降火

《景岳全书·十八卷·杂证谟·不寐》介绍徐春甫论治不寐，痰火扰乱，心神不宁，思虑过伤，火炽痰郁，而致不眠较多。有因肾水不足，真阴不升，而心阳独亢，亦不得眠。有脾倦火郁，不得疏散，每至五更，随气上升而发躁，便不成寐，认为此治宜用"快脾解郁，清痰降火之法"。若有体气素盛，偶为痰火所致不得眠，宜先用滚痰丸，次用安神丸、清心凉膈之类。若有体素弱，或因过劳，或因病后，此为不足所致，宜用养血安神之类。凡病后及妇人产后不得眠，此皆气血虚，而心脾不足，虽有痰火，亦不宜过于攻治，仍当以补养为主，或佐以清痰降火之药。其不因病后而不寐，虽以痰火论治，亦必佐以养血补虚之药，方为恰当。

5.列方

纵观《景岳全书·十八卷·杂证谟·不寐》，不寐论列方29首。参照其所属"八略"之"新方八阵"，或"古方八阵"等，进行分类归纳，可见其主要治法依次为和阵、补阵、热阵、寒阵和攻阵等。

（1）和阵方　半夏汤、十味温胆汤、排气饮、温胆汤、大和中饮、平胃散、导痰汤、四磨饮、六安煎、酸枣仁汤、五苓散、五皮散等。

（2）补阵方　三阴煎、补中益气汤、五福饮、七福饮、天王补心丹、归脾汤、金匮肾气丸、养心汤、酸枣仁汤、大补元煎等。

（3）**热阵方**　理中汤、理阴煎、五君子汤、寿脾煎等。

（4）**寒阵方**　竹叶石膏汤、安神丸等。

（5）**攻阵方**　滚痰丸。

6. 外备用方

《景岳全书·十八卷·杂证谟·不寐》论外备用方，即其他篇章可参考备用之方，列有6首。参照其所属"八略"之"新方八阵"，或"古方八阵"，以及适应证等，其主要治法是补阵。

补阵方　远志汤、益营汤、茯苓补心汤、圣愈汤、酸枣仁汤、琥珀多寐丸等。

（七）三消

《景岳全书·十八卷·杂证谟·三消干渴》专论消渴病证，认为其病因病机，乃三消之病，三焦受病。消证有阴阳，尤不可不察，当辨其寒热滑涩，分而治之，并介绍临床用药特点。随后，介绍消渴的论治列方及论外备用方。

1. 病因病机

《景岳全书·十八卷·杂证谟·三消干渴》言及消渴之病因病机，首先选择《黄帝内经》多篇相关经文，以经义为依据进行阐释。例如，饮食等因素与消渴。《素问·通评虚实论》曰："凡治消瘅仆击，偏枯痿厥，气满发逆，肥贵人，则高粱之疾也。"《素问·奇病论》曰："此五气之溢也，名曰脾瘅……此肥美之所发也。肥者令人内热，甘者令人中满，故其气上溢，转为消渴。治之以兰，除陈气也。"《灵枢·五变》曰："五脏皆柔弱者，善病消瘅。"又如，消渴病机及症状。《素问·阴阳别论》曰："二阳之病发于脾，其传为风消。二阳结谓之消。"《灵枢·师传》云："中热消瘅，则便寒。胃中热则消谷，令人悬心善饥。"《素问·脉要精微论》曰："瘅成为消中。"

再如，消渴脉象与预后。《灵枢·邪气脏腑病形》曰："心脉、肺脉、肝脉、脾脉、肾脉微小，皆为消瘅。"《素问·气厥论》曰："心移寒于肺，肺消，肺消者饮一溲二，死不治。心移热于肺，传为鬲消。"以上论述为认识消渴提供了宝贵的资料。

《景岳全书·十八卷·杂证谟·三消干渴》指出，消渴特点有二。一是三消之病，乃三焦受病。其中"上消者，渴证也"，症见大渴引饮，随饮随渴，此机理乃"上焦之津液枯涸"。张景岳进而阐释，古云其病在肺，而不知心、脾、阳明之火皆能熏炙而然，又谓之膈消。"中消者，中焦病也，多食善饥"，不为肌肉故而日益消瘦，因其病在脾胃，故又谓之消中。"下消者，下焦病也"，症见小便黄赤，为淋为浊，如膏如脂，而面黑耳焦，日渐消瘦，其病在肾，故又名肾消也。鉴于三消证，古人悉认为火证，张景岳认为，然而临证有实火，以邪热有余；有虚火，以真阴不足。提出假如治消证而"不辨虚实，则未有不误"。二是消渴证"有阴阳，尤不可不察"。如多渴者曰消渴，善饥者曰消谷，小便淋浊如膏，称为肾消。凡此者，多由于火，火甚则阴虚，是皆阳消之证。至于阴消之义，则未有知之者。盖消之意，乃消烁，亦指消耗，"凡阴阳血气之属日见消败，皆谓之消"，故不可尽以火证为言，并继而引述《黄帝内经》之论，如《素问·气厥论》曰："心移寒于肺，为肺消，饮一溲二，死不治。"此正以元气之衰，而致金寒水冷，故而水不化气。又如，《灵枢·邪气脏腑病形》言"五脏之脉细小者，皆为消瘅"，岂以微小之脉而为有余之阳证。由此推而广之，故"凡治三消证者，必当察其脉气、病气、形气"，但见本元亏竭及假火等证，必当速救根本，以资化源。

2. 辩证论治

《景岳全书·十八卷·杂证谟·三消干渴》关于消渴论治，概括为五方面。

（1）先辨虚实

但凡论治消渴之法，"最当先辨虚实"。若察其脉证为实火致津液耗损，但去其火则津液自生，而消渴自止。若由真水不足，则悉属阴虚，无论上中下，急宜治肾，必使阴气渐充，精血渐复，则病必自愈。若但知清火，则阴无以生，而日见消败，益以困矣。

（2）上消，分别以治之

上消善渴，中消善饥。虽曰上消属肺，中消属胃，然而其火在中上二焦者，亦无非胃火上炎，但当为其辨析，"分别以治之"。若二焦果然由实火，则皆宜白虎汤主之。若渴多饥少，病多在肺，治宜人参白虎汤。若水亏于下，火炎于上，有不得不清者，治宜玉女煎，或加减一阴煎之类。有云上焦渴乃是心火刑金所致，治宜降火清金，以兰香叶、白葵花、黄柏、知母，少加升麻以引清气上升，而渴自止，此说亦可酌用。

（3）中消，清火攻下当无虚证

中消火证，以善饥而瘦，古法之治直以调胃承气汤及三黄丸之类。张景岳进一步提示，然而既以善饥，其无停积可知，若治只宜清火，岂堪攻击。认为若临证非有干结不通等症，而用此二剂，恐非所宜。若其果然属"胃火所致，而别无虚证"，则三补丸、玉泉散、白虎汤及抽薪饮之类，皆可择而用之。

（4）下消，当辨寒热滑涩

下消，若烦躁，耳焦，此乃肾水亏竭之症，古法治用六味地黄丸之类，固其宜矣。张景岳亦明言，然以其观之，则"亦当辨其寒热滑涩，分而治之"，乃为尽善。若淋浊如膏，兼热病而有火，"宜补而兼清"，治以加减一阴煎，或补阴丸、大补阴丸，或六味地黄丸加黄柏、知母之类。若下消而兼涩者，"宜补宜利"，治以六味地黄丸之类。若下焦淋浊而全无火，乃气不摄精而然，"但宜壮水养气"，治以左归饮、大补元煎之类。若火衰不能化气，气虚不能化液者，犹当以右归饮、右归丸、八味地黄丸之类主之。若下焦无火而兼滑，当以固肾补阴为主，治宜秘元煎、固阴煎及苓术菟丝丸之类。

（5）三消证，多从火治

三消证，古人以上焦属肺，中焦属胃，下焦属肾，而多从火治，乃是其固然，张景岳进而指出，三焦之火多有病本于肾，而无不由乎命门。推其所由，乃命门为水火之腑，但凡水亏证固能为消为渴，而火亏证亦能为消为渴，乃是"水不济火，则火不归原"，故有火游于肺而为上消，火游于胃而为中消，火烁阴精而为下消，"是皆真阴不足，水亏于下之消证"。又有阳不化气则水精不布，水不得火则有降无升，所以水湿直入膀胱，故而饮一溲二，以致泉源不滋，天壤枯涸，是皆真阳不足，火亏于下之消渴证。若阴虚之消，治宜壮水，阳虚之消，谓宜补火，此乃固有之言信。然而又不知"釜底加薪，氤氲彻顶"，犹如槁禾得雨，生意归巅，皆阳气之使然。其明示因消证多虚，难堪剋伐，若不求其斫丧之因而再伐生气，消者愈消，则无从回复。

3. 借鉴前贤论治

《景岳全书·十八卷·杂证谟·三消干渴》汇集先贤关于消渴之见解，亦为消渴之论治提供借鉴，拓展了思路。例如，《诸病源候论》认为，消渴症见渴不止，小便多。由于少年服五石诸丸散，时长而积经年岁，石气结于肾中，使人下焦虚热，至其年衰血气减少，不能复制于石，而石势独盛，则肾为之燥，故上为渴饮水，下为小便不禁。其病变多并发痈疽，此因热气留于经络，血涩不行故而成痈脓。又如，陈无择认为，消渴属心，故而心烦，心火散漫，渴而引饮，诸脉软散，皆气实血虚。消中属脾，瘅热成则为消中。消中复作之因素有三，因寒中，阴胜阳郁，久必为热中，则多食数溺为消中；阴狂兴盛，不交精泄，则为强中；消肾属肾，壮盛之时，而纵欲房劳，年长肾衰，多服金石，真气既丧，口干精溢自泄，不饮而利，名曰肾消，亦称内消。张元素认为，能食而渴，治宜白虎加人参汤；不能食而渴，治宜钱氏白术散，倍加干葛治之，上中既平，不复传于下消。李杲认为，上消者，舌上赤裂，大渴引饮。如《素问·逆调论》所云"心移热于肺，传为膈消者是也"，治以白虎加人参汤。中消者，善食而瘦，自汗，大便硬，小便数。即王叔和所谓，口干饮水多，食饥，虚瘅成消中，治宜以调胃承气汤、三黄丸。下消者，烦躁引饮，耳叶焦，溺如膏，所谓焦烦水易亏，此属肾消，以六味地黄丸治之。

再如，朱丹溪认为，消渴治宜养肺降火生血为主。三消者，多属不生津液，治宜四物汤为主。上消者，加五味子、人参、麦冬、天花粉，煎入生藕汁、生地黄汁、人乳，饮酒者加生葛汁。中消者，加知母、石膏、滑石以降胃火。下消者，加黄柏、知母、熟地黄、五味子之类，以滋肾水，当饮澡丝汤代茶。据其经验，认为天花粉，乃消渴神药。徐春甫认为，消渴虽有频数之不同，然其为病之肇端，则皆膏粱肥甘之变，酒色劳伤之过，皆富贵人之病，而贫贱人鲜有。凡初觉燥渴，当清心寡欲，薄滋味，减思虑，则治可瘳。若有不谨，总有名医良剂，亦不能有生。批评若认为其属火，而专务清理，未有不阴阳俱败。

4.列方

纵观《景岳全书·十八卷·杂证谟·三消干渴》，消渴论列方 23 首。参照其所属"八略"之"新方八阵"，或"古方八阵"等，进行分类归纳，可见其治法主要为寒阵、补阵、固阵、攻阵等。

（1）**寒阵方**　白虎汤、玉女煎、玉泉散、抽薪饮、补阴丸、三补丸、大补阴丸、人参白虎汤等。

（2）**补阵方**　四物汤、归脾汤、左归饮、右归饮、右归丸、六味丸、八味丸、大补元煎、加减一阴煎等。

（3）固阵方　秘元煎、固阴煎、苓术菟丝丸等。

（4）攻阵方　三黄丸、调胃承气汤等。

（5）其他方　白术散。

5. 外备用方

《景岳全书·十八卷·杂证谟·三消干渴》论外备用方，即其他篇章可参考备用之方，列有19首。参照其所属"八略"之"新方八阵"，或"古方八阵"，以及治疗适应证，进行分类归纳，可见其治法主要为寒阵、补阵、和阵、热阵等。

（1）寒阵方　益元散、天花散、地骨皮散、玉泉丸、火府丹、麦门冬饮子等。

（2）补阵方　生脉散、鹿茸丸、小建中汤、人参养营汤、五味子汤、人参固本丸、天王补心丹、加减八味丸、益阴肾气丸等。

（3）和阵方　龙脑鸡苏散、天花丸、醍醐膏等。

（4）热阵方　茯苓泽泻汤。

（八）咳嗽

《景岳全书·十九卷·杂证谟·咳嗽》阐释咳嗽之论治。关于其病因病机主要分为外感、内伤；论治则虚实当有辨。临床主要从外感、内伤进行辨治，并介绍咳嗽临床用药特点。随后，介绍咳嗽的论治列方及其论外备用方与灸法。

《景岳全书·十九卷·杂证谟·咳嗽》首列经义，选择《黄帝内经》多篇经文为据，阐述咳嗽论治。例如，咳嗽发病与五脏六腑，《素问·咳论》曰："五脏六腑皆令人咳，非独肺也。"《素问·示从容论》云："咳嗽烦冤者，是肾气之逆也。"《素问·五脏生成》曰："咳嗽上气，厥在胸中，过在手阳明、太阴。"又如，感受外邪与咳嗽。《素问·咳论》曰："人与天地相参，故五脏各以治时感于寒则受病。"《素问·五常政大论》曰："凡审平之纪，从革之纪，坚成之纪，少阳司天等年，俱有咳证。"再如，咳嗽之辨治与预后。《灵枢·五邪》曰："邪在肺则病皮肤痛，寒热，上气喘，汗出，咳动肩背。"《素问·玉机真脏论》曰："秋脉不及，则令人喘，呼吸少气而咳。"《素问·刺禁论》云："刺中肺，三日死，其动为咳。"以上论述，为认识咳嗽奠定了理论基础。

1. 辨外感与内伤

鉴于之前诸家对于咳嗽立论太繁，皆不得其要，多致后人临证莫知所从，而治难得效。张景岳直言其要义，明言咳嗽之要，止唯二证，"一曰外感，一曰内伤而尽之"。一是外感之咳，必由皮毛而入，皮毛为肺之合，凡外邪袭之，则必先入于肺，久而不愈，则必自肺而传于五脏。二是内伤之嗽，必起于阴分，盖肺属燥金，为水之母，阴损于下，则阳孤于上，水涸金枯，肺苦于燥，肺燥则痒，痒则咳不能已。总之，"咳证虽多，无非肺病"，而肺之为病，亦无非此二者而已，但于二者之中，"当辨阴阳，当分虚实"。外感之咳，属阳邪，阳邪自外而入，故治宜辛温，邪得温而自散。内伤之咳，阴病也，阴气受伤于内，故治宜甘平养阴，阴气复而嗽自愈。然而"外感之邪多有余"，若实中有虚，则宜兼补以散之，"内伤之病多不足"，若虚中夹实，亦当兼清以润之。

继而，引述《黄帝内经》经文所指，比如提出五脏六腑皆令人咳，非独肺也；再有，皮毛先受邪气，邪气以从其合。此外，五脏各以其时受病，非其时各传以与之。联系临床剖析其义，论及五脏之咳，由肺所传，则肺为主脏，而五脏乃其兼病，故说明五脏六腑各有其证，正以辨其兼证。既有兼证，则亦当有兼治，虽有兼治，然无非以肺为主，此乃固然之例。张景岳进而拓展其理之临床应用，强调"外感之咳与内伤之咳，其本不同"，故而所治亦异。因外感之咳，其来在肺，故必由肺及脏，此以肺为本而脏为标。内伤之咳，先因伤脏，故必由脏及肺，此以脏为本而肺为标。但凡治内伤，假如不知治脏而单治肺，则真阴何由以复，阴不复则咳嗽终不能愈。若治外感咳嗽，假如不知治阳而妄治阴，则邪气何由以得解，邪不解则咳嗽终不得宁。明示治病必求其本，乃其核心关键，

2. 辨虚实

明言咳嗽的多发性，即外感有嗽，内伤亦有嗽，然后提出对病机的认识，乃"此一实一虚，治当有辨"。外感之嗽，必因偶受风寒，或为寒热，或为气急，或为鼻塞声重，头痛吐痰，邪轻，而脉亦和缓，若邪甚，则脉或弦洪微数。其素无积劳虚损等证，而"陡病咳嗽，则即外感证"。相反，若内伤之咳嗽，则其病来有渐，或因酒色，或因劳伤，乃是"先有微嗽而日渐以甚"。其症则或为夜热潮热，或为形容瘦减，或两颧常赤，或气短喉干，其脉象，轻者亦必微数，重者必细数弦紧。究其临床特点，"外感之嗽其来暴，内伤之嗽其来徐"。外感之咳嗽因于寒邪，内伤之咳嗽因于阴虚；外感之咳嗽可温可散，其治易，而内伤之咳嗽宜补宜和，其治难，此固其辨之要义。继而指出，其脉证素弱，而忽病外感者有之，或其形体素强，而病致内伤者亦有之，对于此中之疑似，明示"但于病因脉色中细加权察"，自有声应可验证。告诫若认之不真，而互谬其治，则吉凶攸系不浅，此最宜慎之。

此外，言及《素问·评热病论》所论"劳风法在肺下"，其症见咳出青黄涕，其状如脓，大如弹丸，从口中或鼻中出，若不出则伤肺，伤肺则预后不良。张景岳撰述按语，说明此劳风之证，即劳力伤风证。因人之劳时，必毛窍开而汗液泄，所以风邪易入。但凡人患伤风，多有此证。故轻者三四日，重者五七日，必咳出浊痰如涕而愈，此即劳风之属。但以外感之法治之，自无不愈。然其有劳之甚，或内伤其精，或外劳其形，劳伤既甚，精血必亏，故邪不能散，而痰不能出，此即劳损干嗽之类，所以多为难治。

3.外感咳嗽证治

《景岳全书·十九卷·杂证谟·咳嗽》言及外感咳嗽的论治，主要为五方面。

（1）多因于寒邪

外感之嗽，无论四时，"必皆因于寒邪"，因寒随时气入客肺中，所以致嗽。治以辛温，其邪自散，治疗以六安煎加生姜为最妙。认为凡属外感，悉宜先以此汤加减。若肺之燥涩，痰气不利，或年老血衰，咳嗽费力，宜于本方加当归。若寒气太盛，或中寒肺气不温，邪不能解，于此方加北细辛。若冬月寒盛气闭，邪不易散者，麻黄、桂枝俱可加用，或用小青龙汤。若伤风见寒，或伤寒见风，而往来寒热，咳嗽不止，治宜柴陈煎。若寒邪不甚，痰气不多，但以二陈汤加减，效果良好。

（2）阴虚或虚寒易感邪

外感之嗽，凡属阴虚少血，或脾肺虚寒之辈，则最易感邪。但察其脉体稍弱，胸膈无滞，或肾气不足，水泛为痰，或恶心，呕吐，饥不欲食，或年及中衰，血气渐弱，而咳嗽不能愈，治宜金水六君煎加减，张景岳体会其效佳，认为"足称神剂"。若兼阳分气虚，而脉微神困，懒言多汗，必加人参；若脾胃土虚不能生金，而邪不能解，治宜六君子汤以补脾肺；或脾虚不能制水，泛而为痰，治宜理中汤，或理阴煎、八味丸之类，以补土母，皆为良法。

（3）兼火则内热喜冷

外感咳嗽而兼火，必有内热喜冷脉滑等症，亦但以二陈、六安等汤，酌加凉药佐之，热微可加黄芩，热甚再加知母、栀子之类。若火在阳明而兼头痛热渴，加石膏为宜。

（4）审察时气与病气

外感之证，春多升浮之气，治宜兼降，如泽泻、前胡、海石、瓜蒌之属。夏多炎热之气，治宜兼凉，如黄芩、黄连、知母、黄柏之属。秋多阴湿之气，治宜兼燥湿，如苍术、白术、干姜、细辛之属。冬多风寒之气，治宜兼散寒，如防风、紫苏、桂枝、麻黄之属。张景岳提示，"时气固不可不知，而病气尤不可不察"，若当其时而非其病，时证有不相合，又当舍时从证。至于各脏之气，证有兼见，当随宜兼治，不可任胶柱之见。

（5）寒包热，但解其寒

咳嗽凡遇秋冬即发，此为"寒包热，但解其寒"，其热自散，治宜六安煎、二陈汤、金水六君煎三方，察其虚实壮老，随宜用之。如果内热甚，不妨佐以黄芩、知母之类。

4. 内伤咳嗽证治

《景岳全书·十九卷·杂证谟·咳咳嗽》言内伤咳嗽的论治，主要为七方面。

（1）皆本于阴分

五脏皆有精气，而又因肾为元精之本，肺为元气之主，故五脏之气分受伤，则"病必自上而下，由肺由脾及肾"。若五脏之精分受伤，则病必自下而上，由肾由脾及肺，肺肾俱病，则他脏不免。认为劳损之咳嗽，最为难治，以其病在根本，而不易为力。

（2）随宜速用

肺属金，为清虚之脏，凡金被火刑则为咳嗽，金寒水冷亦为咳嗽，此咳嗽所当治肺。然内伤之咳嗽，则不独在肺。盖五脏之精皆藏于肾，而少阴肾脉从肾上贯肝膈，入肺中，循喉咙，挟舌本，所以肺金之虚，多由肾水之涸，正以子令母虚。故治劳损咳嗽，必当以壮水滋阴为主，使肺气得充，则可渐愈，宜一阴煎、左归饮、琼玉膏、左归丸、六味地黄丸之类择而用之。其有元阳下亏，生气不布，以致脾困于中，肺困于上，而为喘促，为痞满，为痰涎呕恶，或泄泻畏寒。提出但凡症见脉细弱，虚寒而咳嗽不已，皆不必治咳嗽，但补其阳而咳嗽自止，如右归饮、右归丸、八味地黄丸、大补元煎、六味回阳饮、理中汤、劫劳散之类，皆当随宜速用，不得因循，以致汲深无及，以免药不达病所。

（3）火烁肺金，宜兼清火

凡水亏于下，火炎于上，以致火烁肺金，症见干渴烦热，喉痛口疮，潮热便结，喜冷，尺寸滑数，则不得不兼清火，以存其水，治宜四阴煎，或加减一阴煎、人参固本丸。

（4）邪实与虚损，治疗有异

咳嗽声哑者，以肺本属金，因金实则不鸣，金破亦不鸣。金实者，以肺中有邪，非寒邪即火邪也；金破者，以真阴受损，非气虚即精虚也。寒邪宜辛宜温，火邪宜甘宜清，气虚宜补阳，精虚宜补阴。其病证特点，即"邪实者，其来暴，其治亦易"；而"虚损者，其来徐，其治亦难"。

（5）虚损咳嗽，甘润养阴

虚损咳嗽多不宜用燥药及辛香动气等剂，诸如六安煎、二陈汤之类，皆不可轻用。治疗"惟甘润养阴"，如乳酥、蜂蜜、百合、地黄、阿胶、麦冬、去皮胡桃肉之类，皆所宜用。

（6）详察在表在里

外邪证多有误认为劳伤而遂成真劳，此必其人气体柔弱，而医家望之已有成见，故而见其发热，遂认为属火，见其咳嗽，遂认为属劳，批评其"不明表里，率用滋阴降火等剂"。不知寒邪既已在表，凉药不宜妄投，若外既有寒，而内又得寒，则表里合邪，必致邪留不解，延绵日甚，久而不愈，不至成劳不已，认为此实医之所误。故医于此证，"最当详察在表在里，以及新邪久病等因"，其脉色形气等辨，则但以六安煎、金水六君煎，或柴陈煎之类，不数剂而可愈。

（7）有火无火，亦当辨治

朱丹溪认为火郁之证，乃痰郁火邪在肺中，此证多是不得志者有之。治用苦梗以开之，下用补阴降火，用苦梗倒仓法攻之。张景岳对于朱丹溪此说，提出不同看法，认为既云其不得志，则为忧思内伤，岂为痰火病，又岂为苦梗倒仓所宜攻。认为干咳者，以其肺中津液不足，枯涸而然，此系内伤亏损，肺肾不交，因气不生精，精不化气，故而干涩如此。但其"有火无火，亦当辨治"，若脏平无火，止因肺虚，故必先补气，自能生精，治宜五福饮之类；若脏气微寒，非辛不润，故必先补阳，自可生阴，治宜理阴煎或六君子汤之类；若兼内热有火，当保真阴，故必先壮水，自能制火，治宜一阴煎，或加减一阴煎兼贝母丸之类。若以此证而但知消痰开郁，将使气愈耗，水愈亏，则难为医治。

5. 陈述前贤经验

对于咳嗽论治，《景岳全书·十九卷·杂证谟·咳嗽》专列辨古与述古专题，陈述与辨析前贤之论治经验。例如，刘完素认为，假令湿在肝经，谓之风痰；湿在心经，谓之热痰；湿在脾经，谓之湿痰；湿在肾经，谓之寒痰，宜随证而治之。若咳而无痰，则治以辛甘润其肺，如蜜煎生姜汤、蜜煎橘皮汤之属。若咳而嗽，当以治痰为先，治痰则必以顺气为主，是以南星、半夏胜其痰，而咳嗽自愈，以枳壳、陈皮利其气，而痰自下。痰而能食，则以大承气汤微下之；痰而不能食，以厚朴汤疏导之，此言治法之大体。

张景岳分析刘完素此说，认为其谓治咳嗽当先治痰，因以南星、半夏之属为主，似得治咳嗽之法，此其谓咳嗽必因痰，故胜其痰而咳嗽自愈。提出然则理有不然，因外感之咳嗽，必因风寒，而风寒在肺，则肺气不清，故而咳嗽，咳嗽然后动痰，此乃"风邪痰嗽之本，本于外感，非外感本于痰"。又如内伤之咳嗽，必因阴虚，阴虚则水涸金枯，引动咳嗽，脾虚肾败，故而化痰，此"阴虚咳嗽之本，本于内伤"，而非内伤本于痰。斥责刘完素"治咳嗽当先治痰"，非求本之道。并提出治外感之咳嗽，诚唯二陈之属为最效，因为南星、半夏、生姜、陈皮、枳壳之类，其味皆辛，辛能入肺，"辛能散寒，寒邪散则痰咳嗽自愈"，认为"此正所以治本，而实非所以治痰"。若内伤阴虚之咳嗽，则大忌辛燥。又认为，此肺实者之宜辛，则反证此肺虚者之忌辛。批评刘完素何以不察，而谓南星、半夏之属但能治痰，"岂果治痰之标便能治咳嗽之本乎"。又如，关于虚则补子之义，杨士瀛认为，肺为气之主，肾为气之本。凡咳嗽引动百骸，自觉气从脐下奔逆而上，此肾虚不能收气归原，治当以地黄丸、安肾丸之类，毋徒从事于肺，此乃虚则补子之意。

再如，薛己认为，春月若因风寒所伤，咳嗽声重头痛，治用金沸草散。咳嗽声重，身热头痛，则用消风散。因肺主皮毛，肺气虚则腠理不密，风邪易入，治当解表兼实肺气。若肺有火则腠理不闭，风邪外乘，治宜解表兼清肺火，邪退即止。若数行解散，则重亡津液，致邪蕴而为肺疽肺痿。故凡肺受邪不能输化，而小便短少，皮肤渐肿，咳嗽日增，宜用六君子汤以补脾肺，六味丸以滋肾水。夏月火热炎上，喘急而嗽，面赤潮热，脉洪大，治用黄连解毒汤。燥热而咳，治用栀子仁汤。咳唾有血，治用麦门冬汤，俱兼以六味丸，夏月尤当用此，壮肾水以保肺金。夏月心火乘肺，轻则用麦门冬汤，重则用人参平肺散。若上焦实热，则用凉膈散，虚热用六君子汤。中焦实热，用竹叶石膏汤，虚热用竹叶黄芪汤。下焦虚热，用六味丸。秋月湿热伤肺，若咳而身热，自汗口干，便赤，脉虚而洪，用白虎汤。身热而烦，气高而短，心下痞满，四肢困倦，精神短少，用香薷饮。若病邪既去，宜用补中益气汤加山药、五味子以养元气，用柴胡、升麻，以升生气。冬月风寒外感，形气病气俱实，宜用麻黄汤之类，所谓邪自表而入，自表而出。若形气病气俱虚，治宜补其元气，而佐以解表之药；若专于解表，则肺气益虚，腠理益疏，外邪乘虚易入，病则难愈。若病日久，或误服表散之剂，以致元气虚而邪气实，急宜补脾土为主，则肺金有所养，而诸病自愈。若人老体弱，或劳伤元气而患前证，误服麻黄、枳壳、紫苏之类，而致汗出亡阳，多患肺痈、肺痿，此乃治失其宜，多致不起。午后咳嗽，属肾气亏损，火炎水涸，或津液涌而为痰，乃真脏为患，当用六味地黄丸，宜壮肾水滋化源为主，以补中益气汤养脾土，生肺肾为佐。若用清气化痰则为误治。

此外，徐春甫认为，凡咳嗽之人，体质虚弱，用泻气药多不效，间有效，亦必复作，若并用补益，而嗽自愈。体质较强，或系外感，俱宜发散邪气，破滞气而嗽自宁。新咳嗽亦宜从实治之；久咳嗽，宜从虚治之，或用涩药以击其惰归，如九仙散之属。凡治咳嗽，"当先求病根，伐去邪气"，而后可以乌梅、诃子、五味子、罂粟壳、款冬花之类。此辈其性味燥涩，有收敛劫夺之功，亦在所必用，然当权衡其先后而用之。

6. 列方

《景岳全书·十九卷·杂证谟·咳嗽》，咳嗽论列方 46 首。参照其所属"八略"之"新方八阵"，或"古方八阵"等，进行分类归纳，可见其组方体现的主要治法为补阵、寒阵、和阵、热阵、古阵、攻阵等。

（1）**补阵方** 一阴煎、四阴煎、五福饮、琼玉膏、补中益气汤、左归饮、右归饮、加减一阴煎、左归丸、右归丸、六味丸、八味丸、人参固本丸、地黄丸、生料鹿茸丸、大补元煎、六君子汤等。

（2）**寒阵方** 黄连解毒汤、白虎汤、人参平肺散、竹叶石膏汤、竹叶黄芪汤、栀子仁汤、麦门冬汤等。

（3）**和阵方** 二陈汤、六安煎、厚朴汤、香薷饮、金水六君煎、贝母丸等。

（4）**散阵方** 麻黄汤、柴陈煎、小青龙汤、金沸草散、消风散等。

（5）**热阵方**　理阴煎、理中汤、安肾丸、六味回阳饮等。

（6）**固阵方**　九仙散、大菟丝子丸等。

（7）**攻阵方**　大承气汤、凉膈散等。

（8）**其他方**　劫劳散。

7. 外备用方

《景岳全书·十九卷·杂证谟·咳嗽》论述咳嗽论外备用方，即其他篇章可参考备用的方，列有41方。参照其所属"八略"之"新方八阵"，或"古方八阵"，及其适应证的描述，进行相关分类归纳，可见其组方体现的主要治法为寒阵、补阵、固阵、攻阵等。

（1）**和阵方**　杏仁煎、杏仁膏、橘皮半夏汤、星香丸、苏子煎、杏仁萝卜子丸、杏仁丸、白术汤、人参定喘汤、前胡散、百花膏、阿胶散、玉液丸、玉粉丸等。

（2）**补阵方**　四君子汤、生脉散、十全大补汤、宁肺汤、蜜酥煎、凤髓汤、五味异功散、鹿茸丸、补肺汤等。

（3）**寒阵方**　二母散、紫菀散、黄芩知母汤、团鱼丸、人参清肺汤等。

（4）**固阵方**　五味子丸、三妙汤、安眠散、润肺丸、百药煎、灵宝烟筒等。

（5）**散阵方**　桑皮散、参苏饮、十神汤、旋覆花汤等。

（6）**热阵方**　加味理中汤。

（7）**因阵方**　嗽烟筒。

8. 灸法

《景岳全书·十九卷·杂证谟·咳嗽》记载有灸法。穴位取肺俞、俞府、天突、风门（各七壮）、列缺（三壮）、乳根（三壮）等。

（九）喘证

《景岳全书·十九卷·杂证谟·喘促》专论喘证，首列经义，继而，阐释喘证机理，认为气喘之病，最为危候，实喘者有邪，邪气实；虚喘者无邪，元气虚，并介绍喘证临床用药特点。随后，介绍喘证的论治列方及论外备用方。

1. 病因病机

《景岳全书·十九卷·杂证谟·喘促》摘录《黄帝内经》多篇文章的相关经文，以阐释喘证机理。例如，喘证与脏腑。《素问·大奇论》曰："肺之雍，喘而两胠满。"《素问·痹论》曰："心痹者，脉不通，烦则心下鼓，暴上气而喘。"《素问·脉要精微论》曰："肝脉，若搏，因血在胁下，令人喘逆。"《灵枢·五邪篇》曰："邪在肺，则病皮肤痛，寒热，上气喘，咳动肩背。"又如，喘证与水肿。《素问·示从容论》云："喘咳者，是水气并阳明也。"《素问·水热穴论》云："故水病下为胕肿大腹，上为喘呼，不得卧者，标本俱病，故肺为喘呼，肾为水肿，肺为逆不得卧。"再如，喘证与气治虚实。《素问·举痛论》曰："劳则喘息汗出，外内皆越，故气耗矣。"《素问·调经论》曰："气有余则喘咳上气，不足则息利少气。"此外，喘证的脉候，以及喘证与针刺。《灵枢·热病》云："热病已得汗出，而脉尚躁，喘且复热，勿刺肤，喘甚者死。"《素问·玉机真脏论》曰："秋脉不及，则令人喘，呼吸少气而咳，上气见血，下闻病音。"《素问·刺禁论》云："刺缺盆中内陷，气泄，令人喘咳逆。"以上论述为认识喘证奠定了理论基础。

《景岳全书·十九卷·杂证谟·喘促》阐释喘证，认为气喘之病，最为危候，治失其要，鲜不误人。其一，欲辨之，亦唯二证而已。"所谓二证者，一曰实喘，一曰虚喘"，明示此二证相反，不可混淆。进而指出，"实喘者有邪，邪气实也；虚喘者无邪，元气虚"。从临床表现而言，实喘者气长而有余，且胸胀气粗，声高息涌，膨膨然若不能容，呼出为快；虚喘者气短而不续，慌张气怯，声低息短，惶惶然若气欲断，提之若不能升，吞之若不相及，动则尤甚，急促似喘，但得长息为快。其二，此喘证，一为真喘，一为似喘。真喘者其责在肺，似喘者其责在肾。究其缘由，肺为气之主，肾为气之根。肺主皮毛而居上焦，故邪气犯之，则上焦气壅而为喘，气之壅滞，治宜清宜破。肾主精髓而在下焦，若真阴亏损，精不化气，则下不上交而为喘促，喘促乃断其根基，气既短促，而再加消散。

2. 虚实脉候

气盛有邪之脉，必滑数有力，而气虚无邪之脉，必微弱无神。其脉外见浮洪，或芤大至极，而稍按即无，此无根之脉。或往来弦甚而极大极数，其脉全无和缓，此胃气之败，俱为大虚之候。但脉之微弱，其真虚易知，而脉之浮空弦搏，其假实难辨，然而轻重之分，亦唯于此而可察。其脉微弱，犹顺而易医，浮空，最险而多变，若弦强之甚，则为真藏，真藏已见，其预后不佳。

3. 虚喘辨治

《景岳全书·十九卷·杂证谟·喘促》指出，凡虚喘之证，无非由气虚。气虚之喘，十居七八，"但察其外无风邪，内无实热而喘"，即皆虚喘之证。若脾肺气虚，不过在中上二焦，其化源未亏，而病犹浅。若肝肾气虚，则病出下焦而本末俱病，其病则深，此当速救其根以接助真气，有望回生。其有病久而喘，或久服消痰散气等剂而反加喘，或上为喘咳而下为泄泻，或妇人产后亡血过多，则营气暴竭，孤阳无根而为喘，此名孤阳绝阴，则为难治。关于虚喘治法主要有六方面。

（1）**虚喘察表里无邪**

属虚喘者，其人无风寒咳嗽等疾患，而忽见气短似喘，或但经微劳，或饥时即见喘息。或精泄之后，或大汗之后，或大小便之后，或大病之后，或妇人月期之后，而喘促愈甚，或气道噎塞，上下若不相续，势剧垂危，但察其表里无邪，脉息微弱无力，而诸病若此，悉治宜贞元饮之类。此外，如小营煎、大营煎、大补元煎之类，俱可择用。若大便溏泄兼下寒，治宜右归饮、右归丸、圣术煎之类。

（2）气虚与阴虚之辨治

脾肺气虚，上焦微热微渴而作喘，治宜生脉散。但以气虚而无热者，独参汤为宜。若火烁肺金，上焦热甚，烦渴多汗，气虚作喘，宜人参白虎汤主之。若火在阴分，宜玉女煎主之，然唯夏月或有此证。若阴虚，自小腹火气上冲而喘者，宜补阴降火，以六味地黄汤加黄柏、知母之类主之。

（3）水喘不宜妄用攻击

水病为喘，以肾邪干肺。然水不能化而子病及母，使非精气之败，此其虚者十九，而间为虚中夹实，则或有之。故凡治水喘，不宜妄用攻击之药，当求肿胀门诸法治之，肿退而喘自定。古法治心下有水气上乘于肺，喘而不得卧者，治以神秘汤。但此汤多主气分，若水因气滞用之则可，若水因气虚，必当以加减金匮肾气汤之类。

（4）益肺温养及滋养

老弱者久病气虚发喘，其治当以养肺为主。阴胜者宜温养之，如人参、当归、干姜、桂枝、甘草，或加以黄芪、白术之属。阳胜者宜滋养之，如人参、熟地黄、麦冬、阿胶、五味子、梨浆、牛乳之属。

（5）察脉象审喘证预后

凡病喘促，但察其脉息微弱细涩，必阴中之阳虚；或浮大弦芤按之空虚，必阳中之阴虚。大凡喘急不得卧而脉见如此，则皆元气大虚，为预后不佳之征，若妄加消伐，必增剧而危，若用苦寒或攻下，则无不即死。

4. 实喘辨治

《景岳全书·十九卷·杂证谟·喘促》论述实喘治法，主要有五方面。

（1）邪实在肺

实喘之证，以邪实在肺，肺之实邪，非风寒则火邪。风寒之邪，必受自皮毛，入肺而为喘，火之炽盛，金必受伤，故亦以病肺而为喘。治风寒之实喘，宜以温散；治火热之实喘，治以寒凉。又有痰喘之说，前人皆曰治痰，不知痰岂能喘，而必有所以生痰，此当求其本而治之。若风寒外感，邪实于肺而咳喘并行，治宜六安煎加细辛或苏叶。若冬月感风寒甚，本方加麻黄亦可，或用小青龙汤、华盖散、三拗汤之类。

（2）辨有风寒与无风寒

外有风寒，内兼微火而喘，治宜黄芩半夏汤。若兼阳明火盛而寒包热，宜凉而兼散，以大青龙汤，或五虎汤、越婢加半夏汤之类。外无风寒而唯火盛作喘，或虽有微寒而所重在火，治宜桑白皮汤，或抽薪饮之类主之。

（3）治痰之所生

痰盛作喘，宜治痰，如二陈汤、六安煎、导痰汤、千缗汤、滚痰丸、抱龙丸之类，皆可治实痰之喘；六君子汤、金水六君煎之类，皆可治虚痰之喘也。然痰之为病，亦为病之标耳，犹必有生痰之本，故凡痰因火动，必须先治其火；痰因寒生，必须先治其寒。至于或因气逆，或因风邪，或因湿滞，或因脾肾虚弱，皆能生痰，若治痰而不治其痰之所生，则痰终不能治，而喘何以得愈。

（4）气实作喘，但破其气

气分受邪，上焦气实作喘，或怒气郁结伤肝，而人壮力强，胀满脉实，但破其气而喘自愈，治宜廓清饮、四磨饮、四七汤、萝卜子汤、苏子降气汤之类；或阳明气秘不通而胀满者，可微利之。

（5）未发扶正气，既发攻邪气

喘有夙根，遇寒即发，或遇劳即发，亦名哮喘，"未发时以扶正气为主，既发时以攻邪气为主"。扶正气者，当辨阴阳，阴虚者补其阴，阳虚者补其阳。攻邪气者，当分微甚，或散其风，或温其寒，或清其痰火。然发久者气无不虚，消散中宜酌加温补，或于温补中宜量加消散。此等证候，当以元气为念，"必使元气渐充，庶可望其渐愈"，若攻之太过，未有不致日甚而危者。

5. 列方

《景岳全书·十九卷·杂证谟·喘促》，喘证论列方35首。参照其所属"八略"之"新方八阵"，或"古方八阵"等，进行分类归纳，可见其组方体现的主要治法为补阵、和阵、散阵、寒阵、攻阵、热阵等。

（1）**补阵方** 贞元饮、大补元煎、大营煎、小营煎、六君子汤、右归饮、右归丸、独参汤、生脉散、六味地黄汤、《金匮》肾气丸等。

（2）**和阵方** 六安煎、神秘汤、萝卜子汤、二陈汤、千缗汤、导痰汤、清饮、金水六君煎、四七汤、四磨饮、五虎汤、苏子降气汤等。

（3）**散阵方** 大青龙汤、小青龙汤、三拗汤、华盖散、黄芩半夏汤、越婢加半夏汤等。

（4）**寒阵方** 玉女煎、桑白皮汤、人参白虎汤等。

（5）**攻阵方** 滚痰丸。

（6）**热阵方** 圣术煎。

（7）**其他方** 抱龙丸。

6. 外备用方

《景岳全书·十九卷·杂证谟·喘促》论外备用方，即其他篇章可参考备用之方，列有16方。参照其所属"八略"之"新方八阵"，或"古方八阵"，及其适应证的描述，进行分类归纳，可见其组方体现的治法主要有补阵、和阵、寒阵、散阵、固阵等。

（1）**补阵方** 参附汤、五味子汤、十全大补汤、蜜酥煎、人参胡桃汤等。

（2）**和阵方** 百合汤、苏子煎、定喘汤、人参定喘汤、黄瓜蒌丸、神秘汤、葶苈大枣泻肺汤等。

（3）**寒阵方** 双玉散、泻白散等。

（4）**散阵方** 苏陈九宝汤。

（5）**固阵方** 安眠散。

7. 灸法

《景岳全书·十九卷·杂证谟·喘促》论述灸法，取璇玑、气海、膻中、期门等穴。背中骨节第七椎下穴，灸三壮，喘气立已，神效。

（十）郁证

《景岳全书·十九卷·杂证谟·郁证》阐释郁证之论治。首列经义，继而阐发因病而郁与因郁而病，以及三郁证治。论郁证之脉候，血气不顺而脉不和，观《黄帝内经》五郁之治，阐释通融圆活之道，并介绍诸郁证治法与临床用药，随后介绍郁证的论治列方及论外备用方。

1. 病因病机

《景岳全书·十九卷·杂证谟·郁证》首列经义，汇集《黄帝内经》多篇文章的相关经文，阐释郁证。例如，情志与气机失调。《素问·举痛论》曰："怒则气上，喜则气缓，悲则气消，恐则气下，寒则气收，炅则气泄，惊则气乱，劳则气耗，思则气结。"《素问·调经论》曰："神有余则笑不休，神不足则悲。血有余则怒，不足则恐。"又如，情志与脏腑功能失常。《素问·玉机真脏论》曰："忧恐悲喜怒，令不得以其次，故令人有大病矣。因而喜大虚则肾气乘矣，怒则肝气乘矣，悲则肺气乘矣，恐则脾气乘矣，忧则心气乘矣。"《灵枢·寿夭刚柔》曰："忧恐忿怒伤气，气伤脏，乃病脏。"《灵枢·邪气脏腑病形》曰："愁忧恐惧则伤心，形寒寒饮则伤肺。"《灵枢·口问》曰："悲哀愁忧则心动，心动则五脏六腑皆摇。"《灵枢·本神》曰："肝气虚则恐，实则怒。心气虚则悲，实则笑不休。"再如，五郁的调治。《素问·六元正纪大论》云："木郁达之，火郁发之，土郁夺之，金郁泄之，水郁折之，然调其气，过者折之，以其畏也。"并引滑寿关于五郁之治的注释，"木性本条达，火性本发扬，土性本冲和，金性本整肃，水性本流通，五者一有所郁，斯失其性矣。达、发、夺、泄、折，将以治其郁而遂其性也"。以上论述为认识郁证提供了理论依据。

《景岳全书·十九卷·杂证谟·郁证》论情志致郁之机理，第一，因病而郁与因郁而病。凡五气之郁，则诸病皆有，此乃"因病而郁"；若情志之郁，则总由乎心，此"因郁而病"。张景岳认为，自古言郁，但知解郁顺气，通作实邪论治，辨其三证，希望无误。第二，论述三郁。一曰怒郁，二曰思郁，三曰忧郁。如怒郁，方其大怒气逆之时，则实邪在肝，多见气满腹胀，所当平。及其怒后而逆气已去，唯中气受伤，既无胀满疼痛，而或为倦怠，或为少食，此以木邪克土，损伤在脾，是可不知培养而仍在消伐之过，此"怒郁之有先后，亦有虚实，所当辨治"。又若思郁，则唯无夫之成年女子与寡妇，及灯窗困厄，积疑任怨者皆有之。思则气结，结于心而伤于脾。及其既甚，则上连肺胃而为咳喘，为失血，为膈噎，为呕吐；下连肝肾，则为带浊，为崩淋，为月经失调，为劳损。若初病而气结为滞，宜顺宜开；久病而损及中气，宜修宜补。然而以情病，则非情不解，其在女子，必得愿遂而后可释，或以怒胜思，亦可暂解；其在男子，使非有能屈能伸，达观上智者，终不易却。若病已既成，损伤必甚，而再行消伐，其不明也亦甚。又若忧郁病，则全属大虚，本无邪实，此多以衣食之累，利害之牵，及悲忧惊恐而致郁，总皆受郁之类。因悲则气消，忧则气沉，必伤脾肺；惊则气乱，恐则气下，必伤肝肾，此其戚戚悠悠，精气但有消索，神志不振，心脾日以耗伤。凡此之辈，皆属阳消证，假如不知培养真元，反而再加解散，则反加病证，因此不可不详加审察，以济人之危。

2. 辨郁证之脉

《景岳全书·十九卷·杂证谟·郁证》指出，古人皆以结促止节为郁脉，使必待结促止节而后为郁。张景岳认为，郁证不多见此脉，提出凡诊郁证，但见"血气不顺而脉不和平者，其中皆有郁"。唯情志之郁，则如弦紧、沉涩、迟细、短数之类，皆能为之。至若结促之脉，虽为郁病所常有，然病郁者，未必皆结促，唯血气内亏，则脉多间断；若平素不结而因病忽结，此以不相接续，尤属内虚。故凡辨结促，又当以有神无神辨之，其或来去有力，犹可以郁证论。若以无力之结促，悉认为气逆痰滞，而妄行消散，则十误其九。

3. 融圆活之道

《景岳全书·十九卷·杂证谟·郁证》阐释《黄帝内经》五郁之治，认为其言五郁，言五行之化，因气运有乖和，则五郁之病生。其在于人，则凡气血一有不调而致病，皆谓之郁证，亦无非五气之化。故以人之脏腑，木应肝胆，木主风邪，畏其滞抑，故宜达之，或表或里，但使经络通行，则木郁自散，是即谓之达。火应心与小肠，火主热邪，畏其陷伏，故宜发之，或虚或实，但使气得升扬，则火郁自解，是即谓之发。土应脾胃，土主湿邪，畏其壅淤，故宜夺之，或上或下，但使秽浊得净，则土郁可平，是即谓之夺。金应肺与大肠，金主燥邪，畏其秘塞，故宜泄之，或清或浊，但使气液得行，则金郁可除，是即谓之泄。水应肾与膀胱，水主寒邪，畏其凝溢，故治宜折之，或阴或阳，但使精从气化，则水郁可清，是即谓之折。张景岳进而指出，虽然论治之法固当辨此五者，但不知经语之玄，本非确凿，亦非专治实邪而虚邪不在此列。如木郁之治，宜于达，若气陷不举者，发即达；气壅不开者，夺即达；气秘不行者，泄亦达；气乱不调者，折亦达。又如火郁之治，当用发，若元阳被抑，则达非发；脏腑留结，则夺非发；肤窍闭塞，则泄非发；津液不化，则折非发，且夺者挽回之谓，大实非大攻不足以荡邪，大虚非大补不足以夺命，是皆所谓夺。折者折中之谓，火实则阳亢阴虚，火虚则气不化水，制作随宜，是皆所谓折。由是观之，可见"五者之中，皆有通融圆活之道"，但《黄帝内经》欲言五法，不得不借五气以发明其用，但使人知此意，则五行之中各俱五法，而用有无穷之妙。明示学人于此，当默会其意，勿使胶柱。

4. 情志三郁证治

《景岳全书·十九卷·杂证谟·郁证》论情志三郁证治。

（1）怒郁之治

若暴怒伤肝，逆气未解，而为胀满或疼痛，治宜解肝煎、神香散，或六郁汤，或越鞠丸。若怒气伤肝，因而动火，以致烦热，胁痛胀满或动血，治宜化肝煎。若怒郁不解或生痰，治宜温胆汤。若怒后逆气既散，肝脾受伤，而致倦怠食少，治宜五味异功散，或五君子煎，或大营煎、归脾汤之类调养。

（2）思郁之治

若初有郁结滞逆不开，治宜和胃煎加减，或二陈汤，或沉香降气散，或启脾丸皆可择用。凡妇人思郁不解，伤冲任之源，而血气日亏，渐至经脉不调，或短少渐闭，治宜逍遥饮，或大营煎。若思忆不遂，以致遗精带浊，病在心肺不摄，宜秘元煎。若思虑过度，以致遗精滑泄及经脉错乱，病在肝肾不固，治宜固阴煎。若思郁动火，以致崩淋失血，赤带内热，经脉错乱，治宜保阴煎。若思郁动火，阴虚肺热，烦渴，咳嗽见血，或骨蒸夜热，治宜四阴煎，或一阴煎。若儒生困厄，思结枯肠，以及任劳任怨，心脾受伤，以致怔忡健忘，倦怠食少，渐至消瘦，或为膈噎呕吐，治宜寿脾煎，或七福饮；若心膈气有不顺或微见疼痛，治宜归脾汤，或加砂仁、白豆蔻、丁香之类以微顺之。

（3）忧郁之治

若初郁不开，未至内伤，而胸膈痞闷，治宜二陈汤、平胃散，或和胃煎，或调气平胃散，或神香散，或六君子汤之类以调之。若忧郁伤脾而吞酸呕恶，治宜温胃饮，或神香散。若忧郁伤脾肺而困倦，怔忡倦怠，食少，治宜归脾汤，或寿脾煎。若忧思伤心脾，以致气血日消，饮食日减，肌肉日削，治宜五福饮、七福饮，甚者大补元煎。

5. 诸郁治法

《景岳全书·十九卷·杂证谟·郁证》介绍诸郁治法。提出凡诸郁，如气、血、食、痰、风、湿、寒、热，或表或里，或脏或腑，一有滞逆，皆为之郁，当各求其属，分微甚而开之，自无不愈。气郁，治宜木香、沉香、香附、乌药、藿香、丁香、青皮、枳壳、茴香、厚朴、川芎、槟榔、砂仁、皂角之类。血郁，治宜桃仁、红花、苏木、肉桂、延胡索、五灵脂、牡丹皮、川芎、当归、大黄、朴硝之类。食郁，治宜山楂、麦芽、神曲、枳实、三棱、蓬术、大蒜、萝卜，或生韭饮之类。痰郁，治宜半夏、南星、海石、瓜蒌、前胡、贝母、陈皮、白芥子、玄明粉、海藻、皂角、牛黄、天竺黄、竹沥之类。风郁，治宜麻黄、桂枝、柴胡、升麻、干葛、紫苏、细辛、防风、荆芥、薄荷、生姜之类。湿郁，治宜苍术、白术、茯苓、泽泻、猪苓、羌活、独活之类。寒郁，治宜干姜、肉桂、附子、吴茱萸、荜茇、胡椒、花椒之类。热郁，治宜黄连、黄柏、黄芩、栀子、石膏、知母、龙胆草、地骨皮、石斛、连翘、天花粉、玄参、犀角、童便、绿豆之类。张景岳亦明示，以上诸郁治法，皆所以治实邪。若阳虚则气不能行，阴虚则血不能行，气血不行，无非郁证，若用前法则愈虚愈郁，当知所辨，而参以如前三郁证治之三法，则有望无误。

此外，《景岳全书·十九卷·杂证谟·郁证》列述古专题，以陈述先贤郁证之治法。例如，朱丹溪言：郁病大率有六，即气郁，症见胸胁疼痛，脉沉而涩；湿郁，症见周身走痛，或关节疼痛，遇阴则发，脉沉而细；热郁，症见瞀闷烦心，尿赤，脉沉而数；痰郁，症见动则喘息，脉沉而滑；血郁，症见四肢无力，能食便血，脉沉而芤；食郁，症见嗳酸腹饱，不喜饮食。或七情之邪郁，或寒热之交侵，或九气之怫郁，或两湿之侵凌，或酒浆之积聚，故为留饮湿郁之疾。又如热郁而成痰，痰郁而成癖，血郁而成瘕，食郁而成痞满，此乃必然之理。

6. 列方

《景岳全书·十九卷·杂证谟·郁证》，郁证论列方 29 首。参照其所属"八略"之"新方八阵"，或"古方八阵"等，进行分类归纳，可见其组方体现的主要治法为和阵、补阵、寒阵、散阵、热阵、固阵、因阵等。

（1）**和阵方**　六郁汤、解肝煎、越鞠丸、二陈汤、和胃饮、温胆汤、启脾丸、生韭饮、平胃散、调气平胃散、神香散等。

（2）**补阵方**　异功散、归脾汤、五福饮、七福饮、六君子汤、一阴煎、四阴煎、大补元煎等。

（3）**寒阵方**　保阴煎、化肝煎、沉香降气散、大营煎等。

（4）**热阵方**　五君子煎、寿脾煎、温胃饮等。

（5）**固阵方**　固阴煎、秘元煎等。

（6）**因阵方**　逍遥饮。

7. 外备用方

《景岳全书·十九卷·杂证谟·郁证》论外备用方，即其他篇章可参考备用方，列有 6 方。参照其所属"八略"之"新方八阵"，或"古方八阵"，及其适应证的描述，进行分类归纳，可见其组方体现的治法主要有和阵、补阵等。

（1）**和阵方**　三和散、加味二陈汤、七气汤、加味四七汤、《局方》七气汤等。

（2）**补阵方**　逍遥散。

（十一）呕吐

《景岳全书·二十卷·杂证谟·呕吐》阐释呕吐之论治，首列经义，继而阐释呕吐之虚实当先辨别，分虚实论治呕吐，提出不宜妄用寒凉等药，治胃虚呕吐，当详审气味等，介绍呕吐临床用药特点。随后，介绍呕吐论治列方及论外备用方。

《景岳全书·二十卷·杂证谟·呕吐》首列经义，摘录《黄帝内经》多篇文章的相关经文，例如，呕吐与气机逆上。《素问·至真要大论》曰："诸痿喘呕，皆属于上。诸逆冲上，皆属于火。诸呕吐酸，暴注下迫，皆属于热。"《素问·举痛论》曰："寒气客于肠胃，厥逆上出，故痛而呕也。"又如，呕吐与脏腑经络失常。《灵枢·邪气脏腑病形》曰："胆病者，善太息，口苦，呕宿汁。肝脉缓甚为善呕。"《素问·脉解》曰："太阴所谓食则呕者，物盛满而上溢，故呕也。少阴所谓呕咳上气喘者，阴气在下，阳气在上，诸阳气浮，无所根据从，故呕咳上气喘也。"《灵枢·经脉》曰："是动则病舌本强，食则呕，胃脘痛，腹胀善噫。足厥阴肝所生病者，胸满呕逆。"再如，呕吐的临床症状及预后。《灵枢·四时气》曰："善呕，呕有苦，长太息，心中，恐人将捕之，邪在胆。逆在胃，胆液泄则口苦，胃气逆则呕苦，故曰呕胆。"《素问·诊要经终论》曰："太阴终者，腹胀闭不得息，善噫，善呕，呕则逆，逆则面赤。"《素问·刺禁论》曰："刺中胆，一日半死，其动为呕。"以上论述为认识呕吐的病因病机奠定了理论基础。

1. 辨治要点

《景岳全书·二十卷·杂证谟·呕吐》列论证专题，阐释呕吐辨治要点，主要有以下三方面。

（1）详辨虚实之原

呕吐一证，"最当详辨虚实"，实者有邪，去其邪则愈；虚者无邪，则全由胃气之虚。所谓邪，乃暴伤寒凉，或暴伤饮食，或因胃火上冲，或因肝气内逆，或以痰饮水气聚于胸中，或以表邪传里，聚于少阳阳明之间，皆有呕证，此皆呕之实邪。所谓虚，是其本无内伤，又无外感，而常为呕吐，"此既无邪，必胃虚也"。临证或遇微寒，或遇微劳，或遇饮食稍有不调，或肝气微逆即为呕吐，总为胃虚。强调凡呕家虚实，皆以胃气为言，如果胃强脾健，遇食饮必皆运化，若致呕吐，故虽以寒热饥饱大有所伤，亦不能动，而兹略有所触，便不能胜，明示"此虚实之原所当先察"，希望不致有误治之害。

（2）权衡本末先后，贵在权衡

凡胃气本虚而或停滞不行者，是虚中有实，不得不暂从清理，而后可以培补。所急在于虚证，治疗不得不先顾元气，而略兼清理。此中本末先后，自有确然之理，所以贵在知权衡。

（3）不宜妄用寒凉

呕家虽有火证，但凡病呕吐，多以寒气犯胃，故胃寒者十居八九，内热者十只一二，而外感之呕，则尤多寒邪，不宜妄用寒凉等药，若不是真有火证而误用之，胃强者犹或可支撑，胃弱者必遭其肆虐。

此外，汇集先贤之论。例如，观刘完素之言，胃膈甚则为呕，火气炎上之象。张景岳认为此言之太过，提出若执而用之，其害不小。又如，论及孙思邈曰：呕家圣药是生姜。张景岳认为，其此乃之确之见，并说明其论胜于刘完素。再如，张仲景明确指出，伤寒呕多，虽有阳明证，不可攻之，认为此但以伤寒为言，其阐释自己的见解，认为不但是伤寒，而诸呕吐病证皆然。因杂证呕吐，尤非伤寒之比，其症伤寒，则犹有热邪，但以热在上焦，未全入腑，则下之为逆，故不可下。若杂证之呕吐，非胃寒不能化，则脾虚不能运，脾胃既虚，不可以攻，且上下之病气或无涉，而上下之元气实相根据，此呕吐之所以不可攻，正恐其病在上而攻其下，下愈虚则上愈困。

2. 虚证证治

《景岳全书·二十卷·杂证谟·呕吐》阐发虚证呕吐的证治，主要有三方面。

（1）审证求因

凡胃虚作呕，"其证不一，当知所辨"。若胃脘不胀，非实邪。胸膈不痛，则非气逆。内无燥热，非火证。外无寒热，非表邪。无食无火而忽为呕吐，属胃虚。呕吐无常而时作时止，属胃虚。食无所停而闻食则呕，属胃虚。气无所逆而闻气则呕，属胃虚。身背有寒，或饮食微寒即呕，属胃虚。若吞酸，或嗳腐，时苦恶心，时时呕吐，冷咽靡宁，属胃虚。若因病误治，妄用克伐寒凉，本无呕而致呕，主胃虚。症见朝食暮吐，暮食朝吐，食入中焦而不化者，属胃虚。食入下焦而不化，土母无阳，则属命门虚。凡此虚证，必皆宜补，是固然之法。但是胃本属土，非火不生，非暖不化，是土寒，即土虚，而土虚，即火虚，故而脾喜暖而恶寒，土恶湿而喜燥。认为李杲《脾胃论》特着温补之法，乃特为胃气而设。但在刘完素，则言呕因胃火，是火多实。张景岳故在此指出，呕因胃寒，是寒多虚。一热一寒，若皆失中和之论，不知呕因火，余非言其必无，但因火而呕者少，因寒而呕者多，因胃实而呕者少，因胃虚而呕者多，故不得不有此辨。

（2）胃虚呕吐，详审气味

《景岳全书·二十卷·杂证谟·呕吐》指出凡"治胃虚呕吐，最须详审气味"。因邪实胃强，能胜毒药，故无论气味优劣，皆可容受。认为"惟胃虚气弱者，则有宜否之辨"，尤其是胃虚之甚者，于气味之间，关系尤重。因气虚，最畏不堪之气，此不但腥臊耗散之气不能受，微香微郁，饮食之气亦不能受，而其他气味则同样如此。胃弱，最畏不堪之味，此非唯至苦极劣之味不能受，微咸微苦并五谷正味亦不能受。此胃虚之呕，最要重视气味，略有不相合，则入口便吐，终是无益。故凡治阳虚呕吐等证，则一切香散、咸酸，辛味不堪等物，悉当以己意相测，"测有不妥，切不可用"，但补其阳，阳回则呕必自止，此最确之法，临证不可忽略。

（3）温补为主

虚呕之治，以温胃补脾为主宜人参理中汤，温胃饮、圣术煎、参姜饮之类，亦可酌用，黄芽丸尤妙。若胃口寒甚，宜附子理中汤，或四味回阳饮，或一气丹主之。若虚在阴分，水泛为痰而呕吐，治宜金水六君煎；虚甚，治宜理阴煎，或六味回阳饮。若久病胃虚不能纳谷，则当以前法酌治。若胃气微虚而兼痰，宜六君子汤主之。

（4）中毒而吐，当察所中何物

中热毒而吐，宜解以苦寒之剂。中阴寒之毒而吐泻不止，宜解以温热之剂。若因吐泻而脾胃致虚，则需大加温补。

3. 实证证治

《景岳全书·二十卷·杂证谟·呕吐》论述实呕证治，主要归纳为八方面。

（1）审证求因

凡实邪在胃而作呕，必有所因，必有见症。若因寒滞，必多疼痛。因食滞，必多胀满。因气逆，必痛胀连于胁肋。因火郁，必烦热躁渴，脉洪而滑。因外感，必头身发热，脉数而紧。并且提示，如无实证实脉而见呕吐者，切不可以实邪论治。

（2）寒邪犯胃

寒邪犯胃而作呕者，其证有三方面。一是饮食寒凉，或误食性寒生冷等物伤胃气，因而作呕。若寒滞未散，而兼胀兼痛，治宜温中行滞，以大小和中饮、神香散，或二陈汤加姜桂之类，或和胃饮亦佳。二是阴寒气令，或雨水沙气及水土寒湿之邪犯胃，因而作呕、作泄。若寒滞未散，而或胀或痛，治宜温中散寒，以平胃散、神香散、加减二陈汤、除湿汤、《局方》四七汤、大七香丸之类。三是风寒外感，或伤寒，或咳疟，凡邪在少阳，表邪未解而渐次入里，所以外为寒热，内为作呕，因少阳之经下胸中贯膈，此为半表半里证。治宜解表散寒，以柴陈煎、小柴胡汤、正柴胡饮之类。若微呕微吐，邪在少阳。若大呕大吐，此为邪在阳明，胃家病，治宜二陈汤，或不换金正气散、藿香正气散之类。若胃虚兼寒，唯理中汤、温胃饮之类为宜。

（3）饮食伤胃

饮食伤胃而作呕，如果留滞未消而兼胀痛等症，治宜大和中饮、排气饮、神香散之类，或启脾丸。如食已消而呕未止者，宜温胃饮主之。

（4）火在中焦

火在中焦而作呕，必有火证火脉。或为热渴，或为烦躁，脉必洪数，吐必涌猛，形气声色必皆明显。若察其真有火邪，但降其火，呕必自止。火微兼虚，治宜黄芩汤，或半夏泻心汤。火甚，治宜抽薪饮，或大小分清饮。若暑热犯胃，多渴多呕，气虚烦躁，而火有不清，治宜竹叶石膏汤。若热甚呕吐不止，而火在阳明兼头痛，治宜白虎汤，或太清饮，或六一散。若冒暑呕吐而火不甚，治宜香薷饮，或五物香薷饮。

（5）痰饮、寒湿

痰饮留于胸中或寒湿在胃，水停中脘而作呕吐，治宜和胃二陈煎，苓术二陈煎。或小半夏加茯苓汤、橘皮半夏汤之类皆可酌用。

（6）气逆作呕

气逆作呕，多因郁怒，致肝气动，胃受肝邪，所以作呕。然胃强未必易动，而易动则多因胃虚，故凡治此，必当兼顾胃气，治宜六君子汤或理中汤。若逆气未散，或多胀满，治宜二陈汤或橘皮半夏汤之类，或神香散亦佳。

（7）疟痢作呕

其在疟疾，则以表邪内陷。凡邪在少阳、阳明、太阴者，皆能作呕，但解去表邪，呕必自止。痢疾之呕，多因胃气虚寒。因表非寒邪无以成疟，里非寒邪无以成痢。

（8）朝食暮吐

朝食暮吐，属于反胃，宜区别治之。治呕吐之极，或反胃，粥汤入胃即吐，垂死危重，用人参煮水热服，兼以人参煮粥食之。

4. 吐蛔之辨析

《景岳全书·二十卷·杂证谟·呕吐》陈述吐蛔之辨析。认为凡吐蛔，必因病而吐蛔，非因蛔而致吐，故不必治其蛔，但治其吐，则蛔自止。因胃火而吐蛔，以内热之甚，蛔无所容而出，但清其火，火清而蛔自静，轻者治宜抽薪饮，甚者治宜万应丸之属。有因胃寒而吐蛔，以内寒之甚，蛔不能存而出，但温其胃，胃暖而蛔自安，治宜张仲景乌梅丸之属。有因胃虚无食而吐蛔，以仓廪空虚，蛔因求食而上出，此胃气大虚之候，速宜补胃温中，以防根本之败，如温胃饮、理中汤、圣术煎之属。

5. 先贤论治经验

《景岳全书·二十卷·杂证谟·呕吐》专列述古陈述先贤论治经验。例如，王冰认为，内格呕逆，食不得入，是有火；病呕而吐，食入反出，是属于无火。又如，《金匮要略》认为，先呕却渴，此为欲解；先渴却呕，为水停心下，此属饮家呕吐。呕家本渴，今反不渴，其心下有支饮，此属支饮之类。若病患脉数，数为热，当消谷引食，而反吐，此以发其汗，令阳微，膈气虚，脉乃数，数为客热，不能消谷，乃胃中虚冷。呕而胸满，以茱萸汤主之。呕而吐涎沫，头痛，亦茱萸汤主之。呕而肠鸣，心下痞，宜半夏泻心汤主之。干呕而痢，宜黄芩半夏生姜汤主之。诸呕吐谷不得下者，宜小半夏汤主之。呕吐而病在膈上，思水者，宜猪苓散主之。呕而脉弱，小便复利，身有微热，见厥难治，宜四逆汤主之。呕而发热，宜小柴胡汤主之。胃反呕吐，宜大半夏汤主之。食已即吐，宜大黄甘草汤主之。胃反吐而渴欲饮水，宜茯苓泽泻汤主之。干呕吐逆，吐涎沫，宜半夏干姜散主之。胸中似喘不喘，似呕不呕，似哕不哕，彻心中愦愦然无奈，宜生姜半夏汤主之。干呕哕，手足厥，宜橘皮汤主之。

再如，胃中有热，膈上有痰，治宜二陈汤加炒山栀、黄连、生姜等。有久病呕，胃虚不纳谷，用人参、生姜、黄芪、白术、香附之类。又如，刘完素认为，呕乃火气炎上，此特一端。因呕吐有痰阻中焦，食不得下；有气逆，有寒气郁于胃。食滞心肺之分，新食不得下而反出；胃中有火与痰而呕。呕吐药忌瓜蒌、杏仁、桃仁、萝卜子、山栀等，因诸品皆能致吐。肝火出胃，逆上呕吐，治宜抑青丸。夏月呕吐不止，治宜五苓散加姜汁。吐虫，用炒锡灰、槟榔末，米饮服。胃中有热，治宜二陈汤加生姜、黄芩、黄连等。恶心有热，有痰，有虚，皆用生姜入药。

此外，薛己认为，若脾胃气虚，而胸膈不利，宜用六君子汤壮脾土，生元气。若过服辛热之剂，而呕吐噎膈，用六君子加川芎、当归，益脾土以抑阴火。胃火内格，而饮食不入，用六君子加茯苓、黄连，清热养胃。若病呕吐，食入而反出，用六君子加木香、炮姜，温中补脾。若服耗气之剂，血无所生，而大便燥结，用四君子加川芎、当归，补脾生血。若火逆冲上，食不得入，用四君子加山栀、黄连，清热养血。若痰饮阻滞，而食不得入，用六君子加木香、山栀，补脾化痰。若脾胃虚寒，饮食不入，或入而不化，用六君子加木香、炮姜，温补脾胃。若非慎房劳，节厚味，调饮食者，不治；年高无血者，亦不治。徐春甫认为，胃虚呕吐，恶食不思食，兼寒者恶寒，或食久还吐，或朝食暮吐，暮食朝吐，脉迟而微涩，此皆虚寒，治宜藿香安胃散、理中汤。甚者，宜用丁香煮散温补。胃中郁热，饮食积滞而呕，则恶食恶寒，烦闷膈满，或渴喜凉，闻食则吐，服药亦吐，脉洪大而数，此皆实热，治宜竹茹汤、麦门冬汤清之。若食积多，用二陈加神曲、麦芽、黄连，保和丸消导。

6. 列方

《景岳全书·二十卷·杂证谟·呕吐》，呕吐论列方65首，参照其所属"八略"之"新方八阵"，或"古方八阵"等，进行分类归纳，可见其组方体现的治法主要为和阵、热阵、寒阵、散阵、补阵、攻阵等。

（1）**和阵方**　二陈汤、加减二陈汤、金水六君煎、神香散、启脾丸、和胃饮、平胃散、五苓散、橘皮汤、和胃二陈煎、除湿汤、苓术二陈煎、排气饮、猪苓散、竹茹汤、香薷饮、五物香薷饮、黄芩汤、藿香正气散、橘皮半夏汤、大半夏汤、小半夏汤、小分清饮、四七汤、大和中饮、小和中饮、乌梅丸、大七香丸、不换金正气散、小半夏茯苓汤、黄芩半夏生姜汤等。

（2）**热阵方**　理中汤、附子理中汤、理阴煎、温胃饮、圣术煎、四逆汤、黄芽丸、四味回阳饮、参姜饮、六味回阳饮、一炁丹、茱萸汤、生姜半夏汤、半夏干姜散、万应丸、茯苓泽泻汤、藿香安胃散、丁香煮散等。

（3）**寒阵方**　六一散、白虎汤、太清饮、抽薪饮、抑青丸、半夏泻心汤、大分清饮、竹叶石膏汤、麦门冬汤等。

（4）**散阵方**　柴陈煎、小柴胡汤、正柴胡饮等。

（5）**补阵方**　四君子汤、六君子汤等。

（6）**攻阵方**　大黄甘草汤。

（7）**其他方**　保和丸。

7. 外备用方

《景岳全书·二十卷·杂证谟·呕吐》论外备用方，即其他篇章可参考备用之方，列有44首。参照其所属"八略"之"新方八阵"，或"古方八阵"，及其适应证的描述，进行分类归纳，可见其组方体现的治法主要有热阵、和阵、补阵、散阵等。

（1）**热阵方**　治中汤、胃爱散、理中加丁香汤、甘露汤、丁附散、丁香温中汤、安脾散、倍术丸、丁香茯苓汤、养胃汤、补脾汤、理中化痰丸、养正丹、八味理中丸、五味沉附汤、吴茱萸汤、胡椒理中汤、橘皮干姜汤、七味人参丸、甘草干姜汤、藿香安胃散、草豆蔻汤、丁香柿蒂散等。

（2）**和阵方**　二术二陈汤、益黄散、茯苓半夏汤、葛花解酲汤、青州白丸子、半夏丁香丸、槟榔煎、保和汤、丁香半夏丸、陈皮汤、六和汤、橘半胃苓汤等。

（3）**补阵方**　独参汤、参术汤、参苓白术散、参附汤、五味异功散、《金匮》大建中汤、大建中汤、香砂六君汤等。

（4）**散阵方**　旋覆花汤。

（十二）吞酸

《景岳全书·二十一卷·杂证谟·吞酸》专述吞酸之论治，当辨虚实之微甚，年力之盛衰，此宜随证审察，若无热证热脉可据，而执言湿中生热，无分强弱，唯用寒凉，则未有不误。并介绍吞酸的临床用药特点，随后介绍吞酸的论治列方及论外备用方。

1. 病因病机

《景岳全书·二十一卷·杂证谟·吞酸》引述《黄帝内经》相关经文。如《素问·至真要大论》"诸呕吐酸，暴注下迫，皆属于热"，又如"少阳之胜，呕酸善饥"等论述，为吞酸的认识奠定了理论基础。

论及吞酸机理。《景岳全书·二十一卷·杂证谟·吞酸》解析刘完素、李杲、朱丹溪之论，展开阐释。

其一，列举刘完素言吞酸为热，李杲则言其为寒。张景岳分析认为，李杲之言为是，而刘完素之言为非。并解释刘完素之论，实本"诸呕吐酸，暴注下迫，皆属于热"之说。故刘完素将其病机阐释为火，而甚以主寒者为非。认为《黄帝内经》此论，乃以运气所属概言病应，非指呕吐注泻皆为内热病。如果其言热，云"寒气客于肠胃，厥逆上出，故痛而呕"。又曰

"太阳之复,心胃生寒,胸中不和,唾出清水,及为哕噫",此乃言呕吐之有寒。由此观之,则其此处言热,而彼复言寒,岂非自相矛盾。认为其不知《黄帝内经》之理,圆通详悉,故有此言其常,而彼言其变,有此言其顺,而彼言其逆,有总言所属,而详言所病,此《黄帝内经》之玄机,所以变化无穷,故凡善观此,"务宜悟其源流,察其分合"。

其二,辨析李杲、朱丹溪等诊治吞酸。首先,李杲《医学发明》认为,《黄帝内经》言诸呕吐酸,皆属于热,此上焦受外来客邪致呕,故张仲景以生姜、半夏治之。若以杂病论之,呕吐酸水,甚则酸水浸其心,则吐出酸水,令上下牙酸涩不能相对,以大辛热药疗之必减。酸味,乃收气,寒水乃金之子,子能令母实,故用大咸热之剂,以泻其子,以辛热为之佐,而泻肺之实。然杂病吞酸,浊气不降,欲为中满,寒药岂能治之。张景岳认为,李杲此说最为得理,但其立言太讳,人有未达,而每多忽略。继而,言及朱丹溪,其亦曰李杲不言外感风寒,而作收气立说,欲泻肺金之实,又谓寒药不可治酸,而用安胃汤、加减二陈汤,则俱犯丁香,且无治湿热郁积之法,则未合经意。因此转而参阅朱丹溪治法,乃是用茱莲丸、二陈汤,且认为宜用炒吴茱萸,顺其性而折之,乃属反佐之法,用黄连为君以治之。认为朱丹溪之意亦主于热,正与李杲相反,而欲以黄芩、黄连治吐酸,则不可不辨。故张景岳以李杲之说为是,并疏解其意。认为其所谓收气,乃金气,即秋气。依据"肺主秋",秋气始于上,阴盛之渐,必始于秋,以阳气之将退,寒肃之渐,必始于上,以阳气之日降。其云金旺,非云肺气之充实,正言寒气之有余。其云子令母实,以寒在上焦,则收气愈甚,故治用咸热等剂,以泻其子,亦无非"扶阳抑阴"之道,最为切当。张景岳认为朱丹溪未达其意,而反以非之,并辨析指出,丁香气味辛爽无毒,凡中焦寒滞,气有不顺,最其所宜,而朱丹溪但知丁香不可犯,而不知黄连、黄芩又岂吞酸证所宜轻犯。

其三，提出吞酸之与吐酸，其证有三种。一是喉间嗳噫，即有酸水如醋浸心，嘈杂不堪，是名吞酸，即所谓作酸，此病在上脘最高之处，不时见酸，而泛泛不宁。二是非如吞酸之近，不在上脘，而在中焦胃脘之间，时多呕恶，所吐皆酸，即名吐酸。三是本无吞酸吐酸等症，或偶因呕吐所出，或酸或苦，及诸不堪之味，此皆肠胃中痰饮积聚所化，气味每有浊恶如此，此又在中脘之下；其顺而下行，则人所不觉，逆而上出，则喉口难堪。认为凡此三者，其在上中二脘，则无非脾胃虚寒，不能运化之病，治此者非温不可；其在下脘偶出，则寒热俱有，但当因证以治其呕吐，呕吐止则酸苦无从见。张景岳认为，凡胃强，何暇及于酸苦，其有酸苦，则停积不行而然。"此宜随证审察"，若无热证热脉可据，而执言湿中生热，无分强弱，唯用寒凉，则未有不误。

2. 辨治要点

《景岳全书·二十一卷·杂证谟·吞酸》论述吞酸的辨治要点主要有七方面。

（1）辨虚实

张景岳认为治吞酸吐酸，"当辨虚实之微甚，年力之盛衰"。若实者可治其标，虚者则必治其本。

（2）用行滞温平

张景岳认为凡胃气未衰，年质壮盛，或寒或食，偶有所积而为酸，宜"用行滞温平之剂"，治以二陈汤、平胃散、和胃饮之类。中气微寒，治宜加减二陈汤，或橘皮汤，甚者宜温胃饮。气微虚，治宜藿香安胃散。此皆治标之法。

（3）宜温补脾胃

张景岳认为脾胃气虚，及中年渐弱，而饮食减少，时见吞酸，唯"宜温补脾胃"，治以理中汤、温胃饮、圣术煎之类，切不可用清凉消耗等药。

若虚在阴分，下焦不暖，而水邪上泛为酸，治宜理阴煎最妙。

（4）必用吴茱萸

朱丹溪认为，治酸必用吴茱萸，顺其性而折之，乃反佐之法。张景岳认为，此为正治，非顺性；因其药性热，最能暖中下二焦，其味辛苦，最能胜酸涩之味。

（5）权宜用黄连

张景岳认为用黄连为君，以治吐酸，乃朱丹溪之法。若年壮气强，偶有所积，及酒湿不行，而酸楚上泛，或用此法，未必即伤胃气，而亦可坠引下行，即权宜用之，亦无不可，然终非治本之道。若气体略有虚弱，及内伤年衰之辈而患吐酸，必不可妄用芩连再伤阳气，虽暂得苦降之力，而胃气愈伤，则病必日甚，而无可为。

（6）酌用古法三方

张景岳认为呕吐清水，古法以二术二陈汤，或六君子汤，本皆正治之法。张景岳曾治水泛为饮，觉自脐下上冲而吐水不竭，治以理阴煎，体会其妙如神，故推荐此三方皆宜酌用。

（7）肌表宜温暖香燥

凡肌表暴受风寒，则多为吞酸，此其由息而入，则脏气通于鼻，由经而入，凡寒气一入，则胃中阳和之气被抑不舒。所以滞浊随见，而即刻见酸，此系寒邪犯胃。因郁成热者，必以渐久而成。今凡受寒吞酸，无不随寒而酸，见在即刻，非即刻便成郁热，其非热，所以却之之法，亦唯肌表宜温暖，药剂宜香燥，此寒者热之的正治法。

此外，薛己认为，吐酸吞酸，大略不同，吐酸者湿中生热，吞酸者虚热内郁，皆属脾胃虚寒。故《黄帝内经》以为火，指其病形而言，李杲以为胃寒，指其病本而言。凡患此病，先当辨其吞吐而治，以固本元为主，若服寒凉，复伤胃气，则犯实实虚虚之戒。更审其脾气虚，饮食不能输化，浊气不能下降，当用六君子汤补养脾胃为主，少佐越鞠丸以清中。故李杲认为，邪热不杀谷。若误认为实热，而妄用寒凉，则必变败证。

3. 列方

《景岳全书·二十一卷·杂证谟·吞酸》，吞酸论列方 13 首。参照其所属"八略"之"新方八阵"，或"古方八阵"等，进行分类归纳，可见其组方体现的治法主要为和阵、热阵、补阵等。

（1）**和阵方**　二陈汤、平胃散、和胃饮、加减二陈汤等。

（2）**和阵方**　二术二陈汤、橘皮汤、越鞠丸等。

（3）**热阵方**　温胃饮、圣术煎、理中汤、理阴煎、藿香安胃散等。

（4）**补阵方**　六君子汤。

4. 外备用方

《景岳全书·二十一卷·杂证谟·吞酸》论外备用方，即其他篇章可参考备用之方，列有 7 首。参照其所属"八略"之"新方八阵"，或"古方八阵"，及其适应证的描述，进行分类归纳，可见其组方体现的治法主要有和阵、热阵、寒阵等。

（1）**和阵方**　曲术丸、沉香降气散、半夏丁香丸等。

（2）**热阵方**　安脾散、香茯苓汤、倍术丸等。

（3）**寒阵方**　茱连丸。

（十三）痞满

《景岳全书·二十三卷·杂证谟·痞满》专论痞满。首列经义，为阐述痞满提供理论依据。继而，提出痞满的虚实辨析，凡有邪有滞而痞，为实痞；无物无滞而痞，为虚痞。虚寒之痞，治宜温补，实滞之痞，当察其所因而治之。并介绍痞满临床用药特点，随后，介绍痞满的论治列方及论外备用方。

1. 首列经义

《景岳全书·二十三卷·杂证谟·痞满》首列经义,摘录《黄帝内经》
多篇相关经文,为阐述痞满提供理论依据。例如,饮食与痞满,《素问·太
阴阳明论》曰:"饮食不节,起居不时者,阴受之,阴受之则入五脏,入五
脏则䐜满闭塞。"又如,脾胃功能失常与痞满,《素问·五脏生成》曰:"腹
满䐜胀,支膈胠胁,下厥上冒,过在足太阴、阳明。"《灵枢·经脉》曰:
"胃病则贲响腹胀,脾病则腹胀善噫,心主病则胸胁支满。"《素问·至真要
大论》曰:"阳明之复,甚则心痛痞满;太阳之复,心痛痞满。"再如,气机
失常与痞满,《素问·异法方宜论》曰:"脏寒生满病。"《素问·阴阳应象大
论》曰:"浊气在上,则生䐜胀。中满者,泻之于内。"《素问·五常政大论》
曰:"太阴司天,胸中不利,心下痞痛。"以上论述为痞满的认识奠定了理论
基础。

2. 辨治要点

(1)辨痞满与胀满

《景岳全书·二十三卷·杂证谟·痞满》阐述痞满与胀满的区分,认
为痞者,痞塞不开之意;满者,即胀满不行,因满则近胀,而痞则不必胀。
痞满一证,其辨,则在虚实二字。进而,以邪之有无,作为辨析痞满虚实
的要义,提出"凡有邪有滞而痞,实痞;无物无滞而痞,虚痞"。有胀有痛
而满,实满;无胀无痛而满,虚满。实痞实满,可散可消;虚痞虚满,非
大加温补不可,此若错用,多致误人。该篇列述古专题,亦引述前人之论,
例如,朱丹溪认为,痞满与胀满不同,胀满内胀,而外亦形,痞则内觉痞
闷,而外无胀急之形,由脾气不和,中央痞塞,皆土邪之所为。有因误下
里气虚,邪乘虚而入于心之分为痞;有不因误下而得之,如中气虚弱,不
能运化精微而为痞;有饮食、痰饮不能施化为痞;有湿热太甚,邪着心下
为痞。李杲认为,伤寒痞,从血中来,从外之内,则为从无形。杂病痞,

亦从血中来，从内之外，为从有形。有形治以苦泻之，无形则以辛散之。

（2）虚寒之痞，治宜温补

凡过于忧思，或过于劳倦，或饥饱失时，或病后脾气未醒，或脾胃素弱之人，妄用寒凉克伐之剂，以致重伤脾气，皆能有之，其症见无胀无闷，但不知饥，亦不欲食。问其胸腹胀痞，而又曰不甚胀。因其本非胀，止因不欲食而自疑为胀。察其脉则缓弱无神，或弦多胃少，察其形则色平气怯，是皆脾虚不运而痞塞不开。此证极多，不得因其不食，妄用消耗，致胃气日损，则变证百出。治宜温补，但使脾肾气强，则痞满开而饮食自进，元气自复。又凡脾胃虚，多兼寒证，因脾胃属土，土虚者多因无火，土寒则气化无权，故多痞满，此即寒生于中也。亦有因生冷外寒所侵，而致中寒，然胃强则寒不能侮，而寒能胜之，总由脾气之弱。凡脾胃微虚，而若满非满，食少不化，治宜四君子汤，或异功散。若心脾气虚，或气有不顺，治宜归脾汤或治中汤。若三阴气血俱虚，治节不行，而不便于温，治宜五福饮。若中焦不暖，或嗳腐，或吞酸而痞满，非温补不可，治宜温胃饮、五君子煎，或理中汤、圣术煎，或参姜饮。若脾肾兼寒，命门不暖，则中焦不化，或便溏，或胸腹喜暖畏寒，或上下腹俱膨膨，而小便黄涩，治宜理阴煎，甚者宜六味回阳饮。

（3）实滞之痞，察所因而治

凡食滞未消而作痞满，或兼疼痛，宜大和中饮，或和胃饮加减治之，或枳术丸亦可，甚者神香散。若食滞既消，脾气受伤不能营运，而虚痞不开，当专扶脾气，微者异功散、养中煎，甚者五福饮、温胃饮、圣术煎。若偶食寒凉伤胃，痞满不开，而不可补，宜和胃饮加山楂、麦芽之类，或用厚朴温中汤。

若湿胜气滞而痞，治宜平胃散，或厚朴汤，或五苓散。若寒滞脾胃，或为痛为痞，而中气不虚，治宜厚朴温中汤。若脾寒气滞而痞，治宜和胃饮。若怒气暴伤，肝气未平而痞，治宜解肝煎。若大便气秘，上下不通而痞，治宜河间厚朴汤。若胃口停痰而痞，治宜二陈汤，或橘皮半夏汤。胃寒气滞停痰，痞而兼呕，治宜加减二陈汤。胶痰不开，壅滞胃口，药不易化，当先用吐法，而后随证治之。若大便秘结不通，而痞满不开，宜微利之。

（4）外邪之痞，但解外邪

若邪浅在经，未入于腑，则饮食如故，稍深则传入胸次，渐犯胃口，即不能饮食，是亦痞之类。治此痞满，但解外邪，或散或消，或温或补，邪去则胃口自和，痞满自去。伤寒家认为，阳证下之早，乃为结胸，阴证下之早，因成痞气。此以邪在表而攻其里，邪在阳而攻其阴，不当下而妄下之，以致邪气乘虚，陷结心下，是误治之害最危。实者硬满而痛，是为结胸；"虚者满而不痛，是为痞气"，宜审别治之。

3. 列方

《景岳全书·二十三卷·杂证谟·痞满》，痞满论列方 26 首。参照其所属"八略"之"新方八阵"，或"古方八阵"等，进行分类归纳，可见，其组方体现的治法主要为热阵、和阵、补阵等。

（1）**热阵方**　五君子煎、治中汤、温胃饮、神香散、理中汤、圣术煎、理阴煎、六味回阳饮、养中煎、参姜饮、厚朴汤、厚朴温中汤等。

（2）**和阵方**　二陈汤、大和中饮、加减二陈汤、和胃饮、平胃散、橘皮半夏汤、厚朴汤、五苓散、解肝煎、枳术丸等。

（3）**补阵方**　四君子汤、归脾汤、异功散、五福饮等。

4. 外备用方

《景岳全书·二十三卷·杂证谟·痞满》论外备用方，即其他篇章可参考备用之方，列有 23 首。参照其所属"八略"之"新方八阵"，或"古方八阵"，及其适应证的描述，进行分类归纳，可见其组方体现的治法主要有和阵、热阵、补阵、攻阵等。

（1）**和阵方**　人参养胃汤、启脾丸、大健脾丸、小半夏茯苓汤、嘉禾散、越鞠丸、半夏丁香丸、沉香降气散、木香宽中散、藿香正气散、苏子降气汤、葛花解酲汤、木香人参枳术丸等。

（2）**热阵方**　八味理中丸、沉香桂附丸、胡椒理中汤等。

（3）**补阵方**　四君子汤、香砂六君汤等。

（4）**攻阵方**　熨痞方、消痞核桃等。

（5）**其他方**　水红花膏、消痞膏、贴痞琥珀膏等。

（十四）泄泻

《景岳全书·二十四卷·杂证谟·泄泻》阐释泄泻之论治。认为泄泻与痢疾二者有不同，而门类亦当有辨。提出泄泻之本，无不由于脾胃，泄泻可利与不可利，宜详辨之，认为久泻不可治标，且久泻无火。并介绍泄泻的临床用药特点。随后介绍泄泻的论治列方及论外备用方。

《景岳全书·二十四卷·杂证谟·泄泻》首列经义，摘录《黄帝内经》多篇相关经文，为阐释泄泻的理论依据。例如，泄泻与脏腑失调及气机升降。《素问·阴阳应象大论》曰："清气在下，则生飧泄；浊气在上，则生䐜胀……湿胜则濡泄。"《素问·脏气法时论》曰："脾病者，虚则腹满肠鸣，飧泄，食不化。"又如，泄泻发病与外邪。《素问·举痛论》曰："寒气客于小肠，小肠不得成聚，故后泄腹痛矣。怒则气逆，甚则呕血及飧泄，故气上矣。"《素问·金匮真言论》曰："长夏善病洞泄寒中。"再如，泄泻的治疗法则。《素问·标本病传论》曰："先病而后泄者治其本，先泄而后生他病者，治其本。"《灵枢·四时气》曰："飧泄，取三阴之上，补阴陵泉，皆久留之，热行乃止。"此外，泄泻的脉象特点及预后。《灵枢·邪气脏腑病形》曰："肺脉小甚为泄。肾脉小甚为洞泄。"《素问·脉要精微论》曰："胃脉实则胀，虚则泄。"《素问·平人气象论》曰："尺寒脉细，谓之后泄。"《灵枢·热病》曰:"泄而腹满甚者死。"以上论述为认识泄泻奠定了理论基础。

1. 泄泻之本在脾胃

泄泻之本,无不由于脾胃,因胃为水谷之海,而脾主运化,若脾健胃和,则水谷腐熟,而化气化血以行营卫,若饮食失节,起居不时,以致脾胃受伤,则水反为湿,谷反为滞,精华之气不能输化,乃致合污下降,而泻痢作矣。脾强者,滞去即愈,宜清宜利,可逐可攻。脾弱者,因虚所以易泻,因泻所以愈虚,其关门不固,则气随泻去,气去则阳衰,阳衰则寒从中生,固不必外受风寒而始谓之寒。且阴寒性降,下必及肾,故泻多必亡阴,谓亡其阴中之阳。所以泄泻不愈,必自太阴传于少阴,而为肠澼。凡脾胃气虚,而有不升不固,若复以寒之,复以逐之,则无有不致败。此"强弱之治,大有不同",故凡治此,"不可概言清利"。

2. 泄泻之因在三气

水者寒气,火者热气,土者湿气,此泻痢之本。虽曰木亦能泻,实以土之受伤;金亦能泻,实以金水同气,因其清而失其燥。然而三者之中,唯水火二气足以尽之。因五行之性,不病于寒则病于热,大都热者多实,虚者多寒。凡湿热之证,必脉盛形强,声音壮亮,饮食裕如,举动轻捷,此多阳。虚寒之证,必脉息无力,形气少神,言语轻微,举动疲倦,此多阴。故必察其因,"而于初泻之时,即当辨其有余不足",则治无不愈,而亦不致有误。

3. 泄泻之治在分利

《景岳全书·二十四卷·杂证谟·泄泻》论述凡泄泻之病,多由水谷不分,故以利水为上策。然"利水之法,法有不同",如湿胜无寒而泻,治宜四苓散、小分清饮之类,但欲分其清浊。如湿夹微寒而泻,治宜五苓散、胃苓汤之类,以微温而利之。如湿热在脾,热渴喜冷而泻,治宜大分清饮、茵陈饮、益元散之类,去其湿热而利之。强调"可利与不可利,宜详辨之"。泄泻之病，多见小便不利，水谷分则泻自止，故曰："治泻不利小便，非其治也。"然小便不利，其因非一，而"有可利者，有不可利者，宜详辨之"。如湿胜作泻，而小便不利，以一时水土相乱，并归大肠而然。有热胜作泻，而小便不利，以火乘阴分，水道闭涩而然。有寒泻而小便不利，以小肠之火受伤，气化无权而然。有脾虚作泻而小便不利，以土不制水，清浊不分而然。有命门火衰作泻而小便不利，以真阴亏损，元精枯涸而然。凡此皆小便不利之候，然唯暴注新病者可利，形气强壮者可利，酒湿过度，口腹不慎者可利，实热闭涩者可利，小腹胀满，水道痛急者可利。又若病久者不可利，阴不足者不可利，脉证多寒者不可利，形虚气弱者不可利，口干非渴而不喜冷者不可利。盖虚寒之泻，本非水有余，实因火不足；本非水不利，实因气不行。病不因水，而利则亡阴，泻以火虚，而利复伤气，倘不察其所病之本，则未有不愈利愈虚，而速其危。

4. 诸泄泻论治

（1）暴病，宜察其因

泄泻之暴病，或为饮食所伤，或为时气所犯，必各有所因，宜察其因而治之。如因食生冷寒滞，宜抑扶煎、和胃饮之属以温之。因湿滞，宜平胃散、胃苓汤，或白术芍药散以燥之利之。因食滞而胀痛有余，宜大、小和中饮之属以平之。因气滞而痛泻之甚，宜排气饮，或平胃散之属以调之。因食滞而固结不散，或胃气之强实，宜神佑丸、赤金豆、百顺丸之属以行之。凡初感，病气未深，脏气未败，但略去其所病之滞，则胃气自安，不难治愈。

（2）脾气弱，调理元气

凡脾气稍弱，阳气素不强，一有所伤，未免即致泄泻，此虽为初病，便当调理元气，自非强盛偶伤之比。如因泻而神气困倦，治宜养中煎，或温胃饮，或圣术煎，或四君子汤，或五君子煎。如微寒兼滞而不虚，治宜佐关煎。若脾虚而微滞，治宜五味异功散。若脾虚而微寒微滞，治宜六味异功煎，或温胃饮。若因饮食不调，忽而溏泻，以渐而甚，或见微痛，但所下酸臭，而颜色淡黄，乃是脾虚胃寒不化，宜用五德丸，甚则宜用胃关煎。

（3）真阴不足，非分利所及

凡兼真阴不足而为泄泻者，或多脐下之痛，或于寅卯时为甚，或食入已久，反多不化，而为呕恶溏泻，或泻不甚臭，而多见完谷等。因丹田不暖，所以尾闾不固，阴中少火，所以中焦易寒，此其咎在下焦，故曰真阴不足，本与中焦无涉，故非分利所及，宜胃关煎，为最上之乘。且人之患此者最多，勿谓其为新病而不可用，勿谓其为年少而未宜用，觉有是证，宜是药，剂少功多。

（4）肾泄者，有良方

肾泄证，即每于五更之初，或天将明时，即洞泄数次，有经月连年弗止，或暂愈而复作，或有痛，或有不痛，因肾为胃关，开窍于二阴，所以二便之开闭，皆肾之所主，肾中阳气不足，则命门火衰，而阴寒独盛，故于子丑五更之后，当阳气未复，阴气盛极之时，即令人洞泄不止。古方有椒附丸、五味子散，皆治此之良方；若必欲阳生于阴，而肾气充固，则又唯八味地黄丸为宜。张景岳指出其曾用此方，似犹未尽善，故而特制胃关煎、一气丹、九气丹、复阳丹之属治之，或五味子丸亦佳；其有未甚，则加五德丸、四神丸，皆为其最宜。

（5）久泻，不可治标

凡久泄，大都与前治脾弱之法不相远，但新泻者可治标，久泻不可治标，且久泻无火，多因脾肾虚寒。若因脾虚，四君子汤、参术汤、参苓白术散之属为宜。若脾胃兼寒，宜五君子煎、黄芽丸、五德丸等。若脾气虚寒兼滞，宜六味异功煎、温胃饮、圣术煎等。若脾气虚寒甚，而饮食减少，神疲气倦，宜参附汤、术附汤、十全大补汤等。若病在下焦，肾气虚而微热，宜六味地黄汤；微寒，宜八味地黄汤，或胃关煎。若脾虚溏泄，久不能愈，或小儿脾泄不止，用敦阜糕、粘米固肠糕，亦易见效。若脾胃寒湿，溏泄不止，以苍术丸亦佳。若久泻元气下陷，大肠虚滑不收，应于补剂中加乌梅、五味子、粟壳之属以固之。

（6）大泻如倾，挽回阳气

大泻如倾，元气渐脱，宜速用四味回阳饮，或六味回阳饮主之。凡暴泻如此，无不即效；若久泻至此，犹恐无及，因五夺之中，唯泻最急，是不可见之不早。倘药未及效，仍宜速灸气海，以挽回下焦之阳气，仍当多服人参膏。

（7）是阴是阳，不可不辨

酒有阴阳二性，人有阴阳二脏，而人多不能辨。夫酒性本热，酒质则寒，人但知酒有湿热，而不知酒有寒湿。故凡因酒而生湿热，因其性，以汁不滋阴，而悍气生热；因酒而生寒湿，因其质，以性去质不去，而水留为寒。人有阳强气充而善饮，亦每多泄泻，若一日不泻，反云热闷，因其随饮随泻，则虽泻不致伤气，而得泻反以去湿，此其先天禀厚，胃气过人者，最不易得，亦不多见。此而病，是为阳证，宜清宜利，如四苓散、大分清饮，或酒蒸黄连丸之类，去其湿热。若阳虚之人，则与此大异。因脾虚不能胜湿，而湿胜即能生寒，阳气因寒，故而日败，胃气因湿，所以日虚，症见形容渐羸，饮食渐减，或脉弦细，或体常畏寒，或脐腹常有隐疼，或眩晕常多困倦，或不安于五鼓，或加甚于秋冬，但无热证可据，而常多飧泄，则总属虚寒也。若不速培阳气，必致渐衰，而日以危重。今人之病此者最多，而提示"是阴是阳，不可不辨"。认为凡阳盛，脾强胃健，而气不易夺，故治本无难，而泄亦无虑；阳衰者，脾肾既伤，则脱气最易，故宜防其无及，不可不为深虑。若必以酒为热，则其为古法所误，的确不少。

（8）虚实有微甚，治宜分轻重

凡遇怒气便作泄泻，必先以怒时夹食，致伤脾胃。故但有所犯，即随触而发，此肝脾二脏之病，以肝木克土，脾气受伤而然。故治此，当补脾之虚而顺肝之气，此为大法，但"虚实有微甚，则治疗宜分轻重"。如禀壮气实，年少而因气泄泻，可先用平胃散，或胃苓汤。若肝气未平而作胀满，宜解肝煎先顺其气。若脾气稍弱，宜二术煎，或粘米固肠糕，或消食导气饮。若脾气稍寒，宜抑扶煎、吴茱萸散，或苍术丸。若脾弱居多，宜温胃饮、圣术煎，或六味异功煎。畏此证为患，则必戒气怒，调畅情志。

（9）当辨风寒风热

风泄证，热者，如伤寒外感热之属，宜以伤寒门自利条诸法治之；寒者，以风寒在胃，而脾土受伤，如《内经》所云"春伤于风，夏生飧泄"之属，宜以温胃理中之法。

5. 列方

《景岳全书·二十四卷·杂证谟·泄泻》，泄泻论列方57首。参照其所属"八略"之"新方八阵"，或"古方八阵"等，进行分类归纳，可见其组方体现的治法主要为热阵、补阵、和阵、寒阵、攻阵、固阵等。

（1）**热阵方** 理中汤、温胃饮、圣术煎、胃关煎、佐关煎、抑扶煎、养中煎、四味回阳饮、六味回阳饮、五德丸、四神丸、六味异功煎、一炁丹、九炁丹、黄芽丸、复阳丹、椒附丸、五味子散、五君子煎等。

（2）**补阵方** 十全大补汤、补中益气汤、参术汤、参附汤、五味异功散、右归饮、右归丸、术附汤、六味地黄汤、八味地黄汤、参苓白术散、人参膏、四君子汤、加减肾气丸等。

（3）**和阵方** 四苓散、五苓散、胃苓汤、平胃散、解肝煎、排气饮、苍术丸、二术煎、白术芍药散、葛花解醒汤、大和中饮、小和中饮、消食导气饮、小分清饮等。

（4）**寒阵方**　益元散、茵陈饮、大分清饮、吴茱萸散、酒蒸黄连丸等。

（5）**攻阵方**　神佑丸、赤金豆、百顺丸等。

（6）**固阵方**　敦阜糕、粘米固肠糕等。

6. 外备用方

《景岳全书·二十四卷·杂证谟·泄泻》论外备用方，即其他篇章可参考备用之方，列有47首。参照其所属"八略"之"新方八阵"，或"古方八阵"，及其适应证的描述，进行分类归纳，可见其组方体现的治法主要有热阵、和阵、寒阵、补阵等。

（1）**热阵方**　附子理中汤、胃爱散、八味汤、八味理中丸、二神丸、荜茇丸、浆水散、九宝丹、吴茱萸汤、四柱散、陈曲丸、附子茴香散、铁刷散、缩脾丸、四神丸、补脾汤、小已寒丸、五味子丸、养胃汤、厚朴丸、白术圣散子、肉豆蔻丸、小安肾丸、诃梨勒丸、固胀丸、泄泻经验方等。

（2）**和阵方**　藿香正气散、益黄散、茯苓汤、白术芍药汤、渗湿汤、胃风汤、升阳除湿汤、曲术丸、戊己丸、猪苓汤、草果散、大七香丸、调胃白术散、大橘皮汤、橘半胃苓汤、真人养脏汤等。

（3）**寒阵方**　太平丸、薷苓汤、黄芩芍药汤等。

（4）**补阵方**　归脾汤、加味六君汤等。

（十五）痢疾

《景岳全书·二十四卷·杂证谟·痢疾》阐述痢疾之论治。提出痢疾最当察虚实，辨寒热，介绍痢疾五色辨析，腹痛之虚实寒热，分析里急后重，以及痢疾的临床用药特点等。随后，介绍痢疾的论治列方及论外备用方。

1. 病因病机

《景岳全书·二十四卷·杂证谟·痢疾》首列经义，摘录《黄帝内经》多篇文章的相关经文，阐述痢疾之病因病机。例如，饮食起居与痢疾。《素问·太阴阳明论》曰："食饮不节，起居不时者，阴受之，阴受之

156

则入五脏，入五脏则满闭塞，下为飧泄，久为肠澼。"又如，脾肾及肝与痢疾。《灵枢·经脉》曰："肾所生病为肠澼。"《素问·气厥论》曰："肾移热于脾，传为虚，肠澼死。"《素问·大奇论》曰："脾脉外鼓，沉为肠澼，久自已。肝脉小缓为肠澼，易治。肾脉小搏沉，为肠澼下血，血温身热者死。涩为肠，其身热者死，热见七日死。"再如，痢疾的预后。《素问·玉机真脏论》曰："泄而脉大，脱血而脉实，皆难治。"以上论述为认识痢疾提供了理论基础。

《景岳全书·二十四卷·杂证谟·痢疾》专列论证，认为痢疾一证，即《黄帝内经》之肠澼，古今方书，因其闭滞不利，故又谓之滞下。其症见里急后重，或垢或血，或见五色，或多红紫，或痛或不痛，或呕或不呕，或为发热，或为恶寒。"此证之阴阳虚实，最宜博审详察"，庶不致于差失，若见有不确，而致误人。而阐述痢疾发病与季节的关系，提出痢疾之病，多病于夏秋之交，古法相传，皆谓炎暑大行，相火司令，酷热之毒蓄积为痢，今人所宗，皆此一说。张景岳进而指出，痢因于暑而言其为热，岂不宜然，然炎热，乃天之常令，若当热不热，必反为灾；因热贪凉者，人之常事，过食生冷，所以致痢。多见人之慎疾，虽经盛暑，不犯寒凉，则终无泻痢之患，认为此其病在寒邪，不在暑热，病在人事，不在天时。若胃强气实之人，虽日用水果之类，而阳气能胜，故不致痢疾。其次则虽未即病，而日用日积，待其新凉得气，则伏阴内动，乘机而起，故寒湿得以犯脾，多在七八月之间，此阳消阴长之征，最易见。再其次，多以脾肾本弱，则随犯随病，不必伏寒，亦不必待时，尤为易见。以生冷下咽，泻痢随起，即化而为热邪。批评近代医流，只见此时之天热，不见此人之脏寒，但见痢证，开口便言热毒，反以寒凉治生冷，无异雪上加霜。但亦有用寒药而愈，认为其胃强阳盛之人，而得湿成热，亦有之；以元气壮实，而邪不胜正，亦有之，此皆可以寒治而愈，亦可以通利而愈，认为此类极少。而以胃弱阳虚而因寒伤脏，此类极多，指出若再用寒凉，或妄加荡涤，则无有不死，凡今以痢疾而致死，皆此类也。朱丹溪则认为，泻痢一证，属热者多，属寒者少。

2. 察虚实，辨寒热

《景岳全书·二十四卷·杂证谟·痢疾》论治提出，凡治痢疾，最当察虚实，辨寒热。其一，实证之辨，其必形气强壮，脉息滑实，或素纵口腹，或多胀满坚痛，及年少新病，脾气未损，方可用治标之法，微者行之利之，甚者泻之。其二，虚证之辨，有形体薄弱，有颜色清白，有脉虽紧数而无力无神，有脉见真弦而中虚似实，有素禀阳衰，有素多淡素，有偶犯生冷，有偶中雨水阴寒，有偶因饮食不调，有年衰脾弱。以上诸症，凡其素无纵肆，而忽然泻痢，此必以或瓜或果，或饮食稍凉，偶伤胃气而然。总为脾弱之辈，多有此证。故"治此者，只宜温调脾肾"，但使脾温则寒去，即所以逐邪。且邪本不多，即用温补健脾，原无妨碍，不过数剂，自当全愈。切不可妄云补邪气，而先用攻积、攻滞及清火等药，倘使脾气再伤，则轻者反重，重者必危。其三，论泻痢寒热。凡泻痢寒热之辨，若属于热，则必畏热喜冷，不欲衣被，渴甚饮水，多亦无碍，或小便热涩而痛，或下痢纯血鲜红，脉息必滑实有力，形气必躁急多烦。若热证果真，即宜放手凉解，或兼分利，但使邪去，其病自愈。若无此实热诸证，相反，泻痢有不止，必是虚寒，若非温补脾肾，必不能愈，即有愈者，亦必其元气有根，待其来复而然。提示勿谓虚寒之证，有不必温补而可以愈，或治痢必宜寒凉，而寒凉亦可无害。

3. 痢疾诸症辨析

（1）痢疾五色

《景岳全书·二十四卷·杂证谟·痢疾》指出，凡五色之辨，如下痢脓垢之属，无非血气所化，但白者其来浅，乃浮近之脂膏。赤者其来深，由脂膏而切肤络也。下纯血，多以血为热迫，故随溢随下，此最深。若紫红、紫白者，则离位稍久，其下不速，而色因以变，或未及脉络，此为稍浅。若红白相兼者，此又其浅深皆及。大都纯血鲜红者多热证，以火性急速，迫血而下行；紫红紫白者少热证，以阴凝血败，损伤而致；纯白者无热证，以脏寒气薄，滑脱而致。然有以无红而亦因热，此以暴注之类；有以紫红虽多而不可言热，此以阴络受伤，而非暴注之比。若辨黄黑二色，则凡黄深而秽臭，此有热证，亦有寒证；若浅黄色淡不甚臭，而或兼腥馁气，此即不化之类，皆属寒证；黑而厚大臭，此焦色，多有火证；若青黑而腥薄，此肝肾腐败之色，犹以为热，其谬甚矣。虽五色之辨，大约如此，然痢之见血，无非阴络受伤，即或寒或热，但伤络脉，则无不见血，故不可以见血者，必认为热。提出临证必当"以脉色、形气、病因兼而察之"，乃不致有疑似之误。

（2）虚实寒热

《景岳全书·二十四卷·杂证谟·痢疾》提出，凡泻痢腹痛，有实热，有虚寒。实热者，或因食积，或因火邪。但食积之痛，则必多胀满坚硬，或痛而拒按，此必有所停滞，提示"微者宜行其滞，甚者宜泻而逐之"。火邪之痛，必有内热等证，宜清之利之。然邪实于中者，必多气逆，故凡治痛，无论是火是食，皆当以行气为先，宜"察药性之寒热，择而用之"。虚寒之痛，尤所当辨，盖凡泻痢之痛，多由寒气在脏。故凡人过食生冷，或外受寒气，即能引起腹痛。寒在中，治宜温脾，寒在下，治宜温肾。再若虚寒刮痛之义，则人多不知，盖元气不足于内，则虽无外受寒邪，而中气不暖，即寒证。所以泻痢不能止，饮食不能化，而病有不能愈，正以阳虚多寒。且泻痢不止，胃气既伤，安能不痛。是以痢因于痛，痛因于痢，故凡寒侵腑脏及脉络受伤，血动气滞，皆能为痛。但察其不实不坚，或喜揉按，或喜暖熨，或胸腹如饥而不欲食，或胃脘作呕而多吞酸，"但无实热等证，则总属虚寒"。凡治虚寒之痛，速宜温养脏气，不得再加消伐，致令动者愈动，滑者愈滑，必至危重。若谓诸痛不宜补，必待痛定方可用，则元气日去，终无定期。但其痛之甚，治疗"当于温补药中稍加木香以顺其气"，或"多加当归以和其血"，待其痛稍减，则当去此二味，因又恐木香之耗气，当归之滑肠。若寒在下焦而作痛，必加吴茱萸，其或痛不至甚，但以温补脾肾为主，使脾肾渐安，则痛自止，不必治其痛。

（3）里急后重

《景岳全书·二十四卷·杂证谟·痢疾》提出，凡里急后重者，病在广肠最下之处，而其病本则不在广肠，在脾肾。凡热痢、寒痢、虚痢皆有之，"不得尽以为热"。认为中焦有热，则热邪下迫，中焦有寒，则寒邪下迫，脾肾气虚，则气陷下迫。欲治此，当察其所因，以治脾肾之本，则无不愈。然病在广肠，已非食积，因食积至此，泻则无留，而所留，唯下陷之气，气本无形，故虽若欲出而实无所出，无所出而又似欲出，"皆气之使然"。介绍刘完素之用芍药汤，"谓行血则便自愈，调气则后重除"。张景岳推而广之提出，然调气之法，如气热者凉之则调，气寒者温之则调，气虚者补之则调，气陷者举之则调，"必使气和，乃为调气行血之法"，其义亦然。提示若但以木香、槟榔、当归、大黄行血散气之属谓之调和，不知广肠最远，药不易达，而所行所散，皆中焦之气。且气既下陷，而复以行之散之，则气必更陷，况且痢止则后重自止，未有痢不愈而后重能愈，故凡欲治此，但当以治痢为主。

（4）辨治口渴

《景岳全书·二十四卷·杂证谟·痢疾》认为，凡泻痢之证，必多口渴，今人但见口渴，即认为火证，而不知"有火者固能渴，无火者亦能渴，此不可不辨"。如火盛于中，则熏脾烁胃，津液耗干，故好冰水，多而不厌，愈凉愈快，随饮随消，此"因热而渴，治宜凉"。又如口热作渴，虽欲饮水而饮不能多，即"非真火，不宜凉"。凡口虽干渴喜凉，而复不喜凉，是即寒聚于中，而无根之火浮于上，此最忌寒凉。并提示渴有真渴，有似渴。真渴者，必好茶饮，但以喜热、喜凉，即可辨其寒热。似渴者，干燥，非渴，口虽干而不欲汤饮，则尤非热证则可知。泻痢之证，因其水泄于下，必津涸于上，故不免于渴，渴而欲饮，正以内水不足，欲得外水以相济。临证，"必当详审其有火无火"，若火有余，自当清火，水不足，自当滋阴。然气为水之母，气虚不能生水，不补其母则水不能生，而渴不止。土为水主，脾虚不能约水，不强其主则水不能蓄，而渴不止。假如能不治其渴，而治其所以渴，又何虑渴病之有。

（5）小便之辨析

《景岳全书·二十四卷·杂证谟·痢疾》提出，凡泻痢之证，小便必多不利，或多黄赤，"此其寒热虚实大有关系，不可不察"。若暴注之泻，以其清浊不分，水谷并归于大肠，故水有不利。若痢疾之小便，则病本不一，今人但见黄赤不利，无不云其为热，误者甚多。凡因于热，必热赤之甚，或多涩痛，或见鲜血，然必上下皆有热证，方是真热，此宜清凉治之。若非真热，则或以中寒而逼阳于下，或以泻痢亡阴而水亏色变，或以下焦阳气不暖而水无以化，或以妄用渗利。认为但察其三焦无火，则虽黄虽涩，总皆亡阴亡液之证，不得通以热论，速当培补真阴，乃为良法。

（6）辨析寒热真假

《景岳全书·二十四卷·杂证谟·痢疾》认为，凡诸为病，无非阴阳相贼，而有失其和。盖阴阳之性，阴常喜静而恶动，阳常喜暖而畏寒。及其相贼，则阴畏阳之亢，所以阴遇阳邪，非枯则槁；若今之患痢最甚，多见上下皆有热证而实非真热，如烦则似热非热，躁则似狂非狂，懊恼不宁，莫可名状，此非真阳证。因其精血败伤，火中无水，而阴失其静，故烦躁若此。又如飞者飞于上，走者走于下，飞于上则为口渴、喉疮，或面红身热，走于下则为孔热、孔痛，或便黄、便血，此非实热证。以水火相刑，阳为阴逐，而火离其位，故飞走若此也。今之人，但见此等证候，认为形证之热既已若此，而犹谓之寒，何其妄言。此但知外之有热，而不知内之有寒，知上下之有热，而不知中焦之有寒，又岂知烦躁之为阴虚。且如肌表皆有热证，本当恶热而反不离衣被，或脐腹喜暖而宜熨宜按，此则外虽热而内则有寒。又如九窍皆有热证，必喜冷冻饮料，然有口欲寒而腹畏之，故凡寒冷下咽，或增呕恶，或加腹疼，或噎塞不行而反生胀闷，或口舌虽有疮痛而反欲热汤饮，此则上下虽热而中焦之有寒。此外，有阳气素弱及脉色少神等症，若只知为火，治以寒凉，其内本因寒，而再加以寒，则寒凉入胃，直犯中焦，是外热不相及，而中寒必更甚，所谓雪上加霜，欲孤阳之不灭，不可相得。故凡治此，但能"引火归原"，使丹田暖，则火就燥，下原固则气归精。

4. 诸痢治法

《景岳全书·二十四卷·杂证谟·痢疾》指出，"凡治痢之法，其要在虚实寒热"，得其要则万无一失，失其要则为害最多。具体提出以下九方面。

（1）暴泻暴痢

张景岳认为生冷初伤，饮食失调，而胃气未损，元气未亏，或为痛为胀，为暴泻暴痢，而食滞有未清，治宜抑扶煎、五德丸，或平胃散、胃苓汤、五苓散之类。

（2）脾虚致痢

脾肾虚弱之辈，但犯生冷，极易作痢。无论大人小儿，凡系脾虚致痢，无实热等证者，先宜佐关煎"温其脾气"，如或稍深而病及肝肾，即宜胃关煎为最妙，勿以新病畏而不用。或五德丸、四神丸之类，皆可间用之。

（3）脾肾俱虚

病痢凡属脾肾俱虚而危剧可畏，治宜胃关煎，或次之以温胃饮，或相机间用亦可。或兼用四维散、九气丹、复阳丹等。

（4）胃气虚寒

痢疾恶心欲吐，或闻食气即见恶心，此胃气虚寒不能容受，治宜温补安胃，用五君子煎，或六味异功煎、温胃饮、圣术煎之类。呕甚，治宜六味回阳饮之属。若阴中火虚，气不归原而呕，治宜胃关煎、理阴煎。若胃火上冲而致呕吐，则必有烦热胀满等症，乃可用清凉降火等药，治宜大分清饮、益元散之类。

（5）湿热邪盛

湿热邪盛，而烦热喜冷，脉实腹满，或下痢纯红鲜血者，宜清流饮、黄芩芍药汤，或香连丸，或芍药汤。热甚，宜大分清饮，或茵陈饮。并提示使用此等药，若数剂不效，便当思考顾护脾肾。

（6）属火发热

痢有发热，似乎属火，宜从凉治。然实热之证，未必发热，唯痢伤精血，阴虚水亏，则多为热为躁。如虚中有火，脉见有力，治宜加减一阴煎，或保阴煎。若脉本无力，全属虚火，则不可治火，宜壮水补阴，如三阴煎及六味、八味等丸。若阴盛格阳而为外热，宜胃关煎及右归饮之属主之。

（7）实邪胀痛

痢疾初作，气禀尚强，或因纵肆口腹，饮食停滞，凡有实邪胀痛坚满等症，而形气脉气俱实，可先去其积，其积去则痢自止。治宜承气汤，或神佑丸、百顺丸主之，或用赤金豆以微利之，此通因通用、痛随痢减之法。但此等证候，必须确审然后用之，若以脾肾虚寒致痢，而妄用此药及寒凉克伐等剂，再败元阳，多致不可解救，最当慎之。

（8）噤口痢

禁口不食，乃痢疾最危之候。朱丹溪认为，噤口痢，胃口热甚故，用黄连、人参煎汁，终日呷之。张景岳指出，多用温药甘味，以火济火，以滞益滞。亦有误服热毒之药犯胃，当推明而祛其毒，此亦朱丹溪之说。张介宾认为，噤口者，以食不得入，虽亦有实热证，而脾胃虚寒居多。若因食积胃中而噤口，其胸腹必有胀满，或见硬痛，此当行滞去积，积滞去而食自入，如青皮、陈皮、山楂、厚朴之属。有因火郁胃中而噤口，其脏腑必多炽热，或脉见洪数，此当泻火去热，邪热去而食自入，如黄芩、黄连、栀子、黄柏之属。认为凡此皆以邪蓄于中，乃噤口之实证。但是实证不多，每宜察患者胃口，则多无胀满等症，或察其大邪，则亦非实热等证，但见其有出无入，而胃口日减，精神日败。其既无胀满，本非积可知，又无真热，本非火，无积无火而食不能入，以其脏气不能容受。其因有二：一是脾气之弱，故或为呕恶，或为吞酸，或恶闻食气而泛泛不宁，或饥不能食，此以中焦不运，故食不能入，责之在脾；一是肾气之弱，故命门不能暖，则大肠不能固，小肠不能化，则胃气不能行，此以下焦失守而化源无主，责之在肾。欲健运中焦，非人参、白术、干姜、甘草之属不可；欲实下焦，非熟地黄、附子、吴茱萸、肉桂之属不可。脾肾强而食自入，其理甚明。

（9）脾肾虚衰

滑脱久痢阳虚，或因攻击、寒凉太过，致竭脾肾元神而滑脱不止，其本源已败，虽峻用温补诸药，亦必不能奏效。治宜速灸百会、气海、天枢、神阙等穴，以回其阳，或有望其生。

5. 列方

《景岳全书·二十四卷·杂证谟·痢疾》，痢疾论列方45首。参照其所属"八略"之"新方八阵"，或"古方八阵"等，进行分类归纳，可见其组方体现的治法主要为热阵、补阵、寒阵、攻阵、散阵等。

（1）**热阵方** 抑扶煎、佐关煎、胃关煎、温胃饮、逆汤、五德丸、四神丸、五君子煎、二神丸、复阳丹、四维散、九气丹、吴茱萸丸、六味异功煎、理阴煎、六味回阳饮、圣术煎等。

（2）**补阵方** 四君子汤、六君子汤、六味丸、八味丸、右归饮、四物汤、八珍汤、十全大补汤、三阴煎、加减一阴煎、五苓散、胃苓汤、平胃散等。

（3）**寒阵方** 大分清饮、保阴煎、补中益气汤、清流饮、茵陈饮、香连丸、益元散、黄芩芍药汤等。

（4）**攻阵方** 大承气汤、赤金豆、百顺丸、芍药汤、神佑丸等。

（5）**散阵方** 桂枝汤。

6. 外备用方

《景岳全书·二十四卷·杂证谟·痢疾》论外备用方，即其他篇章可参考备用之方，列有30首。参照其所属"八略"之"新方八阵"，或"古方八阵"，及其适应证的描述，进行分类归纳，可见其组方体现的治法主要有和阵、热阵、固阵、寒阵、补阵、因阵、攻阵。

（1）**和阵方** 大七香丸、戊己丸、黄芩半夏生姜汤、斗门方、藿香正气散、真人养脏汤、简易八方、升阳除湿防风汤等。

（2）**热阵方** 理中汤、荜茇丸、白术圣散子、白通汤、桂香丸、附子茴香散、诃梨勒丸等。

（3）**固阵方** 固肠散、桃花丸、固肠丸、大断下丸、生地黄汤等。

（4）**寒阵方** 木香化滞汤、黄芩汤、六神丸、黄芪散等。

（5）**补阵方** 归脾汤、大防风汤、十宝汤、归黄汤等。

（6）**因阵方** 涩肠散。

（7）**攻阵方** 大黄汤。

（十六）胁痛

《景岳全书·二十五卷·杂证谟·胁痛》阐发胁痛之论治。认为胁痛之病，本属肝胆二经，邪在诸经，气逆不解，亦与之相关。继而，提出胁痛有内伤外感之别，亦有左右血气之辨析，并介绍胁痛的临床用药特点。随后，介绍胁痛的论治列方及论外备用方，及灸法。

《景岳全书·二十五卷·杂证谟·胁痛》首列经义，阐释胁痛机理。例如，肝病及其经脉失常与胁痛。《素问·六元正纪大论》曰："厥阴所至，为胁痛、呕泄。金郁之发，民病咳逆，心胁满，引少腹，善暴痛，不可反侧。"《素问·藏气法时论》曰："肝病者，两胁下痛引少腹，令人善怒。心病者，胸中痛，胁支满，胁下痛。"《灵枢·邪客》曰："肝有邪，其气流于两胁。"又如，少阳胆及其经脉失常与胁痛。《素问·热论》曰："少阳主胆，其脉循胁络于耳，故胸胁痛而耳聋。"《素问·四时刺逆从论》曰："少阳有余，病筋痹胁满。"《素问·厥论》曰："少阳之厥，暴聋颊肿而热，胁痛，不可以运。"《灵枢·经脉》曰："胆足少阳也，是动则病口苦，善太息，心胁痛不能转侧。"再如，胁痛之预后。《素问·标本病传论》曰："肝病头目眩，胁支满，三日体重身痛，五日而胀，三日腰脊少腹痛，胫酸，三日不已死。"以上论述为胁痛的认识提供了理论依据。

1. 辨证要点

《景岳全书·二十五卷·杂证谟·胁痛》专列论证，阐释胁痛的辨证要点主要有以下三方面。

（1）胁痛经络之辨

肝胆二经之脉，皆循行于胁肋。然而，心、肺、脾、胃、肾与膀胱病亦皆有胁痛之病证，此非诸经皆有此症，但以"邪在诸经，气逆不解"，必以次相传，延及少阳、厥阴，致胁肋疼痛。故凡以劳倦忧虑而致胁痛，此为心肺之所传；以饮食劳倦而致胁痛，此为脾胃之所传；以色欲内伤，水道壅闭而致胁痛，此为肾与膀胱之所传，传至本经，则无非肝胆之病。至于愤怒疲劳，伤血，伤气，伤筋，或寒邪在半表半里之间，此则自本经之病。病在本经，治宜直取本经，传自他经，必拔其所病之本，辨得其真，则自无不愈。

（2）胁痛内伤外感之辨

凡寒邪在少阳经，乃病为胁痛耳聋而呕，然必有寒热表证，方是外感，如无表证，悉属内伤。"胁痛有内伤外感之辨"，但内伤胁痛者十居八九，外感胁痛则间而有之。

（3）胁痛左右血气之辨

其援引诸家之说，有谓肝位于左而藏血，肺位于右而藏气，故病在左者为血积，病在右者为气郁，而脾气亦系于右，故湿痰流注，亦在右。张景岳进而提出，"胁痛有左右血气之辨"，其在气在血之辨，"但察其有形无形可知之"。血积有形而不移，或坚硬而拒按，气痛流行而无迹，或倏聚而倏散。食积痰饮，皆属有形之证，但详察所因，自可识别。且凡属有形之证，亦无非由气之滞，"凡治此者，无论是血是痰，必皆兼气为主"，而后随宜佐使以治之。

2. 胁痛证治

关于胁痛的辨证论治，《景岳全书·二十五卷·杂证谟·胁痛》主要从三方面进行阐述。

（1）外感证，邪在少阳

外感证，症见身发寒热而胁痛不止，治宜小柴胡汤、三柴胡饮，或葛根汤之类。若外邪未解，而兼气逆胁痛，治宜柴胡疏肝散之类。若元气本虚，阴寒外闭，邪不能解，而胁痛畏寒，则非大温中饮不可。

（2）内伤肝胆，气逆不顺

内伤肝胆，此类胁痛，治宜排气饮、推气散、沉香降气散、木香调气散之类。若郁结伤肝，中脘不快，痛连两胁，或多痰，治宜香橘汤。若暴怒伤肝，气逆胀满，胸胁疼痛，治宜解肝煎。若怒气伤肝，因而动火，胁痛胀满，烦热，或动血，治宜化肝煎。若气滞胸胁，痛而兼喘，治宜分气紫苏饮。若男子忧郁伤肝，两胁疼痛，治宜枳实散。若肝肾气滞，自下而上，痛连两胁，治宜木通散。若悲哀烦恼，肝气受伤，脉紧胁痛，治宜枳壳煮散。若因惊气逆，胁痛不已，治宜桂枝散。若食积作痛，治宜大和中饮，或用保和丸。若痰饮停伏，胸胁疼痛，治宜导痰汤加白芥子。若肝火内郁，二便不利，两胁痛甚者，治宜当归龙荟丸，或左金丸。若从高跌坠，血流胁下作痛，治宜复元活血汤。若妇人血滞，胁腹连痛者，治宜芍药散、决津煎。若肝脾血虚，或郁怒伤肝，寒热胁痛，治宜逍遥散。若肝肾亏损，胁肋作痛，头眩心悸身痛，或妇人经水不调，经后作痛，治宜补肝散。

（3）内伤虚损，胁肋疼痛

凡房劳过度，肾虚羸弱之人，多有胸胁间隐隐作痛，此乃肝肾精虚，不能化气，气虚不能生血。治宜左归饮、小营煎及大补元煎之类。或有微滞，用补肝散亦可。若忧思过度，耗伤心脾气血，治宜逍遥饮、三阴煎、七福饮之类，或归脾汤亦可。若劳倦，过伤肝脾气血，治宜大营煎、大补元煎之类。

3. 列方

《景岳全书·二十五卷·杂证谟·胁痛》，胁痛论列方 35 首。参照其所属"八略"之"新方八阵"，或"古方八阵"，及其适应证的描述，进行分类归纳，可见其组方体现的治法主要有和阵、补阵、散阵、寒阵等。

（1）**和阵方**　香橘汤、解肝煎、沉香降气散、排气饮、大和中饮、分气紫苏饮、推气散、枳实散、导痰汤、香调气散等。

（2）**补阵方**　三阴煎、七福饮、逍遥散、归脾汤、小营煎、左归饮、大营煎、木通散、大补元煎等。

（3）**散阵方** 小柴胡汤、三柴胡饮、大温中饮、柴胡疏肝散、桂枝散、间葛根汤、枳壳煮散等。

（4）**寒阵方** 当归龙荟丸、化肝煎、左金丸、逍遥饮、决津煎等。

（5）**其他方** 复元活血汤、芍药散、补肝散、保和丸等。

4. 外备用方

《景岳全书·二十五卷·杂证谟·胁痛》论外备用方，即其他篇章可参考备用之方，列有10首。参照其所属"八略"之"新方八阵"，或"古方八阵"等，进行分类归纳，可见其组方体现的治法主要为攻阵、寒阵、和阵、散阵等。

（1）**攻阵方** 桃仁承气汤、神芎丸、神保丸、大黄附子汤、控涎丹等。

（2）**寒阵方** 柴胡清肝散、栀子清肝散等。

（3）**和阵方** 白术丸、木香顺气散等。

（4）**散阵方** 加味小柴胡汤。

5. 灸法

《景岳全书·二十五卷·杂证谟·胁痛》论述灸法，治胁痛不可忍者，用蜡绳横度两乳中，半屈绳，从乳斜趋痛胁下，绳尽处灸三十壮，更灸章门（七壮）、丘墟（三壮，可针入五分）等。

（十七）腰痛

《景岳全书·二十五卷·杂证谟·腰痛》阐述腰痛之论治。提出腰痛的病因病机有表里虚实寒热之异，其病在经则属太阳，在脏则属肾气，当辨其所因而治，并介绍腰痛的临床用药特点。随后，介绍腰痛的论治列方及论外备用方，以及简易方与灸法。

1. 病因病机

《景岳全书·二十五卷·杂证谟·腰痛》首先援引《黄帝内经》多篇相关经文，阐述腰痛机理。例如，肾的功能失常与腰痛。《素问·脉要精微论》

曰："腰者肾之府，转摇不能，肾将惫矣，肾脉搏坚而长，其色黄而赤者，当病折腰。"《灵枢·本神》曰："肾盛怒而不止则伤志，志伤则喜忘其前言，腰脊不可以俯仰屈伸。"又如，足太阳膀胱经、足厥阴肝经与腰痛。《灵枢·经脉》曰："肝足厥阴也，是动则病腰痛不可以俯仰。"《灵枢·杂病》曰："腰痛，痛上寒，取足太阳阳明；痛上热，取足厥阴；不可以俯仰，取足少阳。"《素问·刺腰痛》曰："足太阳脉令人腰痛。"再如，阴阳不和与腰痛，《灵枢·五癃津液别》曰："阴阳不和，则使液溢而下流于阴，髓液皆减而下，下过度则虚，虚故腰背痛而胫酸。"以上论述为腰痛的认识奠定了理论基础。

《景岳全书·二十五卷·杂证谟·腰痛》，认为前人论腰痛有五辨，一是阳虚不足，为少阴肾衰；二是风痹、风寒，以及湿着腰痛；三是劳役伤肾；四是堕落损伤；五是寝卧湿地。张景岳认为，腰痛虽大约如此，然尚不全面。认为此证"有表里虚实寒热之异"，若知此六者，则治之亦无难。继而，从两方面阐发腰痛机理。其一，腰痛原因多端。凡悠悠戚戚，屡发不已，乃肾之虚；遇阴雨或久坐，痛而重，乃因湿为病；遇诸寒而痛，或喜暖而恶寒，是属于寒；遇诸热而痛，喜寒而恶热，是属于热；郁怒而痛，是气之滞；忧愁思虑而痛，是气之虚；劳动即痛，是肝肾之衰，临证"当辨其所因而治之"。其二，腰为肾之府，肾与膀胱为表里，故"在经则属太阳，在脏则属肾气"，而又为冲任督带之要会。提出凡病腰痛者，"多由真阴之不足，最宜以培补肾气为主"。

2. 辨证论治

《景岳全书·二十五卷·杂证谟·腰痛》，大致从五方面论述腰痛辨治。

（1）腰痛多虚

腰痛之虚证，十居八九，但察其既无表邪，又无湿热，或以年衰，或以劳苦，或以酒色斫丧，或七情忧郁所致，则悉属真阴虚证。凡虚证之候，形色必清白而或见黧黑，脉息必和缓而或见细微，或以行立不支而卧息少可，或以疲倦无力而劳动益甚。凡积而渐至者皆不足，暴而痛甚者多有余，"内伤禀赋者皆不足"，"外感邪实者多有余，故治者当辨其所因"。凡肾水真阴亏损，精血衰少而痛，治宜当归地黄饮，及左归丸、右归丸为最。若病稍轻，或痛不甚，虚不甚，如青娥丸、煨肾散、补髓丹、二至丸、通气散之类，俱可择用。

（2）表证辨其阴阳，治从解散

凡风寒湿滞之邪，伤于太阳、少阴之经。若风寒在经，其症必有寒热，其脉必见紧数，其来必骤，其痛必拘急兼酸，而多连脊背，"此当辨其阴阳，治从解散"。凡阳证多热，治宜一柴胡饮，或正柴胡饮之类；若阴证多寒，治宜二柴胡饮、五积散之类。

（3）湿气自外而入，总皆表证

湿滞在经而腰痛，或以雨水，或以湿衣，或以坐卧湿地而致。"凡湿气自外而入者，总皆表证之属"，治宜不换金正气散、平胃散之类。若湿而兼虚，宜独活寄生汤主之。若湿滞腰痛而小便不利，治宜胃苓汤，或五苓散加苍术之类。若风湿相兼，一身尽痛，宜羌活胜湿汤主之。若湿而兼热，治宜当归拈痛汤、苍术汤之类。若湿而兼寒，治宜术附汤、五积散之类。

（4）腰痛之治

张景岳认为腰痛有寒热证，寒证有二，凡外感之寒，治宜温散，或用热物熨之亦可；若内伤阳虚之寒，治宜温补。热亦有二证；若肝肾阴虚，水亏火盛，治当滋阴降火，宜滋阴八味煎，或用四物汤加黄柏、知母、黄芩、栀子之属；若邪火蓄结腰肾，而本无虚损，必痛极，必烦热，或大渴引饮，或二便热涩不通，当直攻其火，治宜大分清饮加减。跌扑损伤而腰痛，此伤在筋骨，而血脉凝滞，治宜四物汤加桃仁、红花、牛膝、肉桂、玄胡、乳香、没药之类。若血逆之甚而大便闭结不通，治宜四物汤，或外以酒糟、葱、姜捣烂罨之，其效尤速。

（5）注意事项

参看朱丹溪所言，诸腰痛不可用人参补气，补气则疼愈甚；亦不可峻用寒凉，得寒则闭遏而痛甚。张景岳认为，此言皆未当，因劳伤虚损而阳不足，多有气虚之证，为何人参不可用？又如火聚下焦，痛极而不可忍，速宜清火，为何寒凉不可用？进而明示，然虚中夹实不宜用参者有之，虽有火而热不甚，不宜过用寒凉者亦有之，提出不可一概谓之不可用。此外，列举妇人以胎气、经水损阴为甚，故尤多腰痛脚酸之病，宜当归地黄饮主之，乃虚损亦有可补之例。

3. 列方

《景岳全书·二十五卷·杂证谟·腰痛》，腰痛论列方 29 首。参照其所属"八略"之"新方八阵"，或"古方八阵"等，进行分类归纳，可见其组方体现的治法主要为和阵、散阵、寒阵、攻阵、热阵等。

（1）**和阵方** 煨肾散、二陈汤、平胃散、胃苓汤、五苓散、羌活胜湿汤、渗湿汤、独活寄生汤、不换金正气散、青娥丸、四物汤、补髓丹、当归地黄饮、左归丸、右归丸、术附汤等。

（2）**寒阵方** 大分清饮、补阴丸、当归拈痛汤、滋阴八味煎、苍术汤等。

（3）**散阵方** 五积散、一柴胡饮、正柴胡饮、二柴胡饮、通气散等。

（4）**热阵方** 二至丸、肾着汤等。

（5）**攻阵方** 四物汤。

4. 外备用方

《景岳全书·二十五卷·杂证谟·腰痛》论外备用方，即其他篇章可参考备用之方，列有 9 首。参照其所属"八略"之"新方八阵"，或"古方八阵"等，进行分类归纳，可见其组方体现的治法主要为补阵、和阵、热阵等。

（1）**补阵方** 麋茸丸、加味青娥丸、滋阴大补丸等。

（2）**和阵方** 舒筋汤、胡桃汤、调营活络饮等。

（3）**热阵方** 生附汤、沉香桂附丸等。

（4）**其他方** 芍药散。

5. 简易方

《景岳全书·二十五卷·杂证谟·腰痛》，列有以下简易方。如《太平圣惠方》中治风冷寒痹腰痛，用川乌头三个，生捣为末，少加盐水调，摊于纸帛上，贴痛处，须臾止。又方，治腰脚疼痛，用杜仲一两，制，水二钟，煎一钟；再用羊肾四枚，切细去脂膜，入药汤，煮熟；次入韭白、盐、花椒、姜、酱、醋等，空腹食之，二三次即腰脚倍健。

6. 灸法

《景岳全书·二十四卷·杂证谟·腰痛》，论述灸法治腰痛。如灸腰痛不可俯仰，令患人正立，以竹杖柱地，平脐点记，乃以度背，于脊中点记，随年壮灸之。取肾俞（三壮或七壮）、昆仑（三壮）、委中（刺出血）等穴。

（十八）头痛

《景岳全书·二十六卷·杂证谟·头痛》阐释头痛之论治。首先列经义，继而分析头痛机理，认为诊头痛者，当先审久暂，次辨表里，内证外证之异，不可不察，阐发头痛的临床用药特点。随后，介绍头痛的论治列方及论外备用方。

1. 首列经义

《景岳全书·二十六卷·杂证谟·头痛》首先列经义，摘录《黄帝内经》多篇文章的相关经文，作为论述头痛的重要根据。例如，头痛的症状表现，《素问·脉要精微论》曰："来疾去徐，上实下虚，为厥巅疾。推而下之，下而不上，头项痛也。"又如，头痛与脏腑经络的关系，《素问·五脏生成》曰："头痛巅疾，下虚上实，过在足少阴、巨阳，甚则入肾。"《灵枢·经脉》曰："膀胱足太阳也，是动则病冲头痛，目似脱，项如拔。"《素问·脉解》曰："阳明并于上，上者则其孙络太阴也，故头痛鼻衄腹肿也。"《素问·通评虚实论》曰："头痛耳鸣，九窍不利，肠胃之所生也。"再如，头痛之脉象，《素问·平人气象论》曰："寸口之脉中手短者，曰头痛。"又如，头痛的预后，《灵枢·厥病》曰："真头痛，头痛甚，脑尽痛，手足寒至节，死不治。"以上论述为认识头痛病因病机等提供了理论基础。

2. 辨证论治

（1）先审久暂，次辨表里

《景岳全书·二十六卷·杂证谟·头痛》列论证专题，首先指出，凡"诊头痛者，当先审久暂，次辨表里"。究其缘由，暂痛者，必因邪气；久病者，必兼元气。以暂病言之，则有表邪，此风寒外袭于经，治宜疏散，最忌清降；有里邪，此三阳之火炽于内，治宜清降，最忌升散，此乃治邪之法。其有久病，则或发或愈，或以表虚，微感则发，或以阳胜，微热则发，或以水亏于下，而虚火乘之则发，或以阳虚于上，而阴寒胜则发。所以"暂病者当重邪气，久病者当重元气"。然亦有暂病而虚，久病而实，又当因其脉、因其证而详辨之，不可拘泥。其次，"头痛有各经之辨"，凡外感头痛，当察三阳、厥阴。三阳之脉俱上头，厥阴之脉亦会于颠，故张仲景《伤寒论》则谓三阳有头痛，厥阴亦有头痛，而太阴、少阴则无之。其于辨证之法，则头脑、额颅虽三阳俱有所会，无不可痛，然太阳在后，阳明在前，少阳在侧，此又各有所主，亦外感之所当辨。明示至若"内伤头痛，则不得以三阳为拘"。如本经所言，下虚上实，过在足少阴、巨阳，若《灵枢·厥病》所论，则足六经及手少阴、少阳皆有之矣。《素问·奇病论》所言：脑者阴也，髓者骨之充。张景岳因而提出"此内证外证之异，所不可不察"。

（2）外感头痛，有表证可察

外感头痛，有表证可诊察，如身必寒热，脉必紧数，或多清涕，或兼咳嗽，或兼脊背酸痛，或兼项强，而不可左右顾，是皆寒邪在经之症状。故"散去寒邪，其痛自止"，如川芎、细辛、蔓荆子、柴胡之类，治皆最宜。若寒之甚者，治宜麻黄、桂枝、生姜、葱白、紫苏、白芷之类，临证可随其虚实而加减用之。

（3）火邪头痛，唯阳明为最

关于火邪头痛者，虽各经皆有火证，而唯阳明为最。正以阳明胃火，盛于头面而直达头维，故其痛必甚，其脉必洪，其证必多内热，其或头脑振振，痛而兼胀，而绝无表邪，必火邪。欲治阳明之火，如白虎汤加泽泻、木通、生地黄、麦冬之类，治以抑其至高之势，其效最速。若他经之火，则芍药、天花粉、黄芩、黄连、知母、黄柏、龙胆草、栀子之类，可择而用之。明示"治火之法，不宜佐以升散"，盖外邪之火，可散而去，内郁之火，得升而愈炽矣，以此为忌。

（4）阴虚头痛，血虚之属

阴虚头痛，凡久病者多有之，其证多因水亏，所以虚火易动，火动则痛，必兼烦热等内热之症，治宜壮水为主，当用滋阴八味煎、加减一阴煎、玉女煎之类。若火微，宜六味地黄丸、四物汤、三阴煎、左归饮之类。

（5）阳虚头痛，气虚之属

阳虚头痛，久病者亦有之。其证必缠绵日久，或羞明，或畏寒，或倦怠，或食饮不甘，脉必微细，头必沉沉，遇阴则痛，逢寒亦痛，皆阳虚阴胜而然。治宜扶阳为主，如理阴煎、理中汤、十全大补汤、补中益气汤之类，皆可择用，或以五福饮、五君子煎加川芎、细辛、蔓荆子之类，以升达阳气，则治之最善。

（6）痰厥头痛，必别有所因

痰厥头痛，诸古方书皆有此名目。然张景岳论之，认为"必别有所因"，但"以头痛而兼痰"有之，未必因痰头痛。兼痰者，必见呕恶，胸满，胁胀，或咳嗽气粗多痰，治宜二陈汤、六安煎、和胃饮、平胃散加川芎、细辛、蔓荆子之类。如多痰兼火，宜用清膈煎，或二陈汤、六安煎加黄芩、天花粉之类，火甚者加石膏亦可。如多痰兼虚而头痛者宜金水六君煎，或六君子汤加川芎、细辛之类，酌而用之。列举李杲治痰厥头痛，症见恶心烦闷，头眩眼黑，气短促，上喘无力，少气懒言，心神颠倒，目不能开，如在风云中，头苦痛如裂，身重如山，四肢厥冷，不得安卧，用半夏白术天麻汤。

3. 前人论治经验

《景岳全书·二十六卷·杂证谟·头痛》列述古专题，介绍前人的论治经验。例如，《类证活人书》认为，头痛者，阳证也，太阳证头痛，发热恶寒，无汗麻黄汤，有汗桂枝汤。若已发汗，或未发汗，头痛如破者，治以连须葱白汤，不止，治以葛根葱白汤；阳明证头痛，不恶寒反恶热，乃胃实，治以调胃承气汤；少阳头痛，用小柴胡汤。张仲景认为太阴少阴并无头痛之证，只有厥阴一证，用吴茱萸汤。李杲依据《金匮真言论》所云，东风生于春，病在肝，俞在颈项，故春气病在头。又从经脉循行而言，诸阳会于头面，如足太阳膀胱之脉，起于目内眦，上额交巅，上入络脑，还出别下项，故而患冲头痛。又足少阳胆之脉，起于目锐，上抵头角，病则头角额痛，盖风从上受之，风寒伤上，邪从外入，客于经络，则令人振寒头痛，身重恶寒，治在风池、风府，调其阴阳，有余则泻，不足则补，汗之则愈，此属伤寒头痛。头痛耳鸣，九窍不利，肠胃之所生，乃气虚头痛。心烦头痛，病在耳中，过在手巨阳、少阴，乃湿热头痛。如气上不下，头痛颠疾，乃下虚上实，过在足少阴、巨阳，甚则入肾，属寒湿头痛。如头半寒痛，治先取手少阳、阳明，后取足少阳、阳明，此属偏头痛。此外，有真头痛，甚则脑尽痛，手足寒至节，死不治。有厥逆头痛，所犯大寒，内至骨髓，而髓以脑为主，脑逆故令头痛，齿亦痛。

张景岳指出，凡头痛每以风药治之，总其大体而言之。"高颠之上，惟风可到"，故味之薄者，乃阴中之阳，自地升天，然亦有三阴三阳之异。故太阳头痛，症见恶风，脉浮紧，以川芎、羌活、独活、麻黄之类为主。阳明头痛，症见自汗，发热恶寒，脉浮缓长实，治以升麻、葛根、白芷为主。少阳经头痛，症见脉弦细，往来寒热，治以柴胡为主。太阴头痛，必有痰疾，体重或腹痛，为痰癖，其脉沉缓，治以苍术、半夏、南星为主。少阴头痛，三阴三阳经不流行，而足寒气逆，乃为寒厥，其脉沉细，治以麻黄、附子、细辛为主。厥阴头痛，或吐痰沫，厥冷，其脉浮缓，以吴茱萸汤主之。血虚头痛，治以当归、川芎为主。气虚头痛，治以人参、黄芪为主。气血俱虚头痛，治以调中益气汤，少加川芎、蔓荆子、细辛，其效如神。半夏白术天麻汤，乃治痰厥头痛之药。清空膏，乃治风湿热头痛之药。羌活附子汤，乃治厥阴头痛之药。如湿气在头，以苦吐之，然不可执方而治。患者头痛，发时两颊青黄，伴眩晕，目不欲闭，少气懒言，身体沉重，兀兀欲吐。张元素认为此厥阴、太阴合病，名为风痰，以《局方》玉壶丸治之，更灸侠溪穴即愈。举例说明，此乃"是知方者体也，法者用也"，赞曰体用不失，可谓上工。

此外，薛己认为，久头痛多主于痰，痛甚者乃风毒上攻，有血虚，有诸经气滞，有气虚，有四气外伤，有劳役所伤，有可吐，有可下，"当分虚实寒热兼变而治之"。若夫偏正头风，久而不愈，乃内夹痰涎风火，郁遏经络，气血壅滞，甚则目昏紧小，二便秘涩，宜以砭石砭出其血，以开郁解表。

4. 列方

《景岳全书·二十六卷·杂证谟·头痛》，头痛论列方32首。参照其所属"八略"之"新方八阵"，或"古方八阵"等，进行分类归纳，可见其组方体现的治法主要为补阵、和阵、热阵、散阵、寒阵、攻阵等。

（1）**补阵方**　四物汤、补中益气汤、大补汤、五福饮、十全六味地黄汤、六君子汤、加减一阴煎、三阴煎、左归饮、调中益气汤等。

（2）**和阵方**　平胃散、和胃饮、二陈汤、六安煎、金水六君煎、玉壶丸、半夏白术天麻汤等。

（3）**热阵方**　五君子煎、理中汤、理阴煎、吴茱萸汤、羌活附子汤等。

（4）**散阵方**　麻黄汤、桂枝汤、葛根葱白汤、莲须葱白汤、小柴胡汤等。

（5）**寒阵方**　白虎汤、玉女煎、清膈煎、滋阴八味煎等。

（6）**攻阵方**　调胃承气汤。

5. 外备用方

《景岳全书·二十六卷·杂证谟·头痛》论外备用方，即其他篇章可参考备用之方，列有33首。参照其所属"八略"之"新方八阵"，或"古方八阵"，以及适应证，进行分类归纳，可见其组方体现的治法主要为散阵、寒阵、热阵、和阵、因阵、攻阵、补阵等。

（1）**散阵方**　川芎散、川芎散、十神汤、神术汤、川芎茶调散、清空膏、都梁丸、羌活附子汤、上清散、羌活胜风汤、愈风饼子、菊花散、旋覆花汤、如圣散、透顶散、点头散、八般头风、芎芷散、芎辛导痰汤、天香散等。

（2）**寒阵方**　茶调散、石膏散、双玉散、荆芩散等。

（3）**热阵方**　芎术汤、三生散、黑锡丹等。

（4）**和阵方**　藿香正气散、玉壶丸等。

（5）**因阵方** 吹鼻六神散、硝石散等。

（6）**攻阵方** 神芎丸。

（7）**补阵方** 当归酒。

6. 简易方

《景岳全书·二十六卷·杂证谟·头痛》列有头痛治疗简易方。如硝石散治风寒入脑，头痛不可当。用生萝卜汁，仰卧，注两鼻孔，数年之患，一注即愈。

7. 灸法

《景岳全书·二十六卷·杂证谟·头痛》论述灸法，取神庭、上星、后顶、百会、风池等穴。以上诸穴，随灸一处可愈。

（十九）遗精

《景岳全书·二十九卷·杂证谟·遗精》，阐述遗精之论治。指出梦遗精滑，总皆失精之病，精之藏制虽在肾，而精之主宰则在心，苟欲惜精，先宜净心，并介绍遗精的临床用药特点。随后，介绍遗精的论治列方及论外备用方。

1. 病因病机

《景岳全书·二十九卷·杂证谟·遗精》首列经义，选摘多篇经文，作为阐释遗精的理论依据。例如，精在人体的作用。《灵枢·经脉》曰："人始生，先成精，精成而脑髓生。"《素问·金匮真言论》曰："夫精者，身之本也。故藏于精者，春不病温。"又如，生活方式的失常与遗精。《素问·上古天真论》曰："以酒为浆，以妄为常，醉以入房，以欲竭其精，以耗散其真，不知持满，不时御神，务快其心，逆于生乐，起居无节，故半百而衰也。"再如，精气与脏腑的关系。《灵枢·卫气》曰："五脏者，所以藏精神魂魄者也"。《灵枢·邪客》曰："心者，五脏六腑之大主也，精神之所舍也，其脏坚固，邪弗能容也。"《素问·六节藏象论》曰："心者，生之本，神之变也。肾者主蛰，封藏之本，精之处也。"再如，情志因素与精气。《素问·疏五过论》曰："暴乐暴苦，始乐后苦，皆伤精神，精气竭绝，形体毁沮。故贵脱势，虽不中邪，精神内伤，身必败亡。"《灵枢·本神》曰："恐惧而不解则伤精，精伤则骨酸痿厥，精时自下，是故五脏主藏精者也，不可伤，伤则失守而阴虚，阴虚则无气，无气则死矣。"以上论述为遗精的认识，奠定了理论基础。

《景岳全书·二十九卷·杂证谟·遗精》指出，"梦遗精滑，总皆失精之病"。虽其证有不同，而所致之本相同。

（1）遗精之本，在心肾

心为君火，肾为相火，心有所动，则肾必应之。少年多欲之人，或心有妄思，或外有妄遇，致君火摇于上，相火炽于下，则水不能藏，而精随之泄。初泄者不以为意，至再至三，渐至不已，及其久而精道滑，则随触皆遗，欲遏不能，此时乃精竭则阴虚，阴虚则无气，以致为劳损为病。

精之蓄泄，无非听命于心。凡少年初省人事，精道未实，苟知惜命，先当惜精。"苟欲惜精，先宜净心"。故而但见伶俐乖巧之人，多有此病；而田野愚鲁之夫，则多无此病。"亦总由心之动静而已"，此少年未病之前，所当知之。其既病而求治，则当以持心为先，然后随证调理，自无不愈。提示如不知求本之道，全恃药饵，而欲成功，则希望不大。

（2）遗精之因，涉五脏

遗精之证有以下九种：①凡有所注恋而梦者，此精为神动，其因在心。②有欲事不遂而梦，此精失其位，其因在肾。③有值劳倦即遗者，此筋力有不胜，乃肝脾之气弱。④有因用心思索过度辄遗精，此中气有不足，心脾之虚陷。⑤有因湿热下流，或相火妄动而遗，此脾肾之火不清。⑥有无故滑而不禁，此下元之虚，肺肾之不固。⑦有素禀不足而精易滑，此先天元气之单薄。⑧有久服冷利等剂，以致元阳失守而滑泄，此误药之所致。⑨有壮年气盛，久节房欲而遗，此满而溢。明示凡此之类，皆遗精之病，然心主神，肺主气，脾主湿，肝主疏泄，肾主闭藏。凡此诸病，"五脏皆有所主，故治此者，亦当各求所因"。至若盛满而溢，则去者自去，生者自生，势出自然，乃生理之常态，固无足为意。因梦而出精，谓之梦遗，不因梦而精自出，谓之滑精。梦遗者，有情，有火，有虚，有溢。有因情动而梦，有因精动而梦。"情动者，当清其心；精动者，当固其肾"。滑精者，无非肾气不守而然。若暴滑而兼痛，则当从赤白浊而论治。

2. 遗精证治

关于遗精的辨证论治，《景岳全书·二十九卷·杂证谟·遗精》的阐释主要有八方面。

（1）治疗原则

治遗精，凡心火盛，当清心降火；相火盛，当壮水滋阴；气陷当升举；滑泄当固涩；湿热相乘者，则当分利；虚寒冷利，当温补；下焦元阳不足，精气两虚，当专培根本。张景岳进而提示，观今人之治遗泄，动以黄柏、知母为君，或专用固本丸、坎离丸之类，不知苦寒之性，极能沉降泻水，而肾虚者，尤非所宜。

（2）肾气不固

精道滑而常梦常遗，此必始于欲念，成于不谨，积渐日深，以致肾气不固而然。苓术菟丝丸为最佳，小菟丝子丸、金锁思仙丹之类，皆可择用。

（3）心火扰动

君火不清，神摇于上，则精遗于下。其火甚，宜先以二阴煎之类清去心火；火不甚，宜先以柏子养心丸、天王补心丹，或人参丸、远志丸之类收养心气，然后用苓术菟丝丸之类固之。

（4）相火易动

相火易动，乃肝肾多热，易于疏泄，治宜猪肚丸，或固精丸之类。当察其火之微甚，宜清者当先清其火。

（5）思虑劳倦

凡思虑劳倦，每触即遗，但当培补心脾，勿得误为清利。宜寿脾煎，或归脾汤减去木香，或秘元煎。其气分稍滞，不堪黄芪、白术者，宜菟丝煎主之，或以人参汤吞苓术菟丝丸亦妙。

（6）元阳不固

素禀不足，元阳不固，每多遗滑，当以培补命门元气为主，如左归、右归、六味、八味等丸，或五福饮、固阴煎、菟丝煎之类，随宜用之，秘真丹亦可酌用。

（7）湿热下流

属湿热下流，火伏阴中而遗，治宜四苓散，或大小分清饮之类。

（8）寒凉冷利

过服寒凉冷利等药，以致阳气不固，精道滑而遗泄不止，速当温补脾肾，宜五君子煎、寿脾煎，或右归丸、八味地黄丸、家韭子丸之类。

3. 前人经验

此外，《景岳全书·二十九卷·杂证谟·遗精》列述古专题，陈述前人关于遗精之论治经验。例如朱丹溪认为，梦遗精滑，专主乎热，热则流通，治宜滋阴降火；劳神思者，治宜安神养心；久而虚脱，治当兼补药及收涩之药。薛己认为，按前证若肾气不足，用益志汤、金锁正元丹；肝肾虚热，用六味丸、加味逍遥散；脾虚热，用六味丸、补中益气汤。认为凡此悉属不足之证，宜用十全大补汤，或用萆薢分清饮送八味丸。又曰：按前证属足三阴亏损所致，若肝肾虚热，用四物加柴胡、山栀、山茱萸、山药。脾胃气虚，用补中益气加山茱萸、山药。思虑伤脾，兼用归脾汤加山茱萸、山药。肝肾亏损，用六味丸。真阳虚败，用八味丸。心肾不交，用萆薢分清饮。心气虚热，用清心莲子饮。

又如，楼英《医学纲目》记载，有一壮年梦遗白浊，治用涩精药益甚，知其有郁滞，改用导赤散，大剂服之，遗浊皆止。又有一中年梦遗，给予涩药无效，改用神芎丸下之，下后予猪苓丸，遂愈。再如，徐春甫认为，梦遗因心经有火，神思不宁，所以梦与人交媾而精泄，当以清心安神、温胆等剂，加黄连、生地黄、人参、远志、茯神、酸枣仁、羚羊角之类。有自遗，乃气血虚而下脱，有因热而流通，当分虚实，用八物汤加龙骨、牡蛎、樗根皮之类。有小便后精出不可禁，或不小便而自出，或茎中出而痒痛，常欲小便，并宜先服辰砂妙香散，或威喜丸，或分清饮，别以龙骨，或加五倍子、牡蛎、白茯苓、五味子之属。

此外，王肯堂认为，凡病精泄不禁，自汗头眩，虚极，或寒或热，用补涩之药不效，其脉浮软而散，则非虚，亦非房事过度，乃心有所睹，因有所慕，意有所乐，欲想方兴，不遂所欲，而致此疾，既以药补且固，而不效。缘心有爱则神不归，意有所想则志不宁，当先给予和营卫，营卫和则心安。次调其脾，脾气和则志定。心肾交媾，精神内守，其病自愈。其用人参、当归为末，糯米饮调下，服毕自汗出而寒热退。若头眩未除，用川芎、人参为末，沸汤调下。头眩瘥而精不禁，用芍药、丁香、木香为散，每服用生姜、大枣，以水同煎服，即心安神定，精固而神悦。

4. 列方

《景岳全书·二十九卷·杂证谟·遗精》，遗精论列方42首。参照其所属"八略"之"新方八阵"，或"古方八阵"等，进行分类归纳，可见其组方体现的治法主要为固阵、补阵、热阵、寒阵、和阵、攻阵、因阵等。

（1）**固阵方**　小菟丝丸、家韭子丸、菟丝煎、固精丸、苓术菟丝丸、秘元煎、秘真丹、金锁思仙丹、固阴煎、金锁正元丹、猪肚丸、辰砂妙香散、威喜丸等。

（2）**补阵方**　人参丸、归脾汤、远志丸、二阴煎、左归丸、右归丸、补中益气汤、五福饮、八物汤、十全大补汤、六味丸、八味丸、天王补心丹、逍遥散、四物汤、柏子养心丸等。

（3）热阵方　五君子煎、寿脾煎、益志汤、萆薢分清饮等。

（4）寒阵方　大分清饮、安神丸、导赤散、清心莲子饮等。

（5）和阵方　小分清饮、温胆汤、四苓散等。

（6）攻阵方　神芎丸。

（7）因阵方　猪苓丸。

5. 外备用方

《景岳全书·二十九卷·杂证谟·遗精》论外备用方，即其他篇章可参考备用之方，列有18首。参照其所属"八略"之"新方八阵"，或"古方八阵"等，进行分类归纳，可见其组方体现的治法主要为固阵、补阵、热阵等。

（1）固阵方　玉锁丹、金锁丹、金锁匙丹、固真散、三仙丸、金樱丸、固真丸、九龙丸、水陆二仙丹、韭子丸、茯菟丸、王荆公妙香散等。

（2）补阵方　还少丹、心肾丸、枸杞子丸、金樱膏等。

（3）热阵方　安肾丸、小安肾丸等。

（二十）遗尿

《景岳全书·二十九卷·杂证谟·遗尿》阐释遗尿之论治。认为遗尿证，有自遗，有不禁，有遗失不觉，此三者皆属虚证，但有轻重之辨。提出治水当治气，治肾当治肺，并介绍遗尿的临床用药特点。随后，介绍遗尿的论治列方及论外备用方。

1. 病因病机

《景岳全书·二十九卷·杂证谟·遗尿》摘录多篇《黄帝内经》相关经文，列为经义专题，作为阐释遗尿的理论依据。例如，小便的生理调节与病理。《灵枢·五癃津液别》曰："天寒则腠理闭，气湿不行，水下留于膀胱，则为溺与气。阴阳不和，则使液溢而下流于阴，髓液皆减而下，下过度则虚，虚故腰背痛而胫酸。"又如，遗尿与癃闭的区别及与脏腑经脉。《灵枢·经脉》曰："肝所生病者，遗溺，闭癃。"《素问·痹论》曰："淫气遗溺，痹聚在肾。"《素问·宣明五气》曰："膀胱不利为癃，不约为遗溺。"《灵枢·本输》曰："三焦者，足少阴太阳之所将，实则闭癃，虚则遗溺。"《素问·骨空论》曰："督脉为病，癃、痔、遗溺。"再如，遗尿的预后。《素问·脉要精微论》曰："水泉不止者，是膀胱不藏也。得守者生，失守者死。"《素问·气厥论》曰："心移寒于肺，肺消。肺消者，饮一溲二，死不治。"以上论述为认识遗尿奠定了理论基础。

《景岳全书·二十九卷·杂证谟·遗尿》认为遗尿证，有自遗，乃为睡中而遗失；有不禁，以气门不固，而频数不能禁；又有气脱于上，则下焦不约，而遗失不觉，此虚极之候。总之，"三者皆属虚证，但有轻重之辨"。若梦中自遗，唯幼稚多有之，待其气壮而固，或少加调理可愈。唯水泉不止，膀胱不藏，必以气虚而然。因气为水母，水不能蓄，以气不能固。此失守之兆，大非所宜，甚至气脱而遗，无所知觉，则尤其甚。此唯非风证，以及年衰气弱之人，或大病之后多有之。张仲景所谓下焦竭则遗溺失禁，则谓此病证。

其次，古方书论小便不禁，有属热属虚之辨。不知不禁之谓，乃以小便太利为言，皆属虚寒，何有热证。若因热而小便频数，其证则淋沥点滴，不能禁止，而小便必不利，且或多痛涩，方是热证。提示倘以虚寒误认为热，而妄投泻火之药，则危险之致，宜引以为戒。

2. 辨证论治

《景岳全书·二十九卷·杂证谟·遗尿》，论治遗尿主要有六方面。

（1）治水当治气，治肾当治肺

凡治小便失禁，古法多用固涩，此乃常规治法。明示然固涩之剂，不过固其门户，此亦治标之意，而非塞源之道。因小便虽利于肾，而肾上连肺。若肺气无权，则肾水终不能摄，故"治水者必须治气，治肾者必须治肺"，宜以人参、黄芪、当归、白术、桂枝、附子、干姜之属为之主，然后酌加固涩之剂佐之，乃治本之道。此外，张景岳介绍，制有巩堤丸方，认为无论心脾肺肾之属，皆宜以此为主治。

（2）脾肺气虚，不能约束水道

病为不禁，此其咎在中上二焦，治宜补中益气汤、理中汤、温胃饮、归脾汤，或四味回阳饮之类，加固涩等剂主之，如不见效，当责之肾。

（3）肝肾阳气衰败，则膀胱不藏

水泉不止，此其咎在命门，治宜右归饮、大补元煎、六味回阳饮，甚者，以四维散之类主之，或加固涩为佐亦可，或用四神丸，或八味地黄丸去泽泻亦可用。

（4）睡中遗溺

下元虚寒，所以不固，治宜大菟丝子丸、家韭子丸、五子丸、缩泉丸之类。其有小儿从幼不加检束，而纵肆常遗，此惯而无惮，志意之病。当责其神，非药所及。或因纵以致不固，亦当治之如前，宜用猪羊溲胖吗，炙脆煎汤，送下前药更妙。

（5）恐惧遗尿

此心气不足，下连肝肾而然，治宜大补元煎、归脾汤、五君子煎之类。

（6）古方壮阳固涩等剂

茴香益智丸、二气丹、固脬丸、秘元丹、牡蛎丸、济生菟丝子丸、固真散等，皆可随宜择用。此外，《景岳全书·二十九卷·杂证谟·遗尿》引述薛己之论治经验，认为小便不禁，常常出而不觉。人之漩溺，赖心肾二气之所传送。因心与小肠为表里，肾与膀胱为表里，若心肾气亏，传送失度，故而有此证，治宜"温暖下元，清心寡欲"。又有产育不顺，致伤膀胱，若内虚寒，治宜秘元丹、韭子丸之类；若内虚湿热，治宜六味地黄丸，或加五味子、杜仲、补骨脂；年老者，治宜八味丸。产育收生不谨，损破尿胞，治宜参术补胞汤，加猪羊胞。谓肝主小便，若肝经血虚，用四物山栀。若小便涩滞，或茎中作痛，属肝经湿热，用龙胆泻肝汤。若小便频数，或劳而益甚，属脾气虚弱，用补中益气汤加山药、五味子。若小便无度，或淋沥不禁，乃阴挺痿痹，用六味地黄丸。若小便涩滞，或补而益甚，乃膀胱热结，用五淋散。其脾肺燥，不能化生，用黄芩清肺饮。膀胱阴虚，阳无所生者，用滋肾丸。膀胱阳虚，阴无所化，用六味丸。若阴痿思色，精不出，茎道涩痛如淋，用加减八味丸料加车前子、牛膝。若老人精竭复耗，大小便牵痛如淋，亦用前药，不应，则急加附子。

3. 列方

《景岳全书·二十九卷·杂证谟·遗尿》，遗尿论列方 30 首。参照其所属"八略"之"新方八阵"，或"古方八阵"等，进行分类归纳，可见其组方体现的治法主要为固阵、补阵、热阵、寒阵等。

（1）**固阵方** 固脬丸、大菟丝子丸、五子丸、济生菟丝子丸、缩泉丸、秘元丹、牡蛎丸、茴香益智丸、固真散、家韭子丸、巩堤丸等。

（2）**补阵方** 右归饮、八味丸、补中益气汤、归脾汤、大补元煎、加减八味丸、四神丸等。

（3）**热阵方** 理中汤、温胃饮、四味回阳饮、六味回阳饮、四维散、二气丹、五君子煎等。

（4）**寒阵方** 龙胆泻肝汤、黄芩清肺饮、滋肾丸、五淋散等。

4. 外备用方

《景岳全书·二十九卷·杂证谟·遗尿》论外备用方，即其他篇章可参考备用之方，列有 13 首。参照其所属"八略"之"新方八阵"，或"古方八阵"等，进行分类归纳，可见其组方体现的治法主要为热阵、固阵、补阵等。

（1）**热阵方**　小安肾丸、椒附丸、安肾丸、肾着汤、石刻安肾丸等。

（2）**固阵方**　威喜丸、猪苓丸、猪肚丸、肉苁蓉丸、锁精丸、鸡内金散等。

（3）**补阵方**　术附汤、鹿茸丸等。

（二十一）秘结

《景岳全书·三十四卷·杂证谟·秘结》阐释秘结之论治。认为阳结者，为邪有余，宜攻宜泻；而阴结者，正不足，宜补宜滋。秘结因虚而兼热，当责其血分；因虚而兼寒，当责其气分，并介绍秘结临床用药特点。随后，介绍秘结的论治列方及论外备用方。

1. 病因病机

《景岳全书·三十四卷·杂证谟·秘结》首列经义，摘录《黄帝内经》多篇经文，作为重要理论依据，阐述秘结。例如，秘结与脏腑关系。《素问·金匮真言论》曰："北方黑色，入通于肾，开窍于二阴。"《素问·脉解》曰："太阴所谓病胀者，得后与气，则快然如衰也。"《素问·气厥论》曰："膀胱移热于小肠，膈肠不便。"又如，秘结与燥胜干结。《素问·六元政纪大论》曰："不远热则热至，淋閟之病生矣。太阳所至为流泄禁止，燥胜则干。"《素问·至真要大论》曰："太阴司天，病阴痹，大便难，阴气不用，病本于肾。太阳之胜，隐曲不利，互引阴股。少阴之复，隔肠不便。"再如，秘结有寒热之辨。《灵枢·杂病》曰："厥气走喉而不能言，手足清，大便不利，取足少阴。"以上论述为认识秘结奠定了理论基础。

论及秘结的病因病机，《景岳全书·三十四卷·杂证谟·秘结》指出，秘结证，在古方书有虚秘、风秘、气秘、热秘、寒秘、湿秘等说，而李杲又有热燥、风燥、阳结、阴结之论。张景岳认为，此其立名太烦，又无确据，不得其要，而徒滋疑惑，乃为临证之害。提出"此证之当辨者惟二"，则曰阴结、阳结而尽之。究其缘由及特征，因"阳结者，为邪有余，宜攻宜泻"；而"阴结者，正不足，宜补宜滋"。知此二者，即知秘结之纲领。欲究其详，凡云风秘者，但风胜则燥，而燥必由火，热则生风，即阳结，岂可谓因风而宜散。有云气秘，因气有虚实，气实者阳有余，即阳结；气虚者阳不足，乃阴结，岂可谓气结而尽宜破散。至若热秘、寒秘，亦不过阴阳之别名。再若湿秘之说，但湿之不化，由气之不行，气之不行，即虚秘，亦阴结。总而言之，"有火者便是阳结，无火者便是阴结"。以此辨析，真可谓把握"秘结之纲领"。此外，秘结之由，除阳明热结之外，则悉由乎肾。因肾主二阴而司开阖，故大小便不禁，其责在肾，然则不通，独非肾。故肾热者，宜凉而滋之；肾寒者，宜温而滋之；肾虚者，宜补而滋之；肾干燥，宜润而滋之。此乃经曰："肾苦燥，急食辛以润之，开腠理，致津液，通气也"。

2. 辨证论治

秘结之辨析及论治，《景岳全书·三十四卷·杂证谟·秘结》主要从以下七方面进行阐释。

（1）阳结证，邪火有余

张景岳认为阳结之机理，必因邪火，损伤津液，以致津液干燥。此或以饮食之火起于脾，或以酒色之火炽于肾，或以时令之火蓄于脏，凡因暴病，或以年壮气实之人，方有此证。然必有火证、火脉，内外相符，方是阳结。突出体质与脉证治互参。并言治此者，又当察其微甚。邪结甚，非攻不可，治宜诸承气汤、神佑丸、百顺丸之类。邪结微，宜清凉饮子、四物汤，或黄龙汤、玉烛散之类。若火盛不解，宜凉膈散、大黄硝石汤、八正散、大分清饮、大金花丸之类。若火盛水亏，阴虚而燥，治宜丹溪补阴丸、人参固本丸，或六味地黄加黄柏、知母、麻仁之类。

（2）阴结，无火证，无火脉

阴结之机理，或其人喜热恶冷，则非阳证可知。然既无邪，何以致便结不通。此证有二,一是阳虚,一是阴虚。凡下焦阳虚,则阳气不行,阳气不行,则不能传送而阴凝于下,此属阳虚而阴结。下焦阴虚,则精血枯燥,津液不润而肠道干槁,此属阴虚而阴结。提出"治阳虚而阴结者,但益其火,则阴凝自化",治宜右归饮、大补元煎、大营煎之类,或以人参、当归煎汤,送右归、八味等丸。"治阴虚而阴结者,但壮其水,则泾渭自通",治宜左归饮、左归丸、当归地黄饮、五福饮、六味地黄丸之类。张景岳结合自己的经验,认为治疗二者欲速行,宜于前法中,各加肉苁蓉同煎服,其效尤速。提示此等证候,其来有渐,但初觉时,便当加意调理,自无不愈,待气血俱败,则最难为力。并明示以上阴结证,虽气血之分自当如此。然血虚,亦必气有不行,大都"虚而兼热者,当责其血分;虚而兼寒者,当责其气分",此为要法。提出若欲兼温兼补,八味地黄丸及理阴煎之属。

(3)详察脾肾,辨而治之

阳气内亏,当详察脾肾,辨而治之。大便本无结燥,若连日或旬日欲解不解,或解而不能通畅,及其既解,则仍无干硬。凡此皆非火证,总由七情、劳倦、色欲,以致"阳气内亏不能化行",亦阴结之属。此当详察脾肾,辨而治之。病在脾者,宜治中焦,以理中汤、温胃饮、五君子煎、归脾汤、补中益气汤之类。病在肾者,宜治下焦,以右归饮、大补元煎、八味地黄汤之类。

(4)老人便结,大都属血燥

人年四十而阴气自半,则阴虚之渐。此外,愈老愈衰,精血日耗,故多有干结之证。治此之法,当虚者补之,燥者润之而尽之。然亦当辨其虚实微甚,及有火无火,因其人而调理。凡润燥等剂,如导滞通幽汤、苁蓉润肠丸、搜风顺气丸、润肠丸、四物汤、三仁丸、百顺丸之类,皆可选用。张景岳推荐,豕膏为润燥之神剂,最当随宜用之。若有大虚大热,宜用之前阴阳结治法,并介绍许叔微治年老虚人便秘,只用火麻仁、苏子仁,研取汁，更煮粥食之，不必服药而便秘得愈。

（5）阳明实热可攻，宜以热结治法

便闭有不得不通，凡伤寒杂证等病，但属阳明实热可攻之类，皆宜以热结治法，通而去之。若察其元气已虚，既不可泻，而下焦胀闭又通不宜缓，但用济川煎主之。

（6）不可强为疏导

张景岳认为，但凡元气薄弱之人，或患伤寒杂证病气不足等病，而有大便不行，但察其胸腹及下焦，若绝无胀实痞塞，急坠欲解等疾患，此其"中本无实邪"，即虽十日二十日不解，亦自无妨。"切不可因其不便，强为疏导"，盖其胃口未开，食饮未进，则全赖中气以为捍御之本。但待邪气渐退，胃气渐和，则自然通达，无足虑。提示若肠道本无滞碍，而强为通利以泄胃气，邪因而陷亦有之。

（7）非气血之亏，即津液之耗

秘结病证，凡属老人、虚人、阴脏人，及产后、病后、多汗后，或小便过多，或亡血、失血、大吐、大泻之后，多为有病为燥结，此"非气血之亏，即津液之耗"。凡此之类，"皆须详察虚实"，不可轻用芒硝、大黄、巴豆、牵牛、芫花、大戟等药，及承气、神芎等剂。虽暂得通快，而重虚其虚，以致根本日竭，则明日之结必将更甚。张景岳明示，"虽有涩滞，亦须缓治"，但以养阴等剂，渐加调理，则无有不润。故而告诫，病家医家凡遇此类，切不可性急欲速，以自取其败，而致悔无及。

3. 前人经验

《景岳全书·三十四卷·杂证谟·秘结》列述古专题，陈述前人论治秘结之经验。例如，李杲认为，肾主五液，津液润则大便如常，若饥饱失节，劳役过度，损伤胃气，及食辛热味厚之物而助火邪，"耗散真阴，津液亏少"，故大便结燥。然而结燥之病不一，有热燥，有风燥，有阳结，有阴结。又有年老气虚，津液不足而结燥。治法乃是：肾恶燥，急食辛以润之。结者散之，如少阴不得大便，以辛润之。太阴不得大便，以苦泄之。阳结者散之，阴结者温之。张仲景曰：小便利而大便硬，不可攻下，以脾约丸润之。食伤太阴，腹满而食不化，腹响然不能大便，以苦药泄之。如血燥而不能大便，以桃仁、酒制大黄通之。风结燥而大便不行，以麻子仁加大黄利之。如气涩而大便不通，以郁李仁、枳实、皂角仁润之。大抵"治病必究其源"，不可一概用巴豆、牵牛之类下之，损其津液，燥结愈甚，复下复结。再如，凡脏腑之秘，有虚秘，有实秘。实秘者，能饮食，小便赤，治宜麻仁丸、七宣丸之类；胃虚而秘，不能饮食，小便清，治宜厚朴汤主之。张景岳亦介绍东垣之法，其多从治标。虽未有虚实之辨，而用厚朴汤，认为此但"以有物无物而言虚实"，谓"有物者，当下之；无物者，当行其气"，而于真阴亏损，邪正之虚实，则所未及。提示此其法固不可废，亦不可泥。

又如，朱丹溪认为，古方有脾约证，而制脾约丸。谓胃强脾弱，约束津液而不得四布，但输膀胱，故小便数而大便难，为脾约，给予脾约丸以下脾之燥结，故肠润结化，津液入胃而愈。认为既曰脾约，必阴血枯槁，内火燔灼，热伤元气。故肺受火邪而津竭，必窃母气以自救；金耗则土受木伤，脾失转输，肺失传送，宜大便秘而难，小便数而无藏蓄，认为治此"理宜滋养阴血，使阳火不炽"，金行清化，脾土清健，津液入胃，则肠润而通。此丸用之热甚而气实，西北方人禀之壮实，用之无有不安；然若用之东南方人，热虽盛而气血不实，虽得暂通，将见脾愈弱而肠愈燥。在此结合气候治不同，张景岳明示，当知"在西北以开结为主，在东南以润燥为主"，此亦体现天人合一，同病异治之理念。

此外，如王纶认为，若年高人脾虚血燥，易饥易饱，大便干燥难解，用白芍、当归、人参、升麻、炙甘草、山楂、大麦芽、桃仁等，提示此乃老人常服之药。再如薛己认为，形气病气俱不足，脾胃虚弱，津血枯涸而大便难，"法当滋补化源"。成无己认为，胃强脾弱，约束津液不得四布，但输膀胱，症见小便数而大便难，宜用脾约丸；阴血枯槁，内火燔灼，肺金受邪，土受木克，脾肺失传，大便秘而小便数，宜用润肠丸，此乃病气有余之治法也。然老弱之人，当以补中益气以生阴血。又曰：肾开窍于二阴，若肾经津涸，用六味丸；脾肺气虚，用补中益气汤；脾经郁结，用加味归脾汤；气血虚，用八珍汤；若发热作渴饮冷，用竹叶黄芪汤；若膏粱厚味积热，则用加味清胃散。

4. 列方

《景岳全书·三十四卷·杂证谟·遗溺》，秘结论列方44首。参照其所属"八略"之"新方八阵"，或"古方八阵"等，进行分类归纳，可见其组方体现的治法主要是补阵、攻阵、和阵、寒阵、热阵等。

（1）**补阵方**　大补元煎、大营煎、补中益气汤、当归地黄饮、归脾汤、加味归脾汤、左归饮、右归饮、左归丸、五福饮、人参固本丸、济川煎、六味丸、八味丸、脾约丸、八珍汤等。

（2）**攻阵方**　承气汤、黄龙汤、凉膈散、四物汤、麻仁丸、玉烛散、百顺丸、七宣丸、清凉饮子、神佑丸、大金花丸、大黄硝石汤等。

（3）**和阵方**　东垣润肠丸、三仁丸、润肠汤、苁蓉润肠丸、导滞通幽汤、搜风顺气丸、豕膏等。

（4）**寒阵方**　竹叶黄芪汤、八正散、加味清胃饮、丹溪补阴丸、大分清饮等。

（5）**热阵方**　五君子煎、理中汤、理阴煎、温胃饮、厚朴汤等。

5. 外备用方

《景岳全书·三十四卷·杂证谟·遗溺》论外备用方，即其他篇章可参考备用之方，列有18首。参照其所属"八略"之"新方八阵"，或"古方八阵"等，进行分类归纳，其组方体现的治法主要为和阵、补阵、攻阵、热阵、寒阵等。

（1）和阵方　三和散、润肠汤、通幽汤、搜风顺气丸、皂角散等。

（2）补阵方　益血丹、人参固本丸、十全大补汤、益血润肠汤、调营活络饮等。

（3）攻阵方　桃仁承气汤、当归承气汤、犀角丸、木香槟榔丸等。

（4）热阵方　大已寒丸、半硫丸等。

（5）寒阵方　芍药清肝散、当归龙荟丸等。

（二十二）子嗣

《景岳全书·三十九卷·妇人规下·子嗣类》专题论述孕育，主要从天时、地利、人事、药食、疾病等方面阐释孕育之机理。其后以辨古及述古，陈述前人孕育之论，并介绍孕育的临床用药特点。随后，介绍子嗣类的论治列方。

《景岳全书·三十九卷·妇人规下·子嗣类》列"宜麟策"为总论，阐释孕育之原理，以及不育的相关因素。认为天地万物化醇，"男女构精，万物化生，此造化自然之理"，亦可谓无思无为之道。故有人道即有夫妇，有夫妇即有子嗣。然天有不生之时，地有不毛之域，则"人不能无乏嗣之流"，此乃"为不生不毛者而说，亦非为少壮强盛者而说"。指出不生不毛，出于先天之禀赋，非可以人力为。而少壮强盛者，则出于妙合之自然。不是"能子弗子"，无后难堪，本非天付，"衰老无儿"，精力日去，此所"以有挽回之人力，则有说而有法"。此法仿古人之阐述已不为少，但张景岳认为，若有未尽其妙蕴，因而列举其法，分为天时、地利、人事、药食、疾病等，"总五类二十四条"。结合张景岳自身晚年得子的经历，其对相关经历有切身体会，故希望有相关问题之人，当察之信之，此乃关乎后代子孙，非渺小之事，故将此专题名为"宜麟策"。

《景岳全书·三十九卷·妇人规下·子嗣类》主要从以下五方面展开阐释。

1. 孕育与天时

一是时气。关于交会下种之时，古云"宜择吉日良时"，有天德月德，及干支旺相，当避丙丁之说等。张景岳提出，"惟天日晴明，光风霁月，时和气爽，及情思清宁，精神闲裕之况"，则随行随止，认为于此时得子，后代少疾，且聪慧贤明，"胎元禀赋，实基于此"。若有不知避忌，犯天地之晦冥，则受愚蠢迷蒙之气；犯日月星辰之薄蚀，则受残缺刑克之气；犯雷霆风雨之惨暴，则受狠恶惊狂之气；犯不阴不阳，忽热忽寒之变幻，则受奸险诡诈之气，"故气盈则盈，乘之则多寿"。原其所由，人生六合之内，凡生长壮老已，何非受气于生成，此乃"造命而赞化育，则当以此为首务"。二是阴阳。乾道成男，坤道成女，此固生成之至道，乾坤不用，用在坎离，坎离之用，"阴阳而已"。离本居阳，何以为女，以阳之中而阴之初；坎本居阴，何以为男，以阴之中而阳之初。"中者盛于上，盛者必渐消；初者生于下，生者必渐长"。故阳生于坎，从左而渐升，升则为阳而就明；阴生于离，从右而渐降，降则为阴而就晦"此即阴阳之用"，而千变万化，莫不由之。由之推展，则凡冬至夏至，乃一岁之阴阳；子东午西，乃一日之阴阳；有节有中，乃月令之阴阳；或明或晦，乃时气之阴阳；节前节后，乃消长之阴阳；"月光潮汛，盈虚之阴阳"。再以及人，则老夫女妻，阴若胜，有颠之倒之之妙；彼强此弱，阳亦在，有操之纵之之权，顾无往而非阴阳之用。知之而从阳避阴，则乾道成男；不知而背阳向阴，则坤道成女。

2. 孕育与地利

其一，地利。"地利关于子嗣，非不重也"。有阴宅之宜子孙，常见蠡于此之多；有阳宅之宜子嗣，唯生气天乙方为最吉。然"吉地吉人，每多不期而会",所谓"有德斯有人,有人斯有土",此其所致之由,自非偶然。故必先有心地,而后有阴地,信此非诬术。宗枝攸系,诚有不可不知。此外,如"寝室交会之所,亦最当知宜忌"。凡神前庙社之侧,井灶冢枢之傍,及日月火光照临,沉阴危险之地,"但觉神魂不安之处,皆不可犯",认为验如影响,"可不慎哉"。

其二,基址。欲绵沿藤蔓之瓜,"当求基址"。如同"种植者,必先择地",砂砾之场,安望稻黍;"求子者,必先求母",倘欲为子嗣之谋,而不先谋基址,计非得之。大都妇人之质,贵静而贱动,贵重而贱轻,贵厚而贱薄,贵苍而贱嫩。故凡唇短嘴小者不堪,此乃子处之部位。耳小轮薄者不堪,此乃肾气之外候也。声细而不振者不堪,此乃丹田之气本。形体薄弱者不堪,此乃藏蓄之宫城。饮食纤细者不堪,此乃仓廪血海之源。发焦齿豁者不堪,乃肝亏血而肾亏精。睛露削者不堪,藏而不藏而后无后。颜色娇艳者不堪,与其华者去其实。肉肥胜骨者不堪,子宫隘而肾气诎。山根唇口多青气者不堪,阳不胜阴,必多肝脾之滞逆。脉见紧数弦涩者不堪,必真阴亏弱,"经候不调而生气杳然"。倘使"阴阳有序,种址俱宜",而稼穑有不登者,则未之有。唯一有偏胜,则偏象见,是"种之不可不择"。

3. 孕育与人事

其一,十机。此乃"阴阳之道",合则聚,不合则离;合则成,不合则败。天道人事莫不由之,而尤于此道为最,认为"合与不合,机有十焉"。继而,从以下十方面依次阐释十机。①阖辟,乃"妇人之动机"。气静则阖,气动则辟,认为此时,吸以自然,莫知其入,故"未有辟而不受,未有受而不孕"。认为此机在瞬息之间,若未辟而投,失之太早;辟已而投,失之太迟。且当此之际,自别有影响情状可以默会,不可以言得,唯有心人能觉之。②迟速,乃"男女之合机"。迟宜得迟,速宜见速,但阴阳情质所禀有不齐，固者迟，不固者速。迟者嫌速，则犹饥待食，及咽不能；速者畏迟，则犹醉添杯，欲吐不得，迟速不相同，不相投合。以迟遇疾，宜出奇由其径，勿逞先声；以疾遇迟，宜静以自持，而"适逢其会"。③强弱，乃"男女之畏机"。阳强阴弱，避如戈矛；阳弱阴强，则闻风而靡，望尘而北，若强弱相凌，而道同意合者少。然"抚弱有道，必居仁由义，务得其心"；克强固难，"非聚精会神，安夺其魄"。④远近，乃"男女之会机"。或唐突非堪，或以偷觇长门，敢窥其堂室，欲拒者不能，欲吞者不得，然"敛迹在形，致远在气"，若无教养之夙谋，恐终无刚劲之锐气，又安能"直透重围，而使鸠居鹊巢"。⑤盈虚，乃"男女之生机"。若胃有盈虚，饱则盈而饥则虚。肾有盈虚，蓄则盈而泄则虚。"盛衰由之，成败亦由之"。⑥劳逸，乃"男女之气机"。劳者气散而怯，逸者气聚而坚，比喻为破敌之兵机，亦可为种植之农具，"动得其宜"，则胜者多。⑦怀抱，乃"男女之情机"。情投则合，情悖则离。喜乐从阳，故多阳者多喜；郁怒从阴，故多阴者多怒。多阳者多生气，多阴者多杀气。"生杀之气，即孕育贤愚之机"。⑧暗产，乃"男子之失机"。勿谓我强，何虞子嗣；勿谓年壮，纵亦何妨。"过者失佳期"，且随得随失，犹所莫知，自一而再，自再而三，则亦如此而已。前有小产之论，所当并察之。⑨童稚，乃"女子之时机"。方苞方蕚，生气未舒，天癸未裕，"曾见有未实之粒可为种否，未足之蚕可为茧否"，强费心力而年衰者能待乎，其亦不知机。⑩二火，乃"男女之阳机"。君火在心，心为其君主；相火在肾，肾为其根本。然二火相因，无声不应，故"心宜静，不静则火由欲动"，先心后肾，乃以阳烁阴。"肾宜足，肾足则阳从地起"，而由肾及心，先肾后心者，"以水济火，本乎自然"，自然则气主乎升，而百脉齐到，此诚"化育之真机"。

其二，蓄妾。无故置外家，大非美事。凡诸反目败乱多有由之，"可已则已，是亦齐家之一要务"。其若年迈妻衰，无后为大，则势有不得不置。

然置之易而蓄之难，若蓄之无法，则有蓄之名，无蓄之实，亦与不蓄相等。提出"产育由于血气，血气由于情怀"，若情怀不畅，则冲任不充，冲任不充，则胎孕不受。再以寝室言之，则"宜静宜远"，宜少近耳目为妙。然勇怯之由，其权在心。心之所至，气必至。心有疑惧，心不至，"心有不至，气亦不至"。且如两阵交锋，最嫌奸细之侦伺，一心无二，何堪谗间以相离。

4. 孕育与药食

其一，药食。种子之方，本无定轨，"因人而药，各有所宜"。故凡寒者宜温，热者宜凉，滑者宜涩，虚者宜补，"去其所偏，则阴阳和而生化着"。批评今人不知此理，但知传方，岂宜于彼者亦宜于此，且或见一人偶中，而不论宜否，遍传其神，竞相制服。张景岳录10方于后，供择宜用之。一是妇人血气俱虚，经脉不调，不受孕，毓麟珠随宜加减，八珍益母丸亦佳；若脏寒气滞之甚，用续嗣降生丹亦妙。二是男子脏气平和而精血不足，宜还少丹、全鹿丸、无比山药丸等。若右肾阳气不足，宜右归丸，或毓麟珠俱妙；若阳痿精衰，虚寒年迈艰嗣，必宜赞育丹；若阳盛阴虚，左肾精气不足，宜左归丸，或延年益嗣丹；若火盛水亏，多内热，宜大补阴丸。此外，如河车种玉丸、乌鸡丸、黑锡丹之类，皆可酌用。

其二，用药法。"凡男女胎孕所由，总在血气"。若血气和平，壮盛者无不孕育，亦育无不长。"其有不能孕者，无非气血薄弱"，"育而不长者，无非根本不固"。即如诸病相加，无非伤损血气。若"邪逆未除，但当以煎剂略为拨正"，拨正之后，则必以"调服气血为主"。明示"凡用种子丸散，切不可杂以散风消导，及败血苦寒峻利"等药。凡宜久服而加以此类，则久而增气，未有不反伤气血，而难于孕。如香附，王好古曰：乃妇人之仙药，多服亦能走气。而后世不言走气，"但相传香附为妇人之要药"。由是但治妇人，则不论虚实皆用之。提示"香附气香味辛性燥，惟开郁散气，行血导滞，乃其所长"。若气虚用之，大能泄气；血虚用之，大能耗血。如古方之女金丹，又四制香附丸之类，"惟气实血滞者用之为宜"。今妇人十有九虚，怎可以要药二字而一概用之，认为用之不当，则渐耗渐弱，而胎元之气必反将杳然。

其三，饮食。凡饮食之类，则人之脏气各有所宜，似不必过为拘执，提出"惟酒多者为不宜"。认为"胎种先天之气，极宜清楚，极宜充实"，而酒性淫热，非唯乱性，亦乱精。精为酒乱，则夹杂湿热，精不充实则胎元不固，精多湿热，则可致他日痘疹、惊风、脾败之类病证。故"凡欲择期布种者，必宜先有所慎"，告诫与其多饮，不如少饮，与其少饮，不如不饮，"此亦胎元之一大机"。

5. 孕育与疾病

其一，男病。疾病之关于胎孕，"男子则在精，女人则在血"，无非不足而然。凡男子之不足，则有精滑、精清、精冷，以及临事不坚，或流而不射，或梦遗频数，或便浊淋涩。或好色以致阴虚，阴虚则腰肾痛惫；或好男风以致阳极，阳极则亢而亡阴；或过于强固，强固则胜败不洽；或素患阴疝，阴疝则肝肾乖离。此外，或以阳衰，阳衰则多寒；或以阴虚，阴虚则多热。若此皆男子之病，不得一概推责于妇人，倘"知其由而宜治则治之，宜反则反之"。

其二，女病。"妇人所重在血"，血能构精，胎孕乃成。"欲察其病，惟于经候见之"，"欲治其病，惟于阴分调之"。盖经即血，血即阴，阴以应月，故月月如期。及其为病，则有或先或后，有一月两至，有两月一至，有枯绝不通，有频来不止，有先痛而后行，有先行而后痛，有淡色、黑色、紫色，有瘀而为条为片，有精血不充而化作白带、白浊，有子宫虚冷而阳气不能生化，有血中伏热而阴气不能凝成，有血症气瘕，子脏不收，则月水不通，凡此皆真阴之病。真阴既病，则"阴血不足者不能育胎，阴气不足者不能摄胎"。凡此"摄育之权，总在命门"，正以命门为冲任之血海，而胎以血为主，血不自生，而又以气为主，是皆真阴之谓。所以凡补命门，则或气或血，皆可谓之补阴，而"补阴之法，即培根固本之道"。况且以先天后天之肇基，是以"调经种子之法，亦惟以填补命门，顾惜阳气为之"主。然精血之都在命门，而"精血之源又在二阳心脾之间"。心主血，养心则血生；脾胃主饮食，健脾胃则气布。此"情志饮食又当先经脉而为之计"，亦"无非补阴之源"。

6. 前人孕育之论

《景岳全书·三十九卷·妇人规下·子嗣类》辨古指出，种子之法，古人言之不少，而张景岳谓其若未尽善，亦有疑而云然。故而"谨并列而辨之，亦以备达者之裁正"。例如，《广嗣秘诀方》有言，"三十时辰两日半，二十八九君须算，落红满地是佳期，金水过时徒霍乱，霍乱之时枉费功，树头树底觅残红，但解开花能结子，何愁丹桂不成丛"。张景岳以"按"进行阐发，认为此言妇人经期方止，其时子宫正开，"便是布种之时"，过此佳期，则子宫闭而不受胎。然有十日半月及二十日之后受胎，又何为其然。又有人言，若根据此说，则凡有不端，便于后半月为之，自可无他虑。善哉言也，此言果可信否。

又如，《道藏经》有云，"妇人月信止后一日、三日、五日合，乾道成男；二日、四日、六日合者，坤道成女"。张景岳以"按"说明，此以单数属阳，故成男；偶数属阴，故成女。果若然，则谁不知之，亦明示"得子何难也？总未必然"。再如，褚澄《褚氏遗书》有云，男女之合，二情交畅。若阴血先至，阳精后冲，血开裹精，精入为骨而男形成；阳精先至，阴血后参，精开裹血，血入为本而女形成。张景岳陈述自己的见解，按此一说，初见之，甚若有味有理，及久察之，则大有不然。认为相合之顷，岂堪动血，"惟既结之后，则精以肇基，血以滋育而胎渐成"，"即或以血字改为精字"，称阴精先至，似无不可。此外，李杲认为，经水断后一二日，血海始净，精胜其血，感者成男；四五日后，血脉已旺，精不胜血，感者成女。

张景岳以"按"指出，此说亦非确论，认为今见多生女，每加功于月经初净而必不免于女，岂亦其血胜而然。再者，朱丹溪认为，阴阳交构，胎孕乃凝，所藏之处，名曰子宫，精胜其血，则阳为之主，受气于左子宫而男形成；精不胜血，则阴为之主，受气于右子宫而女形成。张景岳以"按"指出，此乃与《圣济经》左动成男，右动成女之说同。亦提出，第恐"阴中阖辟，自有其机"，即欲左未必左，欲右未必右。而"阴阳相胜之理，则在天时人事之间"，似仍别有一道，《景岳全书·三十九卷·妇人规下·子嗣类》述古指出，褚澄《褚氏遗书》有云，"合男女必当其年"，故男虽十六而精通，必三十而娶；女虽十四而天癸至，必二十嫁，"皆欲阴阳完实，然后交而孕，孕而育，育而子坚壮强寿"。

7. 列方

《景岳全书·三十九卷·妇人规下·子嗣类》，子嗣论列方 16 首。参照其所属"八略"之"新方八阵"，或"古方八阵"，以及其他相关篇章，进行分类归纳，可见其组方体现的治法有补阵、因阵、寒阵、热阵，以及其他治法。

（1）**补阵方**　还少丹、全鹿丸、无比山药丸、左归丸、右归丸等。

（2）**因阵方**　毓麟珠、赞育丹等。

（3）**热阵方**　黑锡丹等。

（4）**寒阵方**　大补阴丸等。

（5）**妇人规方**　延年益嗣丹、八珍益母丸、续嗣降生丹、女金丹、四制香附丸、河车种玉丸、乌鸡丸四方等。

二、医案分析

在《类经》《景岳全书》中，对张景岳的临床诊治病案，并没有进行专题介绍。其病案记载或穿插于理论的阐发之中，或流行于诊治陈述之后，或散见于问题的解析，或得益于阅历的记录，甚至是陈述于薛己病案之间，往往是有感而发。病案的记载夹叙夹议，读后令人印象深刻，可谓触类旁通，此亦成为其学术思想的重要组成部分。本次研究，选择《景岳全书》《类经》中张景岳的病案，并在病案之后附以"按语"，对其临床经验进行阐发分析。

（一）伤寒案

案例 1

余在燕都，尝治一王生，患阴虚伤寒，年出三旬，而舌黑之甚，其芒刺干裂，焦黑如炭，身热便结，大渴喜冷，而脉则无力，神则昏沉。群医谓阳证阴脉，必死无疑。余察其形气未脱，遂以甘温壮水等药，大剂进之，以救其本，仍间用凉水以滋其标。盖水为天一之精，凉能解热，甘可助阴，非若苦寒伤气者之比，故于津液干燥，阴虚便结，而热渴火盛之证，亦所不忌。由是水药并进，前后凡用人参、熟地辈各一二斤，附子、肉桂各数两，冷水亦一二斗，然后诸症渐退，饮食渐进，神气俱复矣。但察其舌黑，则分毫不减，余甚疑之，莫得其解。再后数日，忽舌上脱一黑壳，而内则新肉灿然，始知其肤腠焦枯，死而复活，使非大为滋补，安望再生。若此一证，特举其甚者纪之，此外，凡舌黑用补而得以保全者，盖不可枚举矣。所以凡诊伤寒者，当以舌色辨表里，以舌色辨寒热，皆不可不知也。若以舌色辨虚实，则不能无误，盖实固能黑，以火盛而焦也，虚亦能黑，以水亏而枯也。若以舌黄、舌黑，悉认为实热，则阴虚之证，万无一生矣。

——《景岳全书·七卷·伤寒典上·舌色辨》

按语：此病案为伤寒病证，患者舌黑，焦黑如炭，有芒刺干裂，伴身热便结，大渴喜冷，而脉则无力，神则昏沉。诚如诊察之群医所云"阳证阴脉"，乃脉证不相符，说明其病深重。张景岳察患者形气未脱，正气未衰，遂以甘温壮水等药，大剂进服，"以救其本"，仍间用凉水以滋其标，而获效。一是阐明舌色辨虚实，不能有误。二是其治疗以甘温壮水法，用药以大剂人参、熟地黄，配以少量附子、肉桂，其配伍用药，可谓基于阴阳互根之理，乃阳中求阴之体现。

案例2

余尝治一衰翁，年逾七旬，陡患伤寒，初起即用温补，调理至十日之外，正气将复，忽尔作战，自旦至辰，不能得汗，寒栗危甚，告急于余。余用六味回阳饮，入人参一两，姜附各三钱，使之煎服。下咽少顷，即大汗如浴，时将及午，而浸汗不收，身冷如脱，鼻息几无，复以告余。余令以前药复煎与之。告者曰：先服此药，已大汗不堪，今又服此，尚堪再汗乎？余笑谓曰：此中有神，非尔所知也。急令再进，遂汗收神复，不旬日而起矣。呜呼！发汗用此，而收汗复用此，无怪乎人之疑之也。而不知汗之出与汗之收，皆元气为之枢机耳。故余纪此，欲人知阖辟之权，不在乎能放能收，而在乎所以主之者。

————《景岳全书·八卷·伤寒典下·战汗》

按语：此病案属伤寒病证。患者年逾七旬，突然患伤寒，初用温补调理，欲作战汗而不得汗，寒栗危甚告急。张景岳治予六味回阳饮，加入人参与干姜、附子，其配伍与剂量，亦体现益气回阳，养血救脱之妙义。患者服药后大汗如浴，身冷如脱，仍予前药复煎而汗遂得收。其治疗之要点在于，"汗之出与汗之收，皆元气为之枢机"，故调理元气则得愈。

（二）不欲食案

予尝治金孝廉，以劳倦思虑致伤脾气，别无他症，但绝口久不欲食，遂悉用参、术、归、熟附子、姜、桂、甘草之属，半月始愈。后因病后复不食如此，自分必死，仍用前药，大加姜附各至三钱而后愈。又一妇人，病后久不食，自言病前曾食牛肉，乞求去此，余佯应之而培补如前，方得全愈。故凡病如此者，只宜温补，不可行滞。

——《景岳全书·二十三卷·杂证谟·痞满》

按语：此病案为不欲食，患者劳倦思虑伤脾所致，以温补脾胃而获效。后因病而复不食，治疗于前方加大干姜、附子用量，以增温补之力而获效。继之，一妇人亦因病久，加之食牛肉，而致不能食，治予培补如前，亦得愈。张景岳故云，"只宜温补，不可行滞"，提示病有虚实，治宜分清。

（三）疳积案

一小儿九岁，食炙煿之物，作泻饮冷，诸药不应，肌体消瘦，饮食少思。余用黄连一两，酒拌炒焦为末，入人参末四两，粥丸小豆大，每服四五十丸，不拘时白汤下，服讫渐愈。又用五味异功散加升麻，服月余而瘥。后不戒厚味，患疳积，消瘦少食，发热作渴，用大芦荟丸为主，以四味肥儿丸为佐，疳证渐退。却以四味肥儿丸为主，以五味异功散为佐而痊。后又不禁厚味，作泻饮冷，仍服肥儿丸、异功散而瘥。

——《景岳全书·四十一卷·小儿则下·吐泻新按》

按语：此为疳积病案。患儿因食炙煿之物，而作泻饮冷，渐致消瘦少食，继而发为疳积。治以益气补中，理气健脾而获效。患儿在病程中多次加重或复发，均与饮食不当有关，如食炙煿之物、不戒厚味、不禁厚味等，亦示人饮食在发病中的作用，不容小觑。

（四）吞酸案

余尝治吞酸，用黄连、茱萸各制炒，随时令迭为佐使，苍术、茯苓为辅，汤浸蒸饼为小丸吞之，仍教以粝食蔬果自养，则病亦安。此又二公之说有不一也。若以愚见评之，则吞酸虽有寒热，但属寒者多，属热者少。故在东垣则全用温药，在丹溪虽用黄连而亦不免茱萸、苍术之类，其义可知。盖凡留饮中焦，郁久成积，湿多生热，则木从火化，因而作酸者，酸之热也，当用丹溪之法；若客寒犯胃，顷刻成酸，本非郁热之谓，明是寒气，若用清凉，岂其所宜？又若饮食或有失节，及无故而为吞酸嗳腐等证，此以木味为邪，肝乘脾也；脾之不化，火之衰也。得热则行，非寒而何？欲不温中，其可得乎？故余愿为东垣之左袒，而特表出之，欲人之视此者，不可谓概由乎实热。

——《类经·十三卷·疾病类》

按语： 此为吞酸病案。其治以左金丸疏肝泻火，健运脾胃，加饮食调理而获效。认为吞酸虽有寒热，但属寒者多，属热者少。联系李杲治用温药，朱丹溪用寒药及配茱萸、苍术之经验。概言吞酸若属热，当用朱丹溪之法。假如明是寒气，若用清凉则不宜，如火之衰，得热则行，提示"不可谓概由乎实热"，亦足见其治学严谨，评述可谓中允。

（五）呕吐案

一金宅少妇，宦门女也，素任性，每多胸胁痛及呕吐等证，随调随愈。后于秋尽时，前证复作，而呕吐更甚，病及两日，甚至厥脱不省如垂绝者。再后延予，至，见数医环视，金云汤饮诸药皆不能受，入口即吐，无策可施。一医云：惟用独参汤，庶几可望其生耳。余因诊之，见其脉乱数甚，而且烦热躁扰，莫堪名状，意非阳明之火，何以急剧若此。乃问其欲冷水否？彼即点首，遂与以半盅，惟此不吐，且犹有不足之状，乃复与一盅，稍觉安静。余因以太清饮投之，而犹有谓此非伤寒，又值秋尽，能堪此乎？余不与辨，及药下咽，即酣睡半日，不复呕矣。然后以滋阴轻清等剂调理而愈。大都呕吐多属胃寒，而复有火证若此者，经曰：诸逆冲上，皆属于火，即此是也。自后凡见呕吐，其有声势涌猛，脉见洪数，证多烦热者，皆以此法愈之，是又不可不知也。

——《景岳全书·二十卷·杂证谟·呕吐》

按语：此为呕吐病案。患者呕吐至厥脱不省，脉乱数甚，且烦热躁扰，欲饮冷水，张景岳治予太清饮，以清热泻火，生津止渴，见效后，再以滋阴轻清等剂调理而愈。其分析一般呕吐多属胃寒，而此案乃属火热所致，由此联想《素问·至真要大论》"诸逆冲上，皆属于火"。张景岳总结临床属火之呕吐"声势涌猛，脉见洪数，证多烦热"，亦为此案的点睛之笔。

（六）吐蛔案

案例 1

胡宅小儿，年甫三岁，偶因饮食不调，延幼科诊治，所用之药，无非清火化滞等剂，因而更损胃气，反致呕吐溏泄，复加清利，遂致吐蛔，初止数条，渐至数十条，细如灯草，甚至成团搅结而出，早晚不绝。所下者亦如之，羸困至极，求治于予。因与温胃饮二三剂，其虫朝夕不止，其多如故。初不识其何所从来，而神化之速，一至如此。乃翁切恳曰：止此一儿，死生在公矣，万望先逐此虫，虫不尽则病日甚，其能生乎。予弗之听，但以前药倍加人参，仍加附子二三剂，而呕吐渐稀，泻亦随止。泻止后乃以理阴煎、温胃饮出入间用，十余日而虫渐少，一月余而饮食进，肌肉生，复元如故矣。其翁积诚称谢，因问曰：小豚之病诚然危矣，令何以不治虫，不治呕泻，而三者俱愈，可闻教乎？予曰：公之所畏者，虫也；予之所畏者，胃气也。且凡逐虫之药，无有不伤胃气者，向使胃气再伤，非惟不能逐虫，而命必随之矣，其害孰甚。故保生之权，全在知本知末，但使脾胃日强，则拔去化虫之源，而三病同归一得矣，尚何虫泻之敢横哉。闻者叹服，因附著按于此。

——《景岳全书·二十卷·杂证谟·呕吐》

按语：此为吐蛔病案。因饮食不调，服清火化滞，反致呕吐清利，遂致吐蛔，张景岳予服温胃饮未效，再以前药倍加人参，仍加附子，而呕吐渐稀，泻亦随止。泻止后，乃以理阴煎、温胃饮化裁而向愈。此乃不治虫，不治呕泻，而三者俱愈，究其机理，此治"使脾胃日强，则拔去化虫之源，而三病同归一得"，亦可谓治病求本之生动诠释。

案例2

王宅少妇，年未二旬，素喜瓜果生冷，因常病心腹疼痛，每发必数日不食；后及二旬之外，则每发必至吐蛔。初吐尚少，自后日甚日多，每吐必一二十条，每发必旬日不食。所经诸医，但知攻虫，旋去旋生，百药不效。予为诊视脉证，并察病因，知其伤于生冷，以致脾胃虚寒，阴湿气聚，故为此证。使不温养脾胃，以杜寒湿化生之源，而但事攻虫，虫去复生，终无济也，因制温脏丸与之，药未完而病随愈矣。后因病愈，而少年任意，仍耽生果，旧病复作，再制丸服，乃得全愈。观此二证，如前之小儿，乃因凉药伤脾，所以生虫；后之女人，乃因生果伤胃，所以生虫，可见阴湿内淫而脾胃虚寒，是即生虫之由也。故凡治虫之法，但察其别无疳热等症者，悉当以温补脾胃为主。

——《景岳全书·二十卷·杂证谟·吐蛔新按》

按语：此为吐蛔病案。患者素喜食瓜果生冷，常病心腹痛，发必数日不食，二十岁后每发必吐蛔。病因乃伤于生冷，致脾胃虚寒，阴湿气聚，治以温脏丸获效。此案引发张景岳治虫之法的体会概括，"但察其别无疳热等症者，悉当以温补脾胃为主"，此乃举一反三，亦体现其温补为要义之治疗特色。

（七）鼻衄案

余尝治一多欲少年，以伤寒七日之后，忽尔鼻衄，以为将解之兆，及自辰至申，所衄者一斗余，鼻息脉息俱已将脱，身凉如冰，目视俱直，而犹涓涓不绝，呼吸垂危。其父母号呼求救，余急投镇阴煎一剂，衄乃止，身乃温，次加调理而愈。自后凡治此证，无不响应，亦神矣哉。

——《景岳全书·三十卷·杂证谟·衄血新按》

按语： 此为鼻衄病案。患者伤寒七日之后，忽尔鼻衄，流血甚多，鼻息脉息将脱，身凉如冰，治以镇阴煎滋阴温阳，镇降引血下行而获效。说明血证性质之辨识，实为诊治关键之环节。

（八）吐血案

倪孝廉者，年逾四旬，素以灯窗思虑之劳，伤及脾气，时有呕吐之证，过劳即发，余常以理阴煎、温胃饮之属，随饮即愈。一日于暑末时，因连日交际，致劳心脾，遂上为吐血，下为泄血，俱大如手片，或紫或红，其多可畏。急以延余，而余适他往，复延一时名者，云：此因劳而火起心脾，兼以暑令正旺，而二火相济，所以致此。乃与犀角、地黄、童便、知母之属，药及两剂，其吐愈甚，脉益紧数，困惫垂危。彼医云：此其脉证俱逆，原无生理，不可为也。其子皇惧，复至恳余，因往视之，则形势俱剧，第以素契不可辞，乃用人参、熟地、干姜、甘草四味大剂与之。初服毫不为动，次服觉呕恶稍止而脉中微有生意，及复加附子、炮姜各二钱，人参、熟地各一两，白术四钱，炙甘草一钱，茯苓二钱，黄昏与服，竟得大睡。直至四鼓，复进之，而呕止血亦止。遂大加温补，调理旬日而复健如故。余初用此药，适一同道者在，见之惊骇，莫测其谓，及其既愈，乃始必服，曰：向始不有公在，必为童便、犀角、黄连、知母之所毙。而人仍归誉于前医，曰：彼原说脉证俱逆，本不可治。终是识高见到，人莫及也。嗟嗟！夫童便最能动呕，犀角、知、连最能败脾，时当二火，而证非二火，此人此证，以劳倦伤脾而脾胃阳虚，气有不摄，所以动血，再用寒凉，脾必败而死矣。倘以此杀人，而反以此得誉，天下不明之事类多如此，亦何从而辨白哉！此后有史姓等数人，皆同此证，余悉用六味回阳饮活之。此实至理，而人以为异，故并纪焉。

——《景岳全书·三十卷·杂证谟·吐血下血新按》

按语： 此为吐血病案。患者因思虑劳倦，伤及脾气，又因连日交际，劳伤心脾，而发为吐血，其病来势凶猛，脉证俱逆。张景岳认为，此人此证，以劳倦伤脾而脾胃阳虚，核心机理为"气有不摄，故而动血"，若再用寒凉，脾必败。以温补之剂，其中人参、熟地、干姜、甘草大剂予之，因而获效，后续温补调理而收工。此治与常法之寒凉泻火止血有异。提示吐血病证应注重寒热虚实之掌握，实为要义。

（九）吐泻案

案例1

余在燕都，尝治一吴参军者，因见鲜蘑菇肥嫩可爱，令庖人贸而羹之，以致大吐大泻。延彼乡医治之，咸谓速宜解毒，乃以黄连、黑豆、桔梗、甘草、枳实之属连进之，而病益甚，遂至胸腹大胀，气喘，水饮皆不能受，危窘已甚，延救于余。投以人参、白术、甘草、干姜、附子、茯苓之类，彼疑不敢用，曰：腹胀气急，口干如此，安敢再服此药。乃停一日，而病愈剧，若朝露矣。因而再恳，与药如前，彼且疑且畏，而决别于内阃，曰：必若此，则活我者此也，杀我者亦此也，余之生死，在此一举矣。遂不得已含泪吞之，一剂而呕少止，再剂而胀少杀，随大加熟地黄，以兼救其泻亡之阴，前后凡二十余剂，复元如故。彼因问曰：余本中毒致病，乡人以解毒而反剧，先生以不解毒而反愈者何也？余曰：毒有不同，岂必如黄连、甘、桔之类乃可解耶？即如蘑菇一物，必产于深坑枯井，或沉寒极阴之处乃有之，此其得阴气之最盛，故肥白最嫩也，公中此阴寒之毒，而复解以黄连之寒，其谓之何？兹用姜附，非所以解寒毒乎？用人参、熟地，非所以解毒伤元气乎？然则彼所谓解毒者，适所以助毒也，余所谓不解毒者，正所以解毒也。理本甚明，而人弗能辨。凡诸病之误治者，无非皆此类耳。公顿首愀然叹曰：信哉！使非吾丈，几为含冤之魄矣，祈寿诸梓，以为后人之鉴云。

——《景岳全书·二十卷·杂证谟·呕吐》

按语：此为吐泻案。患者因蘑菇寒毒致吐泻，其病益甚，至胸腹胀气喘，水饮皆不能入。张景岳以温补之剂治之，其症状消减，前方再加大滋阴之熟地黄，兼救其泻亡之阴，尔后调理得以复原。其治与苦寒解毒迥然，其立足点在于，以补益药人参、熟地黄益气养阴，以治被毒邪损伤之元气，此独特思路及疗效，的确发人深思。

案例2

余季子于丁巳正月生于燕邸，及白露时甫及半周，余见新凉日至，虞褥之薄，恐为寒气所侵，每切嘱眷属保护之，而眷属不以为意，及数日后，果致吐泻大作，余即用温胃和脾之药，不效。用理中等剂，亦不效。三日后，加人参三钱，及姜、桂、吴茱、肉豆蔻之类，亦不效。至四五日，则随乳随吐，吐其半而泻其半，腹中毫无所留矣。余不得已，乃用人参五、六钱，制附子、姜、桂等各一、二钱，下咽即吐，一滴不存，而所下之乳则白洁无气，仍犹乳也。斯时也，其形气之危，已万无生理矣。余含泪静坐书室，默测其故，且度其寒气犯胃而吐泻不止，若舍参、姜、桂、附、之属，尚何术焉？伎已止此，窘莫甚矣。思之思之，忽于夜半而生意起，谓其胃虚已极，但药之气味略有不投，则胃不能受，随拒而出，矧附子味咸，亦能致呕，必其故也。因自度气味，酌其所宜，似必得甘辣可口之药，庶乎胃气可安，尚有生意。乃用胡椒三钱，捣碎，加煨姜一两，用水二盅，煎至八分，另盛听用。又用人参二两，亦用水二盅，煎至一盅，另盛听用。用此二者，取其气味之甘辛纯正也。乃用茶匙挑合二者，以配其味，凡用参汤之十，加椒姜汤之一，其味微甘而辣，正得可口之宜。遂温置热汤中，徐徐挑而与之，陆续渐进，经一时许，皆咽而不吐，竟得获效，自后乳药皆安，但泻仍未止也。此自四鼓服起，至午未间，已尽二两之参矣。参尽后，忽尔躁扰呻吟，烦剧之甚，家人皆怨，谓以婴儿娇嫩，脏腑何堪此等热药。是必烧断肚肠也，相与抱泣。余虽疑之而不为乱，仍宁神熟思之，意此药自四鼓至此，若果药有难堪，何于午前相安，而此时遽变若此？其必数日不食，胃气新复，而仓廪空虚，饥甚则然也。傍有预备之粥，取以示之，则张皇欲得，其状甚急，乃与一小盏，辄鲸吞虎嗜，又望其余，遂复与半碗，犹然不足，又与半碗，遂寂然安卧矣。至次日，复加制附，始得为止全愈。呜呼！此儿之重生，固有天命，然原其所致之因，则人之脏气皆系于背，褥薄夜寒，则寒从背俞而入，内干于脏，中必深矣，原其所治之法，则用药虽当，而气味不投无以相入，求效难矣。及其内饥发躁，使非神悟其机，倘妄用清凉，一解则全功尽弃，害可言哉。故余笔此，以见病原之轻重，气味之相关，及延医之活变有如此关系者。虽然，此特以己之儿，故可信心救疗如是，设以他人之子，有同是病者，于用参数钱之时，见其未效，不知药未及病，必且烦言吠起，谤其误治，改用苦寒，无不即死，而仍归罪于用参者，此时黑白将焉辨之？故再赘其详，用以广人之闻见云。

——《景岳全书·四十一卷·小儿则下·吐泻新按》

按语： 此为吐泻病案。患者为张景岳之子，因白露时期受凉而致吐泻，初治以温胃和脾之药，未效；复予温阳益气仍未效；考虑其胃虚已极，而不受药，后用人参汤，未效，然再以人参汤加胡椒、煨姜，味微甘而辣，服下竟然获效。反思其"病原之轻重，气味之相关"，药是否及病，亦需关注的环节，不可不知。

（十）泻痢案

都阃钱旭阳长郎，年及两周，季夏间以生果伤脾，因致先泻后痢。旭阳善医，知其不过伤于生冷，乃与参、术、姜、桂，温脾等药，泻痢不愈，而渐至唇口生疮。乃谋之余，曰：此儿明为生冷所伤，今不利温药，将奈之何？余曰：此因泻伤阴，兼之幸辣遽入，而虚火上炎耳，非易以附子，不能使火归原也。因用二剂，而唇口疮痛，咽肿倍甚，外见于头面之间，而病更剧矣。又谋之余曰：用药不投如此，岂真因湿生热耶？余之脉息，下之所出，皆非真热，本属阳虚。诊之曰：上之脉息，下之所出，皆非真热，本属阳虚。今热之不效，虽属可疑，然究其所归，寒之则死，必无疑也。意者，药犹未及耳。旭阳曰：尚有一证似属真寒，今其所用汤饮，必欲极滚极热者，余等不能入口，而彼则安然吞之，即其喉口肿痛如此，所困顾也，岂其证乎？余曰：是矣，是矣。遂复增附子一钱五分，及姜、桂、肉果、人参、熟地之属，其泻渐止，泻止而喉口等证，不一日而全收矣。疑似之间，难辨如此，使非有确持之见，万无一生矣。余自经此以来，渐至不惑，后有数儿，证治大同者，俱得保全。噫，此不惑之道，其要何居？在知本之所在耳，临证者可无慎哉！

——《景岳全书·四十一卷·小儿则下》

按语： 此为泻痢病案。患者因食生果伤脾，致先泻后痢，予温脾等药未效，且渐至唇口生疮。根据其脉证，张景岳认为本属阳虚，故而于方中增附子，则泻止而喉口等症消。张景岳从患者安然喝下极滚极热之汤饮，即喜热饮，推测其病乃属真寒。可见。从蛛丝马迹中找寻辨析病性之佐证，得出真实诊断，实为重要。

（十一）便秘案

案例1

朱翰林太夫人，年近七旬，于五月时，偶因一跌，即致寒热。群医为之滋阴清火，用生地、芍药、丹皮、黄芩、知母之属，其势日甚。及余诊之，见其六脉无力，虽头面、上身有热，而口则不渴，且足冷至股。余曰：此阴虚受邪，非跌之为病，实阴证也。遂以理阴煎加人参、柴胡，二剂而热退，日进粥食二三碗；而大便以半月不通，腹且渐胀，咸以为虑，群议燥结为火，复欲用清凉等剂。余坚执不从，谓其如此之脉，如此之年，如此之足冷，若再一清火，其原必败，不可为矣。经曰：肾恶燥，急食辛以润之，正此谓也。乃以前药更加姜、附，倍用人参、当归，数剂而便即通，胀即退，日渐撤消矣。病起之后，众始服其定见。

——《景岳全书·三十四卷·杂证谟·秘结》

按语：此为便秘病案。患者近七旬，偶因一跌后，出现寒热，医用滋阴清火，则病势日甚。张景岳诊之，六脉无力，口则不渴，且足冷至股。故而判断此阴虚受邪，即实属阴证，故以理阴煎加人参、柴胡，热减食增，然大便半月不通，腹胀。遵循经言：肾恶燥，急食辛以润之。以前药加温阳益气养阴之品而愈，此乃寒热虚实之辨识，主导遣方用药思路。

案例2

余尝治一壮年，素好火酒，适于夏月，醉则露卧，不畏风寒。此其食性脏气，皆有大过人者，因致热结三焦，二便俱闭。余先以大承气汤，用大黄五七钱，如石投水。又用神佑丸及导法，俱不能通，且前后俱闭，危剧益甚。遂仍以大承气汤加生大黄二两，芒硝三钱，加牙皂二钱，煎服。黄昏进药，四鼓始通，大便通而后小便渐利。此所谓盘根错节，有非斧斤不可者，即此之类。若优柔不断，鲜不害矣。

——《景岳全书·三十四卷·杂证谟·秘结》

按语：此为便秘病案。患者乃壮年，素好饮酒，适于夏月，醉则露卧，然致热结三焦，二便俱闭。先治以大承气汤未效，又用神佑丸及导法，亦未果，且前后俱闭，遂以大承气汤加味，大便通小便渐利。张景岳云，"若优柔不断，鲜不害矣"，示人临证诊治当把握时机。

（十二）喘证案

余之仲儿，生于乙卯五月，于本年初秋，忽尔感寒发热，脉微紧。然素知其脏气属阴，不敢清解，遂与芎、苏、羌、芷、细辛、生姜之属，冀散其寒，一剂下咽，不惟热不退而反大泻作，连二日泻不止而喘继之，愈泻则愈喘。斯时也，将谓其寒气盛耶，何以用温药而反泻？将谓其火刑金耶，岂以清泻连日而尚堪寒凉？将谓其表邪之未除耶，则何以不利于疏散？束手无策，疑惧已甚，且见其表里俱剧，大喘垂危，又岂浅易之剂所能挽回？因沉思良久，渐有所得，乃用人参二钱，生姜五片，煎汁半盏，然未敢骤进，恐再加喘，必致不救。因用茶匙挑与二、三匙，即怀之而旋走室中，徐察其呼吸之进退，然喘虽未减，而亦不见其增甚，乃又与三、四匙，少顷，则觉其鼻息似乎少舒，遂放胆与以半小盅，更觉有应，自午及酉，完此一剂。适一医至，急呼曰：误矣，误矣！焉有大喘如此而尚可用参者？速宜以抱龙丸解之。余诺之而不听。乃复以人参二钱五分，如前煎汤，自酉至子尽其剂，剂完而气息遂平，大睡，泻亦止而热亦退矣。此所以知其然者，观其因泻反喘，岂非中虚？设有实邪，自当喘随泻减，是可辨也。向使误听彼医，易以清利，中气一脱，即当置之死地，必仍咎余之误用参也。孰是孰非，何从辨哉。余因纪此，以见温中散寒之功，其妙有如此者。

——《景岳全书·四十卷·小儿则上·总论》

按语：此为喘证。患者乃张景岳之二子，其忽然感寒发热，脉微紧，予散寒邪之剂，冀散其寒，热不退而反大泻作，甚泻不止而喘继之，愈泻则愈喘。转予人参、生姜小量服下，则泻得减喘渐平，此乃温中散寒，以治外感寒邪之例。

（十三）眩晕案

先君寿峰公少壮时颇好酒，因致酒病，自四旬之外，遂绝戒不饮。后至七旬，因除夜之乐，饮一小杯，而次早眩晕不能起，先君素善吐法，有记在痰饮门，因吐去清痰而眩晕顿愈。原其所由，则一杯之酒何遽为痰，不过以恶酒之脏，而忽被酒气，则真阴清气为之淆乱而然。吐去痰饮，酒气可除，吐能升气，清阳可复，此非治痰而实以治乱耳，故志此以见其义。

——《景岳全书·十七卷·杂证谟·眩运》

按语： 此为眩晕病案。患者为张景岳父亲，其少壮时好饮酒，故致酒病，自四旬戒酒不饮。至其七旬，除夕夜，高兴小饮一杯，而次日清晨眩晕发作，不能起床。因其素善用吐法，故以吐法去其清痰，眩晕顿愈。究其机理，乃清气为酒所扰乱，吐去痰饮，则酒气得除，清阳得复。

（十四）水肿案

向余尝治一陶姓之友，年逾四旬，因患伤寒，为医误治，危在呼吸，乃以大剂参、附、熟地之类，幸得挽回。愈后喜饮，未及两月，忽病足股尽肿，胀及于腹，按之如鼓，坚而且硬，因其前次之病，中气本伤，近日之病，又因酒湿，度非加减肾气汤不可治，遂连进数服，虽无所碍，然终不见效，人皆料其必不可治。余熟计其前后，病因本属脾肾大虚，而今兼以渗利，未免减去补力，亦与实漏卮者何异，元气不能复，病必不能退。遂悉去利水等药，而专用参附理阴煎，仍加白术，大剂与之，三剂而足胫渐消，二十余剂而腹胀尽退，愈后人皆叹服，曰：此证本无生理，以此之胀，而以此之治，何其见之神也。自后凡治全虚者，悉用此法，无一不效，可见妙法之中，更有妙焉，顾在用者之何如耳。塞因塞用，斯其最也，学人当切识此意。

——《景岳全书·二十二卷·杂证谟二·肿胀》

按语： 此为水肿病案。患者因伤寒误治，呼吸危急，调理缓解后，转而足股尽肿，胀及腹，按之如鼓，加减肾气汤治之未显效。张景岳认为，此属脾肾大虚，而用药兼以渗利，减去补力，亦与实漏斗之漏下相似，故云"元气不能复，病必不能退"。然后减去利水等药，专用参附理阴煎，并加白术，大剂予之，则肿消病退。本案例之论治特点，诚如张景岳所提示，"塞因塞用"，读之令人茅塞顿开。

（十五）头痛案

余尝治尚宝刘毅斋，但怒则两太阳作痛，先用小柴胡加茯苓、山栀子，后用六味丸以生肾水而再不发。谭侍御每头痛必吐清水，不拘冬夏，吃姜便止。余作中气虚寒，用六君子、当归、黄、炮姜而瘥。商仪部，劳则头痛，余作阳虚不能上升，以补中益气汤加蔓荆子而瘥。

——《景岳全书·二十六卷·杂证谟·头痛》

按语：此皆为头痛病案。其一，患者发病因怒而致，故予小柴胡汤疏肝开郁加清利，其症缓解，后用六味丸以生肾水，可谓滋阴以治其本而收工。其二，患者头痛吐清水，乃寒邪所致，故食用生姜散寒则愈。其三，患者遇劳则头痛，故以补中益气汤，以升阳益气。盖高颠之上，唯风可到，故加用祛风之蔓荆子而获效。3个病案简明扼要，通过病案明示头痛之治，宜察其因，亦可谓同病异治之例。

（十六）腰痛案

余尝治一董翁者，年逾六旬，资禀素壮，因好饮火酒，以致湿热聚于太阳，忽病腰痛不可忍，至求自尽，其甚可知。余为诊之，则六脉洪滑之甚，且小水不通而膀胱胀急，遂以大厘清饮倍加黄柏、龙胆草，一剂而小水顿通，小水通而腰痛如失。若用丹溪之言，鲜不误矣，是以不可执也。

——《景岳全书·二十五卷·杂证谟·腰痛》

按语：此为腰痛病案。患者资禀素壮，好饮火酒，致湿热聚于太阳，而患腰痛不可忍，且六脉洪滑，小便不通，膀胱胀急，张景岳治用大厘清饮倍加黄柏、龙胆草，以清利湿热，药后小便顿通，腰痛得消。此案可谓张景岳清利之法应用之实例。

（十七）胁痛案

余尝治一姻家子，年力正壮，素日饮酒，亦多失饥伤饱。一日偶因饭后胁肋大痛，自服行气化滞等药，复用吐法，尽出饮食，吐后逆气上升，胁痛虽止，而上壅胸膈，胀痛更甚，且加呕吐。余用行滞破气等药，呕痛渐止，而左乳胸肋之下，结聚一块，胀实拒按，脐腹隔闭，不能下达，每于戌、亥、子、丑之时，则胀不可当。因其呕吐既止，已可用下，凡大黄、芒硝、棱、莪、巴豆等药，及萝卜子、朴硝、大蒜、橘叶捣罨等法，无所不尽，毫不能效，而愈攻愈胀，因疑为脾气受伤，用补尤觉不便，汤水不入者凡二十余日，无计可施，窘剧待毙，只得用手揉按其处。彼云肋下一点，按着则痛连胸腹，及细为揣摸，则正在章门穴也。章门为脾之募，为脏之会，且乳下肋间，正属虚里大络，乃胃气所出之道路，而气实通于章门，余因悟其日轻夜重，本非有形之积，而按此连彼，则病在气分无疑也。但用汤药，以治气病，本非不善，然经火则气散，而力有不及矣。乃制神香散，使日服三四次，兼用艾火灸章门十四壮，以逐散其结滞之胃气，不三日胀果渐平，食乃渐进，始得保全，此其证治俱奇，诚所难测。本年春间，一邻人陡患痛胀隔食，全与此同，群医极尽攻击，竟以致毙，是真不得其法耳，故录此以为后人之式。

———《景岳全书·二十二卷·杂证谟》

按语： 此为胁痛病案。患者饭后胁肋作痛，自服行气化滞等药，复用吐法，胁痛虽止，而上壅胸膈，胀痛甚，且呕吐。张景岳用行滞破气等药，其呕痛渐止，而左乳胸肋之下，出现结聚胀实，其后治以温中散寒之神香散，配以艾火灸章门，则胀消食进。此亦内服药与艾灸结合之治验。

（十八）腹痛案

案例1

余尝治一上舍，年及三旬，因午刻食水煮面角，将至初更，食及小腹，下至右角间，遂停积不行，而坚突如拳，大如鹅卵，其痛之剧，莫可名状。余为治之，察其明系面积，显而无疑，然计其已入大肠，此正通则不痛之证也，乃与木香槟榔丸，连下二三次，其痛如故。因疑药力之缓，犹未及病，乃更投神佑丸以泻之，又不效。余谓此必药性皆寒，故滞有不行也，因再投备急丸，虽连得大泻，而坚痛毫不为减。斯时也，余计穷矣。因潜测其由，不过因面，岂无所以制之？今既逐之不及，使非借气以行之不可也？且计面毒非大蒜不杀，气滞非木香不行，又其滞深道远，非精锐之响导不能达，乃用火酒磨木香，令其嚼生蒜一瓣，而以香酒送之。一服后，觉痛稍减，三四服后，痛渐止而食渐进，方得全愈。然虽痛止食进，而小腹之块仍在，后至半年许始得消尽。由是知欲消食滞，即大黄、巴豆犹有所不能及，而推宜行气为先也。且知饮食下行之道，必由小腹下右角间，而后出于广肠，此自古无人言及者，故并笔之，用以广人之闻见。

——《景岳全书·二十五卷·杂证谟·心腹痛》

按语：此为腹痛病案。患者因食水煮面角，而停积，腹痛剧，用木香槟榔丸，其痛如故。更投神佑丸以泻之，又不效。再投备急丸，虽连续腹泻，而坚痛不减。后以酒磨木香，令其嚼生蒜，以香酒送服木香，痛渐减而食渐进，后至半年其病方得消尽。张景岳对此案治疗过程剖析有言，"欲消食滞"即大黄、巴豆犹有所不能及，"而推宜行气为先"。实为经验之谈，可资借鉴。

案例 2

然余尝治一中年之妇，因怒因劳，皆能举发，发时必在黄昏，既痛且吐，先吐清涎，乃及午食，午食尽，乃及早食，循次而尽，方得稍息，日日如是，百药不效。乃相延视，则脉弦而大。余曰：此下膈证也。夫弦为中虚，大为阴不足。盖其命门气衰，则食至下焦，不能传化，故直至日夕阳衰之时，则逆而还出耳。乃用八味参杞之属，大补阴中之阳，随手而应。自后随触随发，用辄随效，乃嘱其加意慎重，调至年余始愈。可见下膈一证，有食入周日复出而不止晬时者，有不因虫痛而下焦不通者矣。此篇特言虫痛者，盖亦下膈之一证耳，学人当因是而推展之。

——《类经·二十二卷·针刺类》

按语：此为腹痛病证。患者此证，因怒因劳而发，既痛且吐，发病必在黄昏，百药不效。张景岳诊察，其脉弦而大，认为其阴不足，命门气衰，食至下焦，不能传化，至日夕阳衰之时，则逆行而呕吐。故治以八味参杞之属，以大补阴中之阳，随手而应。此乃从其发病时间，结合考察人身阴阳运行规律，并依据阴阳互根之理，而诊治之实例。

案例3

向予荆人，年及四旬，于八月终初寒之时，偶因豪雨后中阴寒痧毒之气，忽于二鼓时，上为呕恶，下为胸腹搅痛，势不可当。时值暮夜，药饵不及，因以盐汤探吐之，痛不为减，遂连吐数次，其气愈升，则其痛愈剧，因而上塞喉嗌，甚至声不能出，水药毫不可入，危在顷刻间矣。余忽忆先年曾得秘传括痧法，乃择一光滑细口瓷碗，别用热汤一盅，入香油一二匙，却将碗口蘸油汤内，令其暖而且滑，乃两手覆执其碗，于病者背心轻轻向下刮之，以渐加重，碗干而寒，则再浸再刮，良久，觉胸中胀滞渐有下行之意，稍见宽舒，始能出声。顷之，忽腹中大响，遂大泻如倾，其痛遂减，幸而得活。泻后得睡，一饭顷，复通身瘙痒之极，随发出疙瘩风饼如钱大者，不计其数，至四鼓而退。愈后细穷其义，盖以五脏之系，咸附于背，故向下刮之，则邪气亦随而降。凡毒气上行则逆，下行则顺，改逆为顺，所以得愈。虽近有两臂刮痧之法，亦能治痛，然毒深病急者，非治背不可也。至若风饼疙瘩之由，正以寒毒之气充塞表里，经脏俱闭，故致危剧，今其脏毒既解，然后经气得行，而表里俱散也。可见寒邪外感之毒，凡脏气未调，则表亦不解，表邪未散，则脏必不和，此其表里相关，义自如此，故治分缓急，权衡在人矣。继后数日，一魏姓者，亦于二鼓忽患此证，治不得法，竟至五鼓痛极而毙。遇与不遇，此其所以为命也。

——《景岳全书·二十五卷·杂证谟·刮痧新按》

按语：此为腹痛病案。患者初寒冒雨，外感寒邪，寒毒之气充塞表里，经脏俱闭，故致危剧，表现为呕吐腹剧痛，治以刮痧之法，腹泻痛减，痧出，脏毒得解，经气得行，表里俱散，其病向愈。此乃脏腑病证，通过刮痧外治之疗效，因经络联络五脏，人体表里相关，外治亦为临床施治之途径。

（十九）不寐案

案例 1

省中周公者，山左人也，年逾四旬，因案牍积劳，致成羸疾。神困食减，时多恐惧，自冬春达夏，通宵不寐者凡半年有余，而上焦无渴，不嗜汤水，或有少饮则沃而不行，然每夜必去溺二三升，莫知其所从来，且半皆如膏浊液，尪羸至极，自分必死。及余诊之，岂其脉犹带缓，肉亦未脱，知其胃气尚存，慰以无虑，乃用归脾汤去木香及大补元煎之属，一以养阳，一以养阴，出入间用，至三百余剂，计人参二十斤，乃得全愈。此神消于上，精消于下之证也，可见消有阴阳，不得尽言为火，姑纪此一按，以为治消治不寐者之鉴。

　　　　　　　　　　——《景岳全书·十八卷·杂证谟·下消不寐》

按语： 此为不寐病案。患者积劳而成羸疾，神困而食减，时多恐惧，通宵不寐然每夜小便多，且如膏液，诊察脉犹带缓，肉亦未脱，知其胃气尚存，故以归脾汤去木香及大补元煎，以温养脾胃，滋补阴精，渐而获效。此乃消渴致不寐病案，"神消于上，精消于下"，亦即其病有阴阳之亏损，不得言其仅为火热致病，对于消渴与不寐之治亦有借鉴意义。

案例 2

余尝治一荐绅，年愈四旬，因案牍积劳，致成大病，神困食减，时多恐惧，上焦无渴，不嗜汤水，或有少饮，则沃而不行，然每夜必去溺二三升，莫知其所从来，且半皆浊液。最后延余诊视，因相告曰：自病以来，通宵不寐者已半年有余，即间有蒙似睡之意，必梦见亡人凶丧等事，鬼魅相亲，其不免矣。余曰：不然。此以思虑积劳，损伤心肾，元阳既亏，则阴邪胜之，故多阴梦。阳衰则气虚，阳不帅阴，则水不化气，故饮水少而溺浊多也。阳气渐回，则阴邪自退。此正《内经》所谓心移寒于肺，饮一溲二之证耳。病本非轻，所幸者，脉犹带缓，肉犹未脱，胃气尚存，可无虑也。乃以归脾之属去白术、木香，八味之属去丹皮、泽泻，一以养阳，一以养阴，出入间用，至三百余剂，计人参二十余斤而后全愈。此非神消于上，精消于下之证乎？可见消有阴阳，不得尽称为火证，姑纪此一按，以为治消者之鉴。

——《类经·十六卷·疾病类》

按语：此为消渴伴不寐病案。患者积劳而成病，症见神困食减，时多恐惧，夜尿多，且混浊。通宵不寐，间有蒙似睡，则恶梦纷纭。张景岳认为，此以思虑积劳，损伤心肾，元阳既亏，则阴邪胜之，故多阴梦。阳衰则气虚，则水不化气，故饮水少而小便多。治以益气健脾，温阳养阴，使其阳气渐回，则阴邪自退，睡眠失常诸症得以缓解。

（二十）惊狂案

余尝治一少年姻妇，以热邪乘胃，根据附鬼神，殴詈惊狂，举家恐怖，欲召巫以治，谋之于余。余曰：不必，余能治之。因令人高声先导，首慑其气，余即整容，随而突入。病者亵衣不恭，瞠视相向。余施怒目胜之，面对良久，见其戢生神怯，忽尔潜遁，余益令人索之，惧不敢出。乃进以白虎汤一剂，诸邪悉退。此以威仪胜其亵渎，寒凉胜其邪火也。

——《类经·十二卷·论治类十六》

按语：此为惊狂病案。患者因热邪乘胃，而殴詈惊狂，张景岳治疗时，首先以怒目胜之，直至其害怕逃避，然后以白虎汤治疗取效。乃是以威仪胜其亵渎，以寒凉药胜其邪火之例。

（二十一）诈病案

案例 1

予向同数友游寓榆关，客邸内一友，素耽风月，忽于仲冬一日，谯鼓初闻，其友急叩予户，启而问之，则张皇求救。云：所狎之妓，忽得急证，势在垂危，倘遭其厄，祸不可解。予随往视之，见其口吐白沫，僵仆于地，以手摸之，则口鼻四肢俱冷，气息如绝。陡见其状，殊为惊骇，因拽手诊之，则气口和平，脉不应证。予意其脉和如此，而何以证危如是？第以初未经识，犹不知其为诈也。然沉思久之，则将信将疑，而复诊其脉，则安然如故，如豁然省悟，岂即仲景之说也。遂大声于病妓之傍曰：此病危矣，使非火攻，必不可活；非用如枣如栗之艾，亦不可活；又非连灸眉心、人中、小腹数处，亦不可活，余寓有艾，宜速取来灸之。然火灸尚迟，姑先与一药，使其能咽，咽后少有声息，则生意已复，即不灸亦可。若口不能咽，或咽后无声，当速灸可也。即与一药，嘱其服后即来报我。彼狡奴闻予之言，窃已惊怖。恐大艾着身，药到即咽，咽后少顷，即哼声出而徐动徐起矣。予次日问其所以，乃知为吃醋而发也。予闻之大笑，始知姊妹行中，奸狡之况有如此。

——《景岳全书·三十四卷·杂证谟·咋病》

按语： 此为诈病案。患者忽得急证，表现为病重垂危，见其口吐白沫，僵仆于地，口鼻四肢俱冷，气息如绝。诊脉则脉象和平，即脉证不相符合。张景岳初未经识其为诈病，而复诊其脉，确认其属诈病，故而佯装治其病危，先予一药，使其咽下，告之若不治，则需火攻。乃以诈制诈而取效。由此案例处理使人联想心理疏导，可谓异曲同工。

案例 2

又一姻戚士子，为宦家所殴，遂卧病旬日，吐血盈盆。因喧传人命，连及多人，延医数辈，见其危剧之状，皆束手远避，防为所累也。最后予往视之，察其色，则绝无窘苦之意，诊其脉，则总皆和缓如常。予始疑之，而继则悟之，因潜语之曰：他可欺也，予亦可欺耶？此尔之血也，抑家禽之血耶？其人愕然。浼予无言，遂为调和，相衔感而散。

——《景岳全书·三十四卷·杂证谟·诈病》

按语：此为诈病案。患者被殴打，卧病旬日，吐血盈盆。张景岳诊之，察其色脉，皆和缓如常，由此推测其为装病。识别其所谓吐血，乃家禽之血。患者之佯装被识破，张景岳进而，按诈病调理而解决。

案例3

予在都中时，一相契金吾公，蓄二妾，其一则燕姬也，有母随之。一日二妾相竞，燕姬理屈，其母助恶，叫跳撒赖，遂至气厥若死。乃令一婢抱持而坐，自暮及旦，绝无苏意。清晨延予疗之，予初入室，见其肉厚色黑，面青目瞑，手撒息微，及诊其脉，则伏渺如脱，亦意其真危也。斯时也，欲施温补，则虑其大怒之后，逆气或有未散；欲加开导，则虑其脉之似绝，虚极有不能胜。踌躇未决，乃请复诊。及入室再见，则不若前次之撒手，而十指交叉，抱腹仰坦于婢者之怀。因疑其前番撒手，今既能叉手，岂他人之所为乎？及著手再诊，则似有相嫌不容之意，而拽之不能动，此更可疑也。因出其不意，卒猛一扯，则顿脱有声，力强且劲。由是前疑始释，谓其将死之人，岂犹力有如是乎？乃思其脉之若此者。或以肉厚气滞，此北人禀赋多有之也。或以两腋夹紧，此奸人狡诈亦有之也。若其面青息微，则怒气使然，自不足怪。识见既定，因声言其危，使闻灸法，以恐胜之。遂先投一剂，到咽即活。次日会公，因询予曰：日昨之病，固料其势必危矣。然谓其为真邪，则何以药甫其唇，而效之峻速有如此？谓其为假耶，则何以能终夜做作，而形证之肖似有如此？昨公所用之药，果亦有何玄秘否？是皆不能无疑也。予曰：予之玄秘，秘在言耳。但使彼惧，敢不速活。经曰：忧可胜怒，正此谓也。是可见人情之巧，其有最难测者皆如此，使昨非再诊而再察之，则予亦几为所诳矣。是以凡遇此类，不可不加之详审。

——《景岳全书·三十四卷·杂证谟·咋病》

按语： 此为诈病案。患者因恼怒气厥若死，面青目瞑，手撒息微，其脉伏渺如脱。再入室观察，则患者已十指交叉，抱腹仰坦于婢者之怀，及伸手再诊，而拽之不能动，突然猛一扯，其力强且劲。其症状变化之大，脉与证之相佐，脉证合参，则诊为诈病，乃以情志调理而获效。此类病案示人，临症状不可不加以详审。

（二十二）疝气案

余尝见一沈姓者，素业医，极多劳碌，且年及四旬，因患癫疝下坠，欲提使上升，自用盐汤吐法，不知胃虚畏咸，遂致吐不能止，汤水皆呕，如此者一日一夜，忽又大便下黑血一二碗。而脉则微渺如毛，几如将绝，此盖吐伤胃气，脾虚之极，兼以盐汤走血，故血不能摄，从便而下。余令其速用人参、姜、附等剂，以回垂绝之阳，庶乎可疗。忽又一医至曰：诸逆冲上，皆属火也。大便下血，亦因火也，尚堪用参附乎？宜速饮童便，则呕可愈而血亦止矣。其人以为有理，及童便下咽即呕，极不堪名状，呕不止而命随继之矣。呜呼！夫以胃强之人，亦且闻尿欲呕，况呕不能止而复可加以尿乎？此不惟死者堪怜，而妄用若此者尚敢称医，诚可恶可恨也，故笔之于此，并以征气味之证。又别有气味治按，在小儿门呕吐条中，所当参酌。

——《景岳全书·二十卷·杂证谟·呕吐》

按语： 此为疝气病案。因患癫疝下坠，自用盐汤吐法，日久又大便下黑血。张景岳认为，此乃吐伤胃气，脾虚之极，兼血不能摄，令其治用温阳益气。然有医者认为，大便下血，亦因火，不堪用参附，宜速饮童便，患者因之谬治而丧命。叹息之余，其教训之警示，发人深省。

（二十三）附骨疽案

案例1

一魏生者，年三十余，素多劳碌。忽患环跳酸痛，数月后，大股渐肿。延予视之。曰：此附骨疽也，速当治之。与以活命饮二剂，未及奏效，而肿益甚。因慌张乱投，或清火，或解毒，遂致呕恶发热，饮食不进，其势甚危，然后恳求相救。遂以参内托散大加炮姜，数剂而呕止食进。其肿软熟，知其脓成，速令针之，针处出脓不多。复以九味异功煎与之，遂得大溃，且瓣瓣出脓，溃者五六处，而腿肉尽去，止剩皮骨矣。溃后复呕恶，发热不食，遂以十全大补汤，及九味异功煎，相间与之。然后热渐退，食渐近，稍有生色。然足筋短缩，但可竖膝仰卧，左右挨紧，毫不能动，动则痛极，自分已成废物。此后，凡用十全大补汤八十余剂，人参三斤，而腿肉渐生，筋舒如故，复成一精壮男子，此全得救本之功也。

——《景岳全书·四十七卷·外科钤下·附骨疽》

按语：此为附骨疽病案。先以活命饮未奏效，而肿益甚。继而或清火，或解毒，致病情加重，其势甚危。张景岳治以参内托散大加炮姜，数剂呕止食进，其肿软脓成，速令针之，复以九味异功煎，脓得大溃，然后以十全大补汤、九味异功煎，相间予之，逐渐得以康复。其治特点，真可谓"全得救本之功"。

案例2

一男子陈姓者，年近三旬，素不节欲，忽见环跳酸痛，月余不愈。余曰：此最可畏，恐生痈毒之患。彼不信，又谋之一庸医，反被其诟，曰：此等胡说真可笑也，筋骨之痛，亦常事耳，不过风热使然，何言痈毒。遂用散风清火等药，至半年后，果见微肿，复来求治。余曰：速用托补，以救根本，尚不迟也。彼又不信，而谋之疡医曰：岂可肿疡未溃，而遽可温补耶。复用清火清毒之剂。及其大溃而危，再延余视，则脉证俱败，方信余言。而痛悔前失，已无及矣。

——《景岳全书·四十七卷·外科钤下·附骨疽》

按语： 此为附骨疽病案。患者素不节欲，罹患附骨疽，月余不愈。用散风清火等药，效不佳，复用清火清毒之剂，大溃而危，此则脉证俱败。可见，此例错在误治。

案例3

一膏粱子茅姓者，年未三旬，素以酒色为事，亦患此证。早令服药，执拗不从。及其肿而脓成，令速针之，亦畏痛不从。而偏听庸流，敷以苦寒解毒之药。不知脓既已成，尤不可解，但有愈久愈深，直待自溃，而元气尽去，不可收拾矣。

——《景岳全书·四十七卷·外科钤下·附骨疽》

按语： 此为附骨疽病案。患者素好酒色，患附骨疽。早令服药，执拗不从。及其肿而脓成，令速针之，亦畏痛而不从。而偏听庸医之言，敷以苦寒解毒之药，直待自溃，而元气尽去，难以收拾。此乃讳疾忌医加误治之害。

（二十四）喉痹案

余友王蓬雀，年出三旬，初未识面。因患喉痹十余日，延余诊视。见其头面浮大，喉颈粗极，气急声哑，咽肿口疮，痛楚之甚，一婢倚背，坐而不卧者累日矣。及察其脉，则细数微弱之甚。问其言，则声微似不能振者。询其所服之药，则无非芩、连、栀、柏之属。此盖以伤阴而起，而复为寒凉所逼，以致寒盛于下，而格阳于上。水饮之类俱已难入，而尤畏烦热。余曰：危哉，再迟半日，必不救矣。遂与镇阴煎，以冷水顿冷，徐徐使咽之。用毕一煎，过宿而头项肿痛尽消如失。余次早见之，则癯然一瘦质耳，何昨日之巍然也。遂继用五福饮之类，数剂而起。疑者始皆骇服。自后感余再生，遂成莫逆。

——《景岳全书·二十八卷·杂证谟·咽喉》

按语： 此为喉痹病案。患者面浮大，喉颈粗，气急声哑，咽肿口疮，不能平卧，脉细数微弱，声微偌，询其所服之药，则无非黄芩、黄连、栀子、黄柏之类，寒凉之品，致阴寒盛于下，而格阳浮于上。治用滋阴温阳之镇阴煎获效。此外，其汤药以冷水顿冷，徐徐使之咽下，则有反佐之意。

（二十五）喉癣案

一来宅女人，年近三旬，因患虚损，更兼喉癣疼痛，多医罔效。余诊其脉，则数而无力。察其证，则大便溏泄。问其治，则皆退热清火之剂。然愈清火而喉愈痛。察之既确，知其本非实火，而且多用寒凉，以致肚腹不实，总亦格阳之类也。遂专用理阴煎及大补元煎之类出入间用，不半月而喉痛减，不半年而病全愈。

——《景岳全书·二十八卷·杂证谟·咽喉》

按语： 此为喉癣病案。患者虚损兼喉癣疼痛，其脉数而无力，大便溏泄，其治皆退热清火之品。张景岳诊察，知其本非实火，亦属阴盛格阳。故用理阴煎及大补元煎化裁，以温阳养阴而获效。

（二十六）锁喉风案

余在燕都，尝见一女子，年已及笄，忽一日于仲秋时，无病而喉窍紧涩，息难出入，不半日而紧涩愈甚。及延余视，诊其脉，无火也。问其喉，则无肿无痛也。观其貌，则面青瞠目不能语也。听其声，则喉窍之细如针，抽息之窘如线，伸颈挣命求救，不堪之状，甚可怜也。余见而疑之，不得其解，然意谓风邪闭塞喉窍，非用辛温不能解散。遂以二陈汤加生姜煎而与之，毫忽无效。意复用独参汤以救其肺，然见其势危若此，恐滋怨谤，终亦未敢下手。他医见之，亦但束手而已。如此者，一日夜而殁。后又一人亦如此而殁。若此二人者，余至今莫识其所以病，此终身之疑窦，殊自愧也。然意必肺气竭绝而然，倘再有值此者，恐非独参汤决不能救。故笔诸此，以俟后之君子虚心详酌焉。

——《景岳全书·二十八卷·杂证谟·咽喉》

按语： 此为锁喉风病案。患者突发喉窍紧涩，呼吸困难。诊察认为其属无火，无肿无痛，面青瞪目不能语，伸颈挣扎求救，故治以二陈汤加生姜，然而无效。患者一日夜而亡。张景岳提出，以咽喉肿痛，饮食难入，或痰气壅塞不通，皆称为锁喉风，而不知真正锁喉风，甚奇甚急，而实人所未知，亦成为其"此终身之疑窦"。

（二十七）耳疮案

余尝治一儒者，年近三旬，素有耳病，每年常发，发必肿溃。至乙亥二月，其发则甚，自耳根下连颈项，上连头角，耳前耳后，莫不肿痛。诸医之治，无非散风降火。至一月后，稠胀鲜血自耳迸出，每二三日必出一酒盅许。然脓出而肿全不消，痛全不减，枕不可近，食不可加，气体俱困，自分其危，延余治之。察其形气，已大不足。察其病体，则肿痛如旧，仍若有余。察其脉息则或见弦急，或见缓弱。此非实热可知，然脉不甚紧，而或时缓弱，亦得溃疡之体，尚属可治。遂先以六味汤，二三剂，而元气稍振；继以一阴煎加牛蒡、茯苓、泽泻，仍倍加白蒺藜为君，服五十余剂，外用降痈散，昼夜敷治，两月而后愈。盖此证虽似溃疡有余，而实以肝肾不足，上实下虚一奇证也，故存识之。

——《景岳全书·四十七卷·外科钤下·耳疮》

按语： 此为耳疮病案。患者素有耳病，常发肿溃。诸医之治，则散风降火。然其脓出而肿不消，痛不减。张景岳认为，此非实热。故治先以六味汤，继以一阴煎加味，外用降痈散敷治，两月而后愈。此证乃属"上实下虚"，看似溃疡有余，实则肝肾不足。其给药途径，以内服药与外敷药相结合，亦可资借鉴。

张景岳

后世影响

一、历代评价

张景岳，本名介宾，字会卿，别号通一子，生于明嘉靖四十二年（1563），卒于明崇祯十三年（1640），终年78岁，祖籍为四川绵竹，后迁居浙江会稽（今浙江绍兴）。张介宾为明代杰出的医学家，亦是温补学派的核心人物。其代表著作有《类经》《类经附翼》《类经图翼》《景岳全书》《质疑录》。

清叶秉敬（1562—1627）在为《类经》所作序言中评价曰："世之能注《易》者，不出于程、朱；能注《内经》者，不出于秦越人、王太仆。景岳一人，却并程朱秦王之四人合为一人，而直接羲黄之脉于千古之上，恐非程朱秦王所能驾也。"叶秉敬还在序中赞誉"此书一出，当使《灵》《素》与羲《易》并行，其有功于轩岐大矣。要之，此书不但有功于轩岐，而并有功于羲《易》。景岳于《内经》外，更作医易等篇，余尝观邵子之圆图方图，多所未白，得景岳之图解而了然无疑也！孰知此《类经》者，合羲《易》与《内经》而两相发明哉""余得而读之，一读一踊跃，再读再踊跃，即请付之梓"。清范时崇（1663—1720）为《景岳全书》作序云："越人张景岳，盖医而良者也。天分既高，师古复细，是能融会乎百家，而贯通乎诸子者。""是书为谦庵鲁方伯任粤时所刻，纸贵五都，求者不易。"清查嗣瑮（1652—1733），乃清康熙时期之进士，选翰林院庶吉士，为《景岳全书》作序评价言："越人张景岳者，少负经世才，晚专于医，能决诸家之旨要，乃着集六十有四卷，以集斯道之大成。"故而"慨是书之不广暨也，毅然倡其同志诸君，酿金以授梓人，锓板摹发。"

明末清史学家黄宗羲曾作张景岳传，载于《质疑录》，有言"其所著《类经》，综核百家，剖析微义，凡数十万言，历四十年而后成，西安叶秉敬谓之海内奇书"。

清鲁超为《景岳全书》作序曰："汇成《景岳全书》一集，列为八阵，中为九宫，前分门，后方剂，去陈言之糟粕，阐前哲之心思，合者参之，疑者剖之，略者补之，诚度世之津梁，卫生之丹诀也，是书脍炙海内已久。"

清章虚谷《医门棒喝》中，称张景岳为"医门之柱石"。

《四库全书总目提要》论及《类经》有云："条理井然，易于寻览，其注亦颇有发明。"并且记载："《内经》分类实自李杲创其例，而罗天益成之，今天益之本不传，张景岳此编虽不以病分类，与杲之例稍异，然大旨要不堪相远，即以补其亡佚。"此既说明李杲曾作《黄帝内经》的分类研究，罗天益参其法而成书，然均亡佚不传，亦表述张介宾的《类经》或与此相关，且是保存最完整的分类研究《黄帝内经》之著作。

连建伟教授云："张景岳与其《景岳全书》，论其整体性，全面性，辨证性，至今无人能超越。"

任应秋教授认为，明代是中医学鼎盛时期，我国名医辈出，可谓众星璀璨，"而以张介宾最为杰出"其撰文指出"明代大医学家张介宾，无论临床与理论，都已达到学验两富的境地。医学本所以疗疾，但治医学不首先学好基础理论，则如无根之木，是难以成材的。张介宾于医学之所以有巨大成就，是与他从《内经》着手，深入研究医学的理论体系分不开的。他穷四十年的精力编著成《类经》，是一部研究医学基础理论的必读书。著名中医何时希称张景岳为"仲景以后千古一人的杰出医家"。凌耀星教授认为，"张介宾精研《内经》，通晓易理，富辩证思想，有丰富临床经验，博学多才，能文善辩。其主要学术观点是阳非有余，阴常不足，治病长于温补，慎用攻伐，辨证精确，用药果断。张介宾将《内经》的篇章次序打乱，重新分门别类，进行编纂，故名《类经》。通过张介宾的一番整理归类，使《内经》理论的系统性充分体现出来，确实做到'条理分，纲目举，晦者明，隐者见'，对后世学习《内经》者大有裨益"。班秀文教授称张景岳"是明代杰出的医学家，因其著《类经》《类经图翼》《类经附翼》《质疑录》等书，晚年又辑成《景岳全书》，既能阐发《内经》等经典著作及古代医家的理论，又有他自己的独特见解，不论对当时或后世中医学的发展都有很大的影响"。李经纬教授主编的《中医人物词典》，其词条依人物贡献之大小，按级分列，张景岳位于"医生""医家""医学家"之上，归列为"著名医学家"，可见其在中医学发展历史长河中所处的地位。

在高等中医药院校《黄帝内经》教材中，《类经》作为学习《黄帝内经》的重要参考书籍，一直受到学界的重视。如程士德教授主编的高等医药院校教材《内经讲义》（即五版教材），提出《类经》是学习《黄帝内经》重要的参考文献。王洪图教授主编的普通高等教育中医药类规划教材《内经选读》（六版教材）指出《类经》"是现存全部类分《素问》《灵枢》最完整的一部书"。认为其"分类法扼要而实用，《类经》的注文，义理周详，明白晓畅，影响很大"。王庆其教授主编的全国中医药行业高等教育"十一五"规划教材《内经选读》，将《类经》列入主要参考文献。

此外，张景岳不但对医经有精深的研究，卓越的见解，而且在临床实践方面，其经验也是极为丰富。故中医院校编写临床各科教材，尤其是论述病证之病因病机，临床辨证治疗，多采撷《景岳全书》的有关论述，以作理论根据，如早期中医学院试用教材重订本《中医内科学讲义》，各论每篇之后的"文献摘录"，除《素问》《灵枢》之外，摘录最多的是张景岳的医论。又如，张伯臾教授主编的高等中医药院校教材《中医内科学》（五版教材）、王永炎教授主编的高等中医药院校教材《中医内科学》（六版教材）、田德禄教授主编的 21 世纪课程教材《中医内科学》等，皆颇多引述《景岳全书》之医论。

二、学派传承

张景岳是明代杰出医家，是温补学派的核心人物。张景岳主温阳补虚之学术思想，概源于《黄帝内经》，如《素问·至真要大论》云："诸寒之而热者，取之阴，热之而寒者，取之阳。"王冰阐释经文认为，"寒之而热"是阴虚阳盛产生之虚热，治当"壮水之主，以制阳光"；"热之而寒"是阳虚阴盛而产生之虚寒，治当"益火之源，以消阴翳"。张景岳在此基础上，倡阴阳互根，精气互生，阴阳相济，提出"善补阳者，必于阴中求阳，则阳得阴助，而生化无穷，善补阴者，必于阳中求阴，则阴得阳升，而源泉不竭"。

张景岳温补学说之形成，受前贤薛己、李杲、许叔微之影响较大。其中，薛己为温补学派之先驱，其治病求本务滋化源，脾胃并重，张景岳赞同其临证用药善于温补，慎用苦寒，然并未完全废弃清热泻火之治疗。观《景岳全书》，无论是病证之阐释，还是临床之诊治陈述，薛己的认识分析与经验记录颇多，薛己的病案亦记载甚多。此外，李杲对于脾胃与元气关系，脾胃为精气升降之枢纽，以及饮食不节则胃病，形体劳役则脾病等观念；许叔微重视脾肾，认为脾胃乃生死之所系，而脾胃二者当以肾为主，补脾之治常应暖补肾气等，对张景岳亦有深刻影响。

《四库全书》有云"儒之门户分于宋，医之门户分于金元"，金元时期医学产生诸多流派，在学术上争鸣，最具代表性的如刘完素、张从正、朱丹溪，即金元四家或金元四大家，各树一帜，自成一派。其中刘完素认为，疾病多因火热而生，倡"六气皆从火化"说，临证治疗多用寒凉药，世称

"寒凉派"，其提出"降心火，益肾水"为主治火热病之方法，对后世温病学派有重要启示。张从正善用攻法，认为"治病应着重驱邪，邪去则正安，不可畏攻而养病"，其丰富和发展"汗、吐、下"三法，世称"攻下派"。李杲则发挥其师张元素脏腑辨证之长，首创内伤学说理论，认为"人以胃气为本"，"内伤脾胃，百病由生"。以调理脾胃"升举清阳"之治，尤为卓著，世称"补土派"，其创制不少著名方剂，如升阳益胃汤、补中益气汤、调中益气汤等，至今仍广泛应用。朱丹溪研究各医家关于"相火"之见解，阐明"相火"有常有变之规律，提出"阳常有余，阴常不足"之观点，临证诊治提倡滋阴降火之法，世称"滋阴派"。

相当一段时期，因刘完素的"六气皆从火化"、朱丹溪的"阴虚火动"等学说盛行，而一般后学者，未能全面领会其学说之实质，每多拘守成方成法，用药偏执于苦寒，常损人脾胃，克伐真阳，导致流弊迭出。张景岳起初颇崇信朱丹溪，然四十岁以后，随其学验愈富，转而对张元素、李杲益气补脾诸说，颇为信服，并倡"阳常有余，阴常不足"。认为阴不能无阳，无气便不能生形；阳不能无阴，无形便不能载气，所以物生于阳而成于阴，故阴阳二气，不能有所偏，不偏则气和而生，偏则气乖而死。

张景岳对刘完素、朱丹溪等寒凉学派的评述，或论点之驳斥，密切结合临床实际，其批评犀利，分析中肯，亦有取舍。例如，《景岳全书》中"辨河间""辨丹溪"之论述各有九条，明确指出"总原刘、朱二家之说，无非偏执言火"之弊端，并批评其"但见经文有火字，则必引以为证"。再如，张景岳晚年撰著《质疑录》，对刘完素、张从正、李杲、朱丹溪的某些学术观点分析评判，其意诚如《质疑录·序》所言，《灵枢》、《素问》诸经，创立医道，其后"张仲景、刘河间、李东垣、朱丹溪四先生，后先踵起，着述最富，或精于伤寒，或工于杂证，各立一家言，发前人之未发，大畅宗风，遂令医之一道"，然智者千虑，岂无一失，况医如用兵然，奇正变化，"运用从心，不离乎法，而亦不泥乎法"，故而"取先圣之经，以辨前贤之误"。如伤寒一证，必辨虚实，攻补兼施，而不泥"伤寒无补法"之一言；中风则必辨十二经之见症，而不以治伤寒之法治之；血证必先清外感，次理内伤，而不泥古"见血无寒"之语。

又如，《质疑录》指出，人身捍卫冲和不息之谓气，扰乱变动妄行之谓火。人身之气，有正气，亦有邪气；人身之火，有少火，亦有壮火。进而，明示"少火生人之元气，是火即为气"，故"此气为正气"；壮火消蚀人之元气，故"此气是邪气"，邪气有余即为火，"若正气有余，便是人身之元气"。再者，认为人身元气生于命门，而命门乃精神之所舍，"为阳气之根"，故"命门之火旺，则蒸糟粕而化精微"，故人非此火不能有生。其后，表明"是火即是气，不可误认有余之邪"。故气为生人之少火，为立命之本。"若正气有余，不可便指为火"，故而认为朱丹溪气有余即是火之言欠明白。

再如，《质疑录》提出，足厥阴肝为风木之脏，喜条达而恶抑郁。然肝藏血，入夜卧则血归于肝，是肝之所赖以养者，乃为血。其后，说明若肝血虚，则肝火旺，若肝火旺，则肝气逆，肝气逆，则气实，为有余之证，有余则泻，举世尽曰伐肝，故谓"肝无补法"。阐释其机理，肝气有余不可补，补则气滞而不舒，而"非云血之不可补"。进而，明示肝血不足，则为筋挛，为角弓，为抽搐，为爪枯，为目眩，为头痛，为胁肋痛，为少腹痛，为疝痛诸症，凡此"皆肝血不荣"，而怎可不补。再者，阐发补肝之法，即"补肝血，又莫如滋肾水"，其机理在于，水为木之母，母旺则子强，是以"当滋化源"。其后，明示若谓"肝无补法"，见肝之病，尽以伐肝为事，则"愈疏而愈虚"。故谓肝无补法，"以肝气之不可补，而非谓肝血之不可补"。

此外，《质疑录》提出凡物之死生，本由乎阳气。认为有人不知此"阴"字，乃为正阳气之根，而"阴不可无阳，阳不可无阴"。故物之生，则生于阳；而物之成，则成于阴。强调指出"补阴者，当先补阳"，批评"自河间主火之说行，而丹溪以苦寒为补阴之神丹，举世宗之"。究其缘由，认为尽以热证明显，人多易见，而寒证隐微，人或不知，且"虚火、实火之间，尤为难辨"。认为实热为病，十不过三四；而虚火为患，乃十中有六。实热乃邪火，邪火之盛，可以苦寒折之，然不可过剂，过则必伤元气。进而，明示"虚火者，真阴之亏"。若真阴不足，岂苦寒可填补，斥责有人只知"滋阴之可以降火，而不知补阳之可以生水"，故而多见苦寒补阴之误导。由此可见，张景岳评判各家学说，其目的是取长补短，倡明学术。尽管有时言辞激烈，却并非全盘否认，而是有所取舍，可谓批评中有继承，继承中有创新。

三、后世发挥 🦩

王孟英为清代著名医家，其习医之初由《景岳全书》而入门，其后脱却张景岳窠臼，力辟张景岳温补之非。研究王孟英之医案，不难发现其对张景岳理论的继承与发展，如张景岳《景岳全书·杂证谟·郁证》言："五气之郁，则诸病皆有，此因病而郁也；至若情志之郁，则总由乎心，此因郁而病。"可见，其论情志之郁，首重心神，谓之"总由乎心"，乃因心为君主之官，主神明，调神志。虽张景岳有此学说，然尚未详言其于郁证治法之应用。而王孟英则承袭此说，治疗情志之郁所致病患，尤其重视心神的调养。王孟英承袭张景岳首重心神之主张，临证从清泻心火、平补心脾、重镇安神、清养心阴，以及芳香开窍等方面调养心神。在情志之郁的虚证辨证上，王孟英依据发病久暂，脾胃气虚，肝肾精亏的病理特点，补充辨析应关注年龄因素和营阴久耗等，使张景岳的观点更为完备。在情志之郁的治疗上，王孟英亦受张景岳启发，应用芳香涤痰、宣通大气、斡旋气机等治法，丰富了情志之郁所致诸病的治疗方法。

徐灵胎提出治医如治学，当重视根基，认为人身之根基为元气。其在理论基础上提出，元气禀受先天，藏于命门，而中正平和，非火而令百体皆温，非水而令五脏皆润。元气主导人体气机，附于气血，而达于五脏，故五脏真精，实为元气之分体。其主张以元气存亡判断病情之轻重，临证用药平和纯粹，而慎用温燥，此特点与张景岳相似。徐灵胎元气学说的提出，针砭当时江南地区温补之流弊。其元气学说以《道德经》为哲学指导，秉承《黄帝内经》《难经》，批驳《医贯》，并受张景岳之影响。徐灵胎虽批判张景岳喜用温补，但在元气学说理论上，与张景岳颇多共鸣。张景岳、徐灵胎二人均认为元气是生命之根本，元气生则人身生，元气亡则人身亡。徐灵胎在元气学说的临床应用上，取法命门元气学说集大成之张景岳，而清代医家亦多参照其说。此外，徐灵胎在理论和诊断上取法张景岳，认为元气决人生死，指出元气盛衰可以通过脉诊加以鉴别。

清代著名医家陈修园，尊经崇古，著《景岳新方砭》，对张景岳自创的186首新方，加以评论，褒多贬少，世人多认为，陈修园与张景岳存在重大学术分歧。研究《陈修园医学全书》，可见陈修园对张景岳学术思想的评价就事论事，有褒有贬。例如《景岳全书·一卷·传忠录上·十问》论述十问，对后世影响颇大，至今临床问诊仍以此为准则。陈修园对张景岳之"十问"推崇备至，在《医学三字经》《医学实在易》中都有转载，且在《医学实在易》中加300多字的批注，以加深学习者的理解与记忆。陈修园在《时方妙用》和《医学实在易》中，皆转载张景岳分配脏腑之法，即左寸心、膻中，左关肝、胆，左尺肾、膀胱、大肠，右寸肺、胸中，右关脾、胃，右尺肾、小肠。陈修园加以批注，并阐释其以大肠宜配右尺，取金水相从之意；小肠宜配右尺，取火归火位之意。认为张景岳虽与王叔和、李时珍的解释不同，但俱皆有近理，当以病症相参。从问诊和脉诊分析，可见陈修园对张景岳诊断方法的继承与发挥。此外，陈修园在《景岳新方砭》中，对张景岳自创的 186 首新方，逐一分析其主治、组成，并加以评论，有褒有贬，观点明确。认为"方佳""方超"者有 22 首，认为"庸""全不足持"者有 63 首，不加褒贬的有 81 首。此外，仅分析其认同诸方，亦可见陈修园对张景岳的学术争鸣，乃是褒贬分明，并非全盘否定。

清高鼓峰在《医宗己任篇·卷一》中论述，"二十五方主证"，虽以二十五方概治五脏诸病，然而尤着重于养肾之治，此乃效仿张景岳之治。又如，《东庄医案》载述清·吕留良临床善于运用熟地黄、生地黄、麦冬、当归等药，治"昏乱不省人事"证，重用参、茂、归、术，另加熟地黄多效验。再如，《张氏医通》载张璐之临床经验，其治诸多杂病亦多宗张景岳之法，而且又为张景岳"八略"补写"兼略"。叶桂《临证指南医案》引用张景岳的新方 20 余首，体现张景岳临证重视真阴、真阳，补虚重视补阴等学术思想，在当时得以关注与运用。

综上所述，张景岳为明代杰出的医学家，温补学派的核心人物，其对《素问》《灵枢》加以分类注释，撰著《类经》32 卷，对中医学理论体系的阐发产生了深远的影响。其晚年撰著的《景岳全书》64 卷，为系统总结和阐明中医学理论之巨著，还有《类经附翼》《类经图翼》《质疑录》等著作传于世。张景岳深邃于易理，提出"易具医之理，医得易之用"；阐释"阴阳二气，最不宜偏"；指出"阴不可以无阳""阳不可以无阴"，明示精气互生；阐释命门水火，提出"无火无水，皆在命门"；明言"阳非有余""真阴不足"；临证注重温补，亦不废寒凉；创八纲辨证，勾勒问诊；陈述八略，论新方古方八阵，所创新方沿用至今，对病证诊治的阐述也颇为透彻，其为中医学的传承与发展做出了杰出的贡献。

张景岳

参考文献

一、著作类 🦢

［1］张景岳.类经（上、下两册）［M］.北京：人民卫生出版社，1964.

［2］张介宾.类经［M］.于越，王学岭，史丽萍，等，校注.北京：中国中医药出版社，1999.

［3］张介宾.类经图翼［M］.魏延华，张国峻，傅娟，等，校注.北京：中国中医药出版社，1999.

［4］张介宾.类经附翼［M］.万焕，李建宇，等，校注.北京：中国中医药出版社，1999.

［5］张介宾.景岳全书［M］.李秀满，毕献华，刘国祥，等，校注.北京：中国中医药出版社，1999.

［6］张介宾.质疑录［M］.王敬，李建宇，校注.北京：中国中医药出版社，1999.

［7］李志庸.张景岳医学全书［M］.北京：中国中医药出版社，1999.

［8］灵枢经［M］.北京：人民卫生出版社，1963.

［9］黄帝内经素问［M］.北京：人民卫生出版社，1963.

［10］杨上善.黄帝内经太素［M］.李云，点校.北京：学苑出版社，2007.

［11］李东垣.兰室秘藏［M］.文魁，丁国华，整理.北京：人民卫生出版社，2005.

［12］李东垣.脾胃论［M］.文魁，丁国华，整理.北京：人民卫生出版

社，2005.

［13］刘完素.素问病机气宜保命集［M］.孙洽熙，孙峰，整理.北京：人民卫生出版社，2005.

［14］刘完素.素问玄机原病式［M］.孙洽熙，孙峰，整理.北京：人民卫生出版社，2005.

［15］张子和.儒门事亲［M］.邓铁涛，赖畴，整理.北京：人民卫生出版社，2005.

［16］李东垣.内外伤辨惑论［M］.李一鸣，整理.北京：人民卫生出版社，2007.

［17］朱震亨.格致余论［M］.施仁潮，整理.北京：人民卫生出版社，2005.

［18］朱丹溪.丹溪心法［M］.田思胜，校注.北京：中国中医药出版社，2008.

［19］滑寿.读素问钞［M］.汪机，续注.王绪鳌，毛雪静，点校.北京：人民卫生出版社，1998.

［20］李念莪.内经知要［M］.北京：人民卫生出版社，1982.

［21］李中梓.医宗必读［M］.郭霞珍，整理.北京：人民卫生出版社，2006.

［22］李梴.医学入门［M］.田代华，张晓杰，何永，等，整理.北京：人民卫生出版社，2006.

［23］吴昆.医方考［M］.张宽，齐贺彬，李秋贵，整理.北京：人民卫生出版社，2007.

［24］王纶.明医杂著［M］.薛己，注.北京：中国中医药出版社，2009.

［25］王肯堂.证治准绳（一）杂病证治准绳［M］.倪和宪，点校.北京：

人民卫生出版社，2014.

［26］龚信.古今医鉴［M］.龚廷贤，续编.王肯堂，订补.熊俊，校注.北京：中国中医药出版社，2007.

［27］徐春甫.古今医统大全［M］.崔仲平，王耀廷，主校.北京：人民卫生出版社，1991.

［28］任应秋.全国高等医药院校试用教材《中医各家学说》［M］.上海：上海科学技术出版社，1980.

［29］程士德.内经讲义［M］.上海：上海科学技术出版社，1981.

［30］张伯臾.中医内科学［M］.上海：上海科学技术出版社，1984.

［31］王永炎.中医内科学［M］.上海：上海科学技术出版社，1994.

［32］王洪图.内经选读［M］.上海：上海科学技术出版社，1997.

［33］田德禄.中医内科学［M］.北京：人民卫生出版社，2001.

［34］张伯礼，薛博瑜.中医内科学［M］.北京：人民卫生出版社，2002.

［35］王庆其.内经选读［M］.北京：中国中医药出版社，2003.

［36］潘桂娟.中国历代名家学术研究集成［M］.北京：北京科学技术出版社，2017.

二、论文类

（一）期刊论文

［1］吕军伟.张景岳论治眩晕经验初探［J］.深圳中西医结合杂志，2019，29（19）：56-58.

［2］王云峰，李萍.《景岳全书》喘证论治学术思想探析［J］.光明中医，2019，34（14）：2128-2130.

［3］曹汝松，高蕾，高强，等.试论"阳常有余，阴常不足"与"阳非有余，真阴不足"之异同［J］.浙江中医杂志，2019，54（2）：82-83.

［4］王晓鹏，陈腾飞，张乃方，等.基于"二纲六变"体系浅述张景岳对急诊危重症的辨证［J］.中国中医急症，2018，27（5）：909-910+926.

［5］席崇程，张杰，高先阔，等.从《新方八阵·固阵》浅窥张景岳固涩之道［J］.中华中医药杂志，2018，33（3）：942-944.

［6］丁子惠，李佳欣，李萍.张景岳用熟地黄特色之管窥［J］.中医杂志，2018，59（3）：259-261.

［7］陈晓林.从《类经·序》看张景岳的医家情怀［J］.医学与哲学（A），2017，38（5）：71-73.

［8］谢平金，邓铭聪，柴生颋，等.《景岳全书》痛风相关诊治研讨［J］.中国中医基础医学杂志，2016，22（10）：1302-1304.

［9］刘华，袁卫玲.试辨张景岳"十问"之主体思想［J］.中国中医基础医学杂志，2016，22（9）：1169-1170.

［10］王文静，刘瑞，黄传兵.《景岳全书》治风痹特色探析［J］.浙江中医药大学学报，2016，40（4）：320-322.

［11］程泓，贺百林，章代亮，等.张景岳便秘学术思想浅析［J］.成都中医药大学学报，2016，39（1）：104-106.

［12］蔡晓彤，郭瑞华.《景岳全书·妇人规》中因阵方组方治则特点分析［J］.山东中医杂志，2015，34（1）：6-8.

［13］彭鑫，杨琳.张景岳治疗眩晕临证经验研究［J］.中国中医基础医学杂志，2014，20（7）：886-887.

［14］钱会南.《黄帝内经太素》在中医理论体系框架形成中的作用［J］.安徽中医学院学报，2014，33（4）：1-3.

［15］何丽娟，初杰，宋囡，等.从左归丸与右归丸探究张景岳之阴阳观［J］.中医杂志，2014，55（1）：83–85.

［16］宋佳，赵艳，傅延龄.明代中医学发展的社会文化背景概述［J］.安徽中医学院学报，2013，32（5）：4–7.

［17］沈元良.景岳扶阳重阴中求阳［J］.浙江中医杂志，2012，47（8）：551.

［18］朱化珍，陈德兴.张景岳《新方八阵》配伍规律研究［J］.中华中医药杂志，2012，27（4）：1034–1037.

［19］李勤，祁冰，郝松莉，等.浅议张景岳《景岳全书·妇人规》的调经特色［J］.中医杂志，2011，52（9）：729–730.

［20］朱元洁，汤川安.张景岳论"和阵"以及"和解剂"［J］.中医研究，2009，22（10）：1–2.

［21］朱志华.浅释张景岳二纲六变辨证体系［J］.光明中医，2009，24（2）：226–228.

［22］王哲，师伟.《景岳全书·妇人规》不孕证治导读［J］.中医文献杂志，2008，26（5）：28–30.

［23］梁喆盈，雷英菊，金玲.张景岳论治郁证浅析［J］.时珍国医国药，2008，（2）：493–494.

［24］朱汉民，肖巍.张景岳医哲思想的理学渊源［J］.现代哲学，2007，（6）：117–122.

［25］薛松，张其成.论《太极图说》对张景岳医学思想的影响［J］.吉林中医药，2007，（12）：1–2.

［26］熊巍，汪涛，窦军.浅谈《景岳全书·妇人规》月经病论治思想［J］.时珍国医国药，2007，（11）：2832–2833.

［27］张莘航，何新慧．景岳"和法"探析［J］．上海中医药杂志，2007，（3）：52-54.

［28］王芩．张景岳对胁痛的辨证论治经验［J］．时珍国医国药，2006，（1）：126.

［29］李怀之．对分类研究《内经》文献的评析［J］．中医药学刊，2005，23（9）：1690-1692.

［30］李星，申太明．试论张景岳之"阴中求阳，阳中求阴"［J］．现代中西医结合杂志，2004，（11）：1449.

［31］杨雪梅．通医易之理，辨脏腑之疾——张景岳医哲学思想初探［J］．天津中医学院学报，2003，（4）：1-3.

［32］雍履平．张景岳中年修身4法［J］．中医杂志，2003，（7）：556-557.

［33］孟延兵，尤昭玲．试论《妇人规》的孕育观［J］．中国中医基础医学杂志，2003，（1）：55-66.

［34］刘盛斯，喻德福．浅谈张景岳首倡八纲辨证［J］．陕西中医学院学报，2002，（3）：11-12.

［35］李古松．张景岳应用熟地黄之探讨［J］．安徽中医学院学报，2000，（1）：3-4.

［36］谢贻智．张景岳"中年修理，再振根基"学术思想初探［J］．成都中医药大学学报，1999，（2）：6-8.

［37］陈蓉蓉．《景岳全书》初刊年份刍言［J］．中华医史杂志，1999，（2）：113-114.

［38］杨玉岫．张景岳论治咳嗽学术思想及用药特色［J］．新中医，1999，（4）：4-6.

［39］杨玉岫．张景岳妇科学术思想探要［J］．福建中医药，1998，（6）：

20–21.

［40］邓奕晖.张景岳论治消渴病的特色［J］.中医函授通讯,1997,（4）：
9–10.

［41］王鹏,张家英.《景岳全书》新方八阵处方用药探析［J］.安徽中
医学院学报,1997,（4）：5–8.

［42］朱炳林.你一定要读张景岳［J］.中国中医基础医学杂志,1996,
（1）：63–64.

［43］杨玉岫.张景岳论治眩晕学术思想发微［J］.浙江中医杂志,1995,
（7）：315–317.

［44］刘亚.张景岳对呕吐的辨治特点［J］.四川中医,1994,（2）：9–10.

［45］程如海.略论张景岳对仲景诈病的发挥［J］.吉林中医药,1993,
（5）：49.

［46］许兴国.张景岳治痢经验初探［J］.吉林中医药,1993,（1）：46.

［47］钱会南.张景岳治血证十三法［J］.浙江中医学院学报,1992,（6）：
28–29.

［48］朱静华.中年修理　再振根基——张景岳养生观初探［J］.上海中
医药杂志,1992,（11）：40–41.

［49］陈家英,高桂花.神消于上,精消于下——试析张景岳论治消渴的
特色［J］.上海中医药杂志,1991,（6）：43–45.

［50］刘盛斯.论张景岳《新方八阵》的制方用药特点［J］.成都中医学
院学报,1991,（1）：4–7.

［51］李戎.略论张景岳学术思想的突出成就（续）［J］.中医药研究,
1987,（6）：31+44.

［52］李戎.略论张景岳学术思想的突出成就［J］.中医药研究,1987,

（5）：7-9.

［53］周骋，李济仁，秦德平．张景岳和《求正录》［J］.皖南医学院学报，1987，（3）：41-43.

［54］刘心德．论张景岳医案的特色［J］.河北中医，1986，（4）：28-29.

［55］茅晓．张景岳学说文献研究综述［J］.辽宁中医杂志，1986，（4）：44-46.

［56］董汉良．张景岳《质疑录》学术思想评述［J］.浙江中医学院学报，1986，（1）：35-37.

［57］李安民．谈张景岳对咳嗽的认识与治疗［J］.江苏中医杂志，1985，（8）：8-10.

［58］席增业．张景岳《妇人规》学术特点［J］.陕西中医，1985，（7）：332-333.

［59］茅晓．张景岳医案管窥（续完）［J］.辽宁中医杂志，1984，（12）：48-49.

［60］鸣九．忌信浮言知医善任——析张景岳《病家两要说》［J］.中医药文化，1984，（4）：26-29.

［61］茅晓．张景岳医案管窥（续）［J］.辽宁中医杂志，1984，（11）：42-44.

［62］王大淳.《景岳全书》刊行年代考实［J］.中医杂志，1984，（11）：54.

［63］茅晓．张景岳医案管窥［J］.辽宁中医杂志，1984，（10）：44-46.

［64］茅晓，裘沛然，严世芸，等.扶阳不忘补阴——张景岳扶阳特点探析［J］.上海中医药杂志，1984，（9）：37-40.

［65］王兴华．张景岳《新方八阵》初探［J］.福建中医药，1984，（4）：7-10.

22222

1

[66] 班秀文.略论张景岳的学术思想及辨证论治的特点 [J].广西中医药,1983,（2）：7-11+17.

[67] 罗元恺.张景岳的学术思想及其对妇科的论点 [J].中医杂志,1982,（7）：15-17.

[68] 邢永成.评张景岳的"诈病" [J].陕西中医,1982,（3）：19-20.

[69] 凌耀星.张景岳的八略与八阵 [J].上海中医药杂志,1980,（1）：39-41.

[70] 赵璞珊.关于张景岳的生卒年代 [J].上海中医药杂志,1963,（5）：16.

[71] 凌耀星.略论张景岳的温补学说 [J].上海中医药杂志,1962,（11）：13-18.

（二）学位论文

[1] 胡广操.张景岳应用熟地的规律及其现代运用研究 [D].浙江中医药大学,2019.

[2] 李懿琳.《景岳全书》治疗头面五官病的辨治特点研究 [D].黑龙江中医药大学,2018.

[3] 李忠威.《景岳全书·妇人规·经脉类》治疗月经病的方剂配伍特点研究 [D].黑龙江中医药大学,2017.

[4] 龙迪.张景岳论治咳嗽的学术思想与方药研究 [D].成都中医药大学,2017.

[5] 王鑫.张怀亮教授在眩晕临床诊疗中运用张景岳"无虚不作眩"理论的经验探讨 [D].河南中医药大学,2017.

[6] 陈艳从.张景岳妇科诊疗特色与贡献的研究 [D].河北医科大学,2017.

［7］蔡晓彤.《景岳全书·妇人规》学术思想与临证特色研究［D］.山东中医药大学，2015.

［8］王璐.《景岳全书》治疗中风的方药研究［D］.黑龙江中医药大学，2015.

［9］张洁.《内经》阳气理论及其对后世的影响研究［D］.湖北中医药大学，2015.

［10］马金英.张景岳论治痰证的学术思想研究［D］.甘肃中医学院，2014.

［11］崔韩妃.中国张介宾与韩国李圭晙的阴阳观比较研究［D］.北京中医药大学，2013.

［12］林意涵.陈修园对张景岳的评价研究［D］.福建中医药大学，2012.

［13］唐伟华.张景岳方剂用药特点研究［D］.南京中医药大学，2010.

［14］薛松.张景岳医易思想研究［D］.北京中医药大学，2008.

［15］姚宝清.张景岳治疗"虚证"心法研究［D］.成都中医药大学，2008.

［16］吴梓新.张景岳对仲景方运用与发挥之研究［D］.浙江中医药大学，2008.

［17］肖巍.张景岳医学思想的哲学探源［D］.湖南大学，2007.

［18］李宇涛.张景岳的情志学术思想研究［D］.福建中医学院，2003.

［19］郑蓉.张景岳医学心理学思想研究［D］.天津中医学院，2001.

［20］龙迪.张景岳论治咳嗽的学术思想与方药研究［D］.成都中医药大学，2017.

汉晋唐医家（6名）

张仲景　王叔和　皇甫谧　杨上善　孙思邈　王　冰

宋金元医家（19名）

钱　乙　刘　昉　陈无择　许叔微　陈自明　严用和
刘完素　张元素　张从正　成无己　李东垣　杨士瀛
王好古　罗天益　王　珪　危亦林　朱丹溪　滑　寿
王　履

明代医家（24名）

楼　英　戴思恭　刘　纯　虞　抟　王　纶　汪　机
薛　己　万密斋　周慎斋　李时珍　徐春甫　马　莳
龚廷贤　缪希雍　武之望　李　梴　杨继洲　孙一奎
吴　崑　陈实功　王肯堂　张景岳　吴有性　李中梓

清代医家（46名）

喻　昌　傅　山　柯　琴　张志聪　李用粹　汪　昂
张　璐　陈士铎　高士宗　冯兆张　吴　澄　叶天士
程国彭　薛　雪　尤在泾　何梦瑶　徐灵胎　黄庭镜
黄元御　沈金鳌　赵学敏　黄宫绣　郑梅涧　顾世澄
王洪绪　俞根初　陈修园　高秉钧　吴鞠通　王清任
林珮琴　邹　澍　王旭高　章虚谷　费伯雄　吴师机
王孟英　陆懋修　马培之　郑钦安　雷　丰　张聿青
柳宝诒　石寿棠　唐容川　周学海

民国医家（7名）

张锡纯　何廉臣　陈伯坛　丁甘仁　曹颖甫　张山雷
恽铁樵